卫生职业教育"十四五"规划教材

供护理、助产、药剂学及相关专业使用

解剖学基础

主　编　李胜军　黄应勋

副主编　王　珂　鲁大康　吴　灏

　　　　曹学萍　商　奇

编　者　（按姓氏笔画排序）

王　珂　周口职业技术学院

刘　勤　西双版纳职业技术学院

李胜军　枣庄科技职业学院

吴　灏　咸宁职业教育(集团)学校

房俊楠　滕州市中等职业教育中心学校

黄应勋　丽水护士学校

曹苏先　江苏省宿迁卫生中等专业学校

曹学萍　阳泉市卫生学校

崔文亮　江苏省宿迁卫生中等专业学校

商　奇　枣庄科技职业学院

鲁大康　西双版纳职业技术学院

雷根生　丽水护士学校

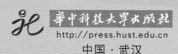

华中科技大学出版社
http://press.hust.edu.cn
中国·武汉

内 容 简 介

本书是卫生职业教育"十四五"规划教材。

本书包括解剖学基础知识等内容。本书具有两个特色:一是将适合护理临床、后继课程和医疗实践需要的新知识、新方法和新技术编入正文,适当削减了临床上不常用或护理临床用不到的解剖学内容;二是调整理论课和实验课的内容,将适合实验课或实验课效果好的内容放入实验课中,体现本书的教学实用性和专业针对性。

本书可供护理、助产、药剂学及相关专业学生使用。

图书在版编目(CIP)数据

解剖学基础/李胜军,黄应勋主编. —武汉:华中科技大学出版社,2017.8(2024.7重印)
ISBN 978-7-5680-3049-6

Ⅰ. ①解… Ⅱ. ①李… ②黄… Ⅲ. ①人体解剖学-中等专业学校-教材 Ⅳ. ①R322

中国版本图书馆 CIP 数据核字(2017)第 144083 号

解剖学基础
Jiepouxue Jichu

李胜军　黄应勋　主编

策划编辑:罗　伟
责任编辑:罗　伟
封面设计:原色设计
责任校对:祝　菲
责任监印:周治超

出版发行:华中科技大学出版社(中国·武汉)　　电话:(027)81321913
　　　　　武汉市东湖新技术开发区华工科技园　　邮编:430223

录　　排:华中科技大学惠友文印中心
印　　刷:湖北金港彩印有限公司
开　　本:787mm×1092mm　1/16
印　　张:15.5
字　　数:400 千字
版　　次:2024 年 7 月第 1 版第 4 次印刷
定　　价:69.80 元

卫生职业教育"十四五"规划教材

编委会

委　员（按姓氏笔画排序）

丁丙干	江苏省宿迁卫生中等专业学校
王绍才	南阳科技职业学院
马世杰	潜江市卫生学校
邓晓燕	西双版纳职业技术学院
付克菊	潜江市卫生学校
刘　旭	咸宁职业教育（集团）学校
刘端海	枣庄科技职业学院
孙忠生	黑龙江省林业卫生学校
孙治安	安阳职业技术学院
李　收	枣庄科技职业学院
李朝国	重庆工业管理职业学校
沈　清	秦皇岛水运卫生学校
周殿生	武汉市第二卫生学校
赵其辉	湖南环境生物技术学院
夏耀水	秦皇岛水运卫生学校
黄利丽	东西湖职业技术学校
黄应勋	丽水护士学校
董志文	辽宁省人民医院附设卫生学校
焦平利	北京市昌平卫生学校
樊　斌	湖北新产业技师学院
易元红	咸宁职业教育（集团）学校

总　序

随着我国经济的持续发展和教育体系、结构的重大调整,职业教育办学思想、培养目标随之发生了重大变化,人们对职业教育的认识也发生了本质性的转变。我国已将发展职业教育作为重要的国家战略之一,卫生职业教育成为我国职业教育的重要组成部分。作为职业教育重要组成部分的卫生职业教育也取得了长足的发展,为国家输送了大批高素质技能型、应用型医疗卫生人才。

为了更好地顺应我国卫生职业教育教学与医疗卫生事业的新形势,贯彻落实《国家中长期教育改革和发展规划纲要》中"以服务为宗旨,以就业为导向"的思想精神,充分发挥教材建设在提高人才培养质量中的基础性作用,同时,也为了配合教育部"十四五"规划教材建设,进一步提高教材质量,在认真、细致调研的基础上,我们组织了全国20余所医药院校的近150位老师编写了这套以工作过程为导向的卫生职业教育"十四五"规划教材,并得到了参编院校的大力支持。

本套教材充分体现新一轮教学计划的特色,强调以就业为导向、以能力为本位、以岗位需求为标准的原则,按照技能型、服务型高素质劳动者的培养目标,坚持"五性"(思想性、科学性、先进性、启发性、适用性)和"三基"(基本理论、基本知识、基本技能)要求,着重突出以下编写特点:

(1)紧扣新专业目录、新教学计划和新教学大纲,科学、规范,具有鲜明的卫生职业教育特色。

(2)密切结合最新卫生职业教育护理专业课程标准,紧密围绕执业资格标准和工作岗位需要,与护士执业资格考试相衔接。

(3)突出体现"工学结合"的人才培养模式,以及课程建设与教学改革的最新成果。

(4)基础课教材以"必需、够用"为原则,专业课程重点强调"针对性"和"适用性"。

(5)内容体系整体优化,注重相关教材内容的联系和衔接,避免遗漏和不必要的重复。

（6）探索案例式教学方法，倡导主动学习。

　　这套新一轮规划教材得到了各院校的大力支持和高度关注，它将为新时期卫生职业教育的发展做出贡献。我们衷心希望这套教材能在相关课程的教学中发挥积极作用，并得到读者的青睐。我们也相信这套教材在使用过程中，通过教学实践的检验和实际问题的解决，能不断得到改进、完善和提高。

卫生职业教育"十四五"规划教材
编写委员会

前言

传统的解剖学教科书,由于受学科观念的影响,偏重于学科知识的系统性,与现代职业教育理念存在差距。我们以《国家中长期教育改革和发展规划纲要》中关于职业教育推进课程改革的精神为指导,在省级教改课题"护理专业解剖学精品课程建设的研究"的基础上,贯彻以学生为主体、以护理临床需求为导向的教学理念,以"贴近临床,整合内容,优化结构"为原则,编写了本书,以求达到"优化教材的结构整体性,增强教材的专业针对性,体现教材的教学、实用性"之目的。

本书有四大特色。一是遵循卫生职业教育规律和学生认知规律,在结构上作了大胆调整,将大体解剖学结构与组织学内容结合在一起,第一篇为系统解剖学,第二篇为组织学和胚胎学概要,先宏观后微观,先易后难,避免了学生第一学期首先接触抽象而枯燥的组织学内容,以提高学生的学习兴趣,增强学习的自信心,增强了教材的适用性。二是贴近护理临床需求整合内容,包括两个层面:将适合护理临床、后继课程和医疗实践需要的新知识、新方法和新技术编入正文,适当削减临床不常用或护理临床用不到的解剖学内容;调整理论课和实验课的内容,将适合实验课或实验课效果好的内容放入实验课中,体现本书的教学实用性和专业针对性。三是优化结构,凸显教材的结构整体性。贯穿"工学结合"的教学指导思想,力求科学性、针对性、实用性和趣味性相结合,正文中适当插入"学习提示""知识链接"或"案例分析",增强趣味,便于学生理解和接受。四是运用彩图,结构显示清晰,图文并茂,便于教和学。

本书在编写过程中,得到了各编者所在学校的大力支持,得到了华中科技大学出版社领导和编辑的精心指导,在此表示感谢!对本书参考文献、图片及引用资料的原作者深表谢意!

由于编者学识水平和能力有限,加之时间仓促,书中难免有疏漏和不足之处,殷切希望各位同仁和读者批评指正,以便进一步修订完善。

编　者

目　录

Contents

第十章　神经系统

第十一章　内分泌系统

第十二章　人体胚胎学

第一章 绪 论

1. 掌握：常用的解剖学术语；人体的组成和分部。
2. 熟悉：解剖学、组织学、胚胎学的定义；人体解剖学在医学中的地位。
3. 了解：学习人体解剖学的基本观点和方法；组织切片的常用染色法。

一、人体解剖学的定义及其在医学中的地位

人体解剖学是研究正常人体形态结构及其发展规律的科学。它包括大体解剖学、组织学、胚胎学三门学科。

大体解剖学是用刀切割尸体，以肉眼观察的方法研究正常人体形态结构的科学。根据研究侧重点的不同，常常分为系统解剖学、局部解剖学和断层解剖学。系统解剖学是按照人体的系统（例如消化系统、呼吸系统、泌尿系统、生殖系统）研究人体形态结构的科学。局部解剖学是按照人体的部位，由浅入深，研究各层形态结构的科学。断层解剖学是以人体的各部不同断面为单位，研究每一断面的器官、结构与形态位置、毗邻关系的科学。

组织学是借助光学显微镜或电子显微镜研究人体的微细结构，超微结构至分子水平结构及相关功能关系的一门科学，又称微体解剖学。

胚胎学是主要研究人体胚胎发育的形态、结构形成及变化特点或规律的科学。

解剖学及组织胚胎学是一门重要的医学基础课，它为学习其他医学基础课和临床课奠定了必要的人体形态结构基础，以便更进一步理解人体的生理现象和病理变化，判断人体的正常与病理状态，更好地预防和诊断治疗疾病。因此，每个医学生都必须学好解剖学和组织胚胎学。

二、人体的组成

人体结构和功能的基本单位是细胞。人体内的细胞的形态和功能是多种多样的。许多形态相似、功能相近的细胞，借细胞间质结合在一起，称组织。人体的基本组织有四大类，即上皮组织、结缔组织、肌组织和神经组织。由几种不同的组织构成具有一定形态、完成一定功能的结构，称器官，如心、肝、肺、脾、胃、肾等。由许多功能相关的器官联系在一起，完成人体某一方面的生理功能，称系统。人体有九大系统，分别是运动系统、消化系统、呼吸系统、泌尿系统、生殖系统、脉管系统、感觉器、神经系统和内分泌系统。其中消化、呼吸、泌尿和生殖系统的大部分器官都位于胸腔、腹腔或盆腔内，并借一定的孔道直接或间接与外界相通，又总称为内脏。人体的器官系统在神经体液的调节下，相互联系、密切配合，共同构成了一个完整的人体。

按照人体的形态,可分为头、颈、躯干和四肢四大部分。头的前部称为面,颈的后部称为项。躯干又分为胸、腹、盆、会阴和背部等部分。背的下部也称为腰。四肢分两个上肢和两个下肢。上肢分为肩、臂、前臂和手四部分;下肢又分为臀、股、小腿和足四部分。

三、常用的解剖学术语

人体的结构非常复杂,为了在描述各部结构的位置关系(图 1-1)时有共同的准则,统一规定了解剖学姿势,以及方位、轴和面等方面的术语。

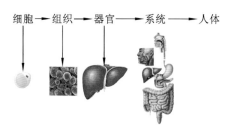

细胞→组织→器官→系统——人体

图 1-1 位置关系

(一) 解剖学姿势

身体直立,两眼平视,上肢下垂于躯干两侧,手掌向前,下肢并拢,足尖向前,这样的姿势称解剖学姿势。规定解剖学姿势的意义在于描述人体各部结构的相互关系时,不论标本或模型如何放置,都应该以解剖学姿势为依据。

(二) 方位

解剖学方位的术语,是以解剖学姿势为准,用以描述人体结构的相互位置关系,最常用的有如下几种。

1. 上和下 靠近头顶的为上,靠近足底的为下。上和下也可分别称为头侧和尾侧。

2. 前和后 近腹者为前,近背者为后。前和后也可别称为腹侧和背侧。在胚胎学中,描述胚胎有关结构的位置时,不用上、下和前、后,而分别采用头侧和尾侧,腹侧和背侧。

3. 浅和深 靠近体表者为浅,反之为深。

4. 近侧和远侧 多用于四肢,距肢体附着部较近的为近侧,反之为远侧。

5. 内侧和外侧 靠近正中矢状面者为内侧,反之为外侧。

6. 内和外 这是表示于空腔相互位置关系的术语。在腔内或距腔较近的为内,反之为外。

(三) 轴

轴是通过人体某部或某结构的假想线。根据解剖学姿势,人体有三种互相垂直的轴。

1. 矢状轴 呈前后方向,是与人体的长轴和冠状轴都互相垂直的水平线。

2. 冠状轴 呈左右方向,是与人体的长轴和矢状轴都互相垂直的水平线。

3. 垂直轴 是与人体的长轴平行,且与水平线垂直的线。

(四) 面

1. 矢状面 在前后方向上垂直纵切人体所形成的面为矢状面(图 1-2)。通过正中线的矢状面为正中矢状面或正中面,它将人体分为左、右对称的两半。

2. 冠状面 也称额状面,是在左、右方向上垂直纵切人体所形成的面,它与矢状面互相

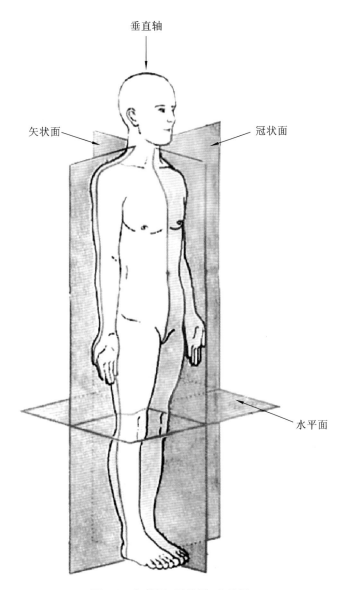

垂直轴

矢状面

冠状面

水平面

图 1-2　矢状面、冠状面、水平面

垂直。

3．水平面　又称横切面，是与矢状面和冠状面都互相垂直的面。

器官的切面，一般以器官本身的长轴为依据，凡与器官长轴平行的切面称为纵切面，与其长轴垂直的切面称横切面。

四、常用的组织切片制作和染色法

组织切片制作最常用的方法是石蜡切片法，其基本程序如下。①取材、固定：取动物或人体新鲜组织切成小块，用固定剂（常用甲醛）固定，使其蛋白质成分迅速凝固，防止细胞自溶和组织腐败，以最大程度地保存组织的原本结构。②脱水、包埋：用酒精将组织块中水分脱去，再用能溶于石蜡的二甲苯将组织中的酒精置换出来，然后将组织块置于融化的石蜡中包埋，冷却后便形成了具有一定硬度的组织蜡块。③切片、染色：将蜡块固定在切片机上，切成 $5\sim10~\mu m$

的薄片,将组织切片贴于载玻片上,经二甲苯脱蜡后进行染色,最后加盖玻片,用树胶密封保存。

由于人体的大多数细胞组织无颜色,在光学显微镜下辨别其结构困难,故医学上常用天然或人工合成的染料把组织切片上不同结构染成不同颜色,以便区别。组织切片常用的染色法是苏木精-伊红染色法,简称 HE 染色法。苏木精为碱性染料,可将细胞核中染色质及细胞质中核糖体染成紫蓝色;伊红为酸性染料,可将细胞质染成粉红色。组织中的凡与苏木精亲和力强而被染成紫蓝色的特性称嗜碱性,与伊红亲和力强而被染成粉红色的特性称嗜酸性,对两种染料亲和力均不强的称中性。

组织染色方法有多种,如:用硝酸银将神经细胞染成棕黑色的镀银染色法,神经细胞所具有的与银盐亲和力较强的特性称嗜银性;用碱性染料甲苯胺蓝可将肥大细胞内分泌颗粒染成紫红色,后者所呈现出的颜色与染色颜料不同的特性称异染性;用醛复红可将弹性纤维染成紫红色。上述染色方法统称为特殊染色。

五、学习人体解剖学的基本观点和方法

学习人体解剖学必须掌握以下基本观点和方法,才能正确地理解人体形态结构及其发展规律。

(一)进化发展的观点

人类是由动物经过长期进化发展而来的,是种系发生的结果,而人体的个体发生反映了种系发生的全过程。

人类的形态结构形成后仍在不断地发展和变化,人体的细胞、组织和器官处在新陈代谢、分化、发育的动态变化之中。不同的自然因素、社会生活和劳动条件等,也深刻地影响着人体形态的发展和变化。所以,人体结构在种族之间、地区之间和个体之间,有着一定的差异。

(二)局部与整体统一的观点

人体是由许多器官,系统或众多局部组成的有机体。既要知其一斑,也要窥其全貌。

(三)形态与功能相互联系的观点

人体每个器官都有其特定的功能,器官的形态结构是功能的物质基础。功能的变化影响器官形态结构的改变,形态结构的变化也将导致功能的变化。

(四)理论与实际相结合的观点

学习的目的是为了应用,学习正常人体结构就是为了更好地认识人体,为医学理论的学习与实践奠定基础。因此,必须十分重视实验课。要充分观察解剖标本、组织切片、模型和图标,利用电化教具和联系活体等实践性手段,以加深印象,并采取分析归纳、反复学习等方法,以加深理解。

直通执考

一、单项选择题

1. 通过人体呈左右方向的假想线是(　　)。

A. 矢状轴　　　　B. 冠状轴　　　　C. 垂直轴　　　　D. 水平轴

2. 正中矢状面是(　　)。

A. 在前后方向上垂直纵切人体所形成的面　　B. 冠状面也称额状面

C. 水平面又称横切面　　D. 以上说法都不正确

3. 常用的组织切片染色法是(　　)。

A. 甲苯胺蓝染色法　　B. 醛复红染色法

C. 银盐染色法　　D. HE 染色法

二、名词解释

1. 解剖学　2. 组织学　3. 胚胎学　4. 器官　5. 系统

三、简答题

1. 解剖学姿势如何？

2. 解剖学方位有哪些？

(李胜军)

第二章 基本组织

学习目标

1. 掌握：细胞的结构；被覆上皮的分类和分布；结缔组织的分类；固有结缔组织的特点；血液的组成，血细胞的正常值、形态及功能；突触的概念和结构。

2. 熟悉：被覆上皮的特点；肌组织的分类；神经元的结构、分类。

3. 了解：细胞的形态、细胞周期；软骨组织和软骨、骨组织与骨；骨骼肌、心肌；神经胶质细胞的分类及功能。

第一节 细 胞

细胞是人体形态结构和功能活动的基本单位，亦是生命的基本单位。

一、细胞的形态

人体包含数十万亿个细胞，种类繁多，大小不一，形态各异。在光学显微镜下，人体最大的细胞是成熟的卵细胞，直径达 200 μm；最小的细胞是血小板，直径只有约 2 μm。由于结构、功能和所处的环境不同，各类细胞形态千差万别，包括圆形、椭圆形、柱形、方形、多角形、扁形、梭形，以及不定形等。细胞的大小形态与细胞功能以及细胞间的相互作用密切相关，如：流动血液中的白细胞为较小的球形；能舒缩的肌细胞为长梭形或长圆柱形；接受刺激并传导冲动的神经细胞均有长的突起，其最长的突起可达 1 m 左右；脊髓前角运动神经细胞直径可达 100 μm；等等。

二、细胞的结构

细胞的形态各不相同，在光学显微镜下，细胞都由细胞膜、细胞质和细胞核三部分构成。电子显微镜下可以看到这些构成部分更微细的形态特点（超微结构），又将细胞结构分为以生物膜为基础的膜相结构和不以生物膜为基础的非膜相结构。

（一）细胞膜

细胞膜又称质膜，是细胞质外周的一层生物膜。它是细胞的屏障，使细胞内成分与外界环境分隔开来,保持细胞相对稳定的内环境。细胞膜参与细胞内、外物质运输和维持细胞内外不同的离子浓度。并且,在细胞接受刺激、传递信息、执行功能等方面均起着重要作用。

1. 细胞膜的形态结构　透射电子显微镜下可见到细胞膜厚 7～10 mm 的三层式结构,内外两层颜色较深,中间层颜色较浅。这种"两暗夹一明"的结构称为单位膜或生物膜。细胞内膜相结构均是在单位膜的基础上发展起来的。

2. 细胞膜的分子结构　关于细胞膜的分子结构,目前较公认的是流动镶嵌模型学说。这个学说认为细胞膜由流动的磷脂双层和嵌在其中的蛋白质组成。暴露于细胞外表面的蛋白质和部分膜脂分子,可与多糖分子结合成糖蛋白和糖脂,它们的糖链均伸向膜的外侧,这些成分可能是细胞表面受体,并且与细胞的抗原性有关。细胞膜的这种结构框架使得它既具有液态的流动性又具有晶态的稳固性。

3. 细胞膜的功能　细胞膜维持细胞的形态,并为胞质内各种细胞器执行功能提供相对稳定的细胞内环境;选择性地参与物质运输,包括:代谢底物的输入与代谢产物的排出;提供细胞识别位点,并完成细胞内外信息的跨膜传递;为多种酶提供结合位点,使酶促反应高效而有序地进行;介导细胞与细胞、细胞与基质之间的连接;参与形成具有不同功能的细胞表面特化结构。

(二) 细胞质

细胞质是细胞膜与细胞核之间的部分,包括基质、细胞器和包含物。

1. 基质　基质是细胞质的基本成分,其体积约占细胞质的一半。由水、蛋白质、糖、无机盐以及一些吸收入胞的物质等组成,呈无定形胶状。

2. 细胞器　细胞器是细胞之中具有可辨认形态和能够完成特定功能的结构,在细胞的生理活动中起重要的作用。包括线粒体、核糖体、内质网、高尔基复合体、溶酶体、微体、微丝、微管和中心体等(图 2-1)。

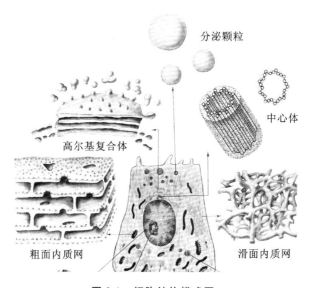

分泌颗粒

中心体

高尔基复合体

粗面内质网

滑面内质网

图 2-1　细胞结构模式图

(1)线粒体　除成熟的红细胞外,所有细胞均含有线粒体。光镜下呈颗粒状或小杆状,能量代谢旺盛的细胞中线粒细胞较多,这样的细胞包括肾小管上皮细胞、小肠上皮细胞和精子。线粒体内含有多种酶,参与细胞的生物氧化及供能,主要作用是通过氧化磷酸化合成 ATP,因而线粒体是细胞的"能量工厂"。

（2）核糖体　直径15～25 nm的致密颗粒，由大、小两个亚基组成，其化学成分为核糖核酸和蛋白质。核糖体是合成蛋白质的装配车间。

（3）内质网　分布在胞质中的膜管状结构，它由相互通连的扁平囊泡构成，根据其表面有无核糖体的附着，可分为粗面和滑面两种。粗面内质网表面有核糖体附着，参与蛋白质的合成和运输；滑面内质网没有核糖体附着，功能较复杂，与糖、脂类代谢，合成类固醇激素，Ca^{2+}的储存与释放等多项功能密切相关。在肝细胞、肌细胞及一些内分泌细胞中更为多见。

（4）高尔基复合体　在光镜下呈网状分布于核周。由扁平囊泡群、大泡和小泡三个部分组成。主要参与细胞的分泌活动及溶酶体的形成，对内质网中合成的蛋白质进一步加工、浓缩，形成分泌颗粒。

（5）溶酶体　为外有单位膜包裹的圆形小体，内含有高浓度的酸性水解酶，种类可达60余种。溶酶体是细胞内的"消化器"，它可消化分解被细胞吞噬的病原微生物及其细胞碎片，它也可分解细胞内损坏或衰亡的细胞器。

（6）微体　又称过氧化物酶体，为圆形或卵圆形膜包的小囊泡，内含过氧化酶和过氧化氢酶，具有解毒功能，可清除体内过多的过氧化物，对细胞有保护作用。

（7）细胞骨架结构　包括微丝、微管、中间纤维等，与细胞的运动、吞噬、分泌、神经递质等活性物质的运输释放密切相关，并在细胞的有丝分裂过程中起重要作用。

（8）中心体　中心粒及其周围的物质称为中心体。电镜下的中心粒是一对互相垂直的圆筒状小体，能复制，参与细胞分裂活动。

3. 包含物　细胞内的储存物和代谢产物，如脂滴、糖原和色素等。包含物的数量随细胞的生理状态不同而变化，如进食后肝细胞的糖原增多，饥饿时则减少。

（三）细胞核

除成熟的红细胞外，人体内所有细胞都有细胞核。细胞核的形态和数量常与细胞的形态和功能相关。细胞核由核膜、核基质、核仁和染色质组成。

1. 核膜　光镜下可见核的表面有明显的界膜，即核膜，为特殊的生物膜，将DNA与细胞质分隔开，形成核内特殊的微环境，保护DNA分子免受损伤。

2. 核基质　传统概念的核基质是指细胞核内除染色质和核仁以外的无定形液态部分。

3. 核仁　呈球形，由颗粒和纤维两部分组成，是形成核糖体的部位。

4. 染色质　染色质是指细胞分裂间期核内被碱性染料染成细丝状或细颗粒状的深色物质，散布在核内，核膜下常分布较多。染色质由DNA、组蛋白和非组蛋白组成，其中DNA是遗传信息的携带者。间期染色质分散于细胞核，但在分裂期，染色质通过盘旋折叠压缩近万倍，包装成大小不等、形态各异的短棒状染色体。中期染色体由于形态比较稳定，是观察染色体形态和计数的最佳时期。

染色体和染色质是同一物质的不同功能状态。细胞进入分裂期时，每条染色丝均高度螺旋化，变粗变短，形成染色体。分裂中期的染色体均由两条单体组成，在着丝点相连。染色体数目是相对稳定的，人体细胞有46条（23对）染色体，包括22对常染色体，1对性染色体，男性为XY，女性为XX，每对中有两条染色体的称为同源染色体。性细胞染色体为单倍体。

三、细胞周期

细胞增殖是生命的基本特征，细胞增殖是通过细胞周期来实现的。

细胞周期是指细胞从一次分裂完成到下一次分裂结束所经历的全过程。

细胞分裂可分为无丝分裂、有丝分裂和减数分裂三种类型。其中有丝分裂普遍见于高等动植物。有丝分裂过程是一个连续的过程,可将其分为分裂间期与分裂期两个阶段(图 2-2)。间期又分为 DNA 合成前期(G_1 期)、DNA 合成期(S 期)与 DNA 合成后期(G_2 期)三期。分裂期需经前、中、后、末期四个阶段,是一个连续变化的过程,它由一个母细胞分裂成为两个子细胞一般需 1～2 h。

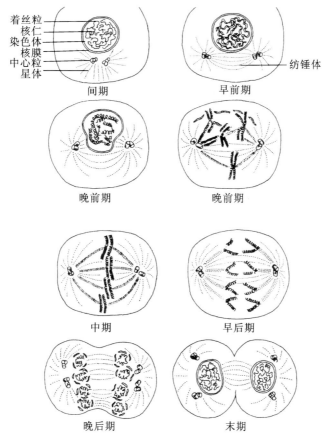

图 2-2　细胞有丝分裂

知识链接

从体内取出的组织、细胞,在无菌、适当温度和一定条件下,模拟体内生理环境,细胞便能生存和生长,并维持它的结构和功能,这就是组织培养和细胞培养。组织培养和细胞培养具有重大的意义。试管婴儿的诞生是与细胞培养分不开的。精子和卵子在试管内受精后,要经过一个短时期的细胞培养,然后再把早期胚胎送入子宫内继续发育。通过细胞培养,在体外获得了活的细胞就能进行与活细胞有关的实验研究,如观察细胞的生长、发育、分化和细胞间的相互作用,可用特殊的方法显示细胞的各种运动,特别是显示细胞分裂的全过程,并可通过显微电影摄影记录下来。在细胞培养的基础上,生物细胞工程得到了迅速的发展。

第二节 上皮组织

上皮组织简称上皮,由大量上皮细胞和少量的细胞间质组成。上皮组织按其分布和功能,可分为被覆上皮和腺上皮两大类。被覆上皮覆盖于体表或内衬于体内各管、腔、囊的内表面;腺上皮是构成腺的主要成分。上皮组织具有保护、吸收、分泌和排泄等功能。

一、被覆上皮

被覆上皮具有以下共同特征:①细胞多,细胞间质少,细胞排列紧密。②细胞有极性,即上皮细胞的一端朝向体腔或体表,称游离面,另一端与其深面的结缔组织相连接,称基底面。③上皮组织无血管,其营养靠深部结缔组织中的毛细血管供应。④上皮组织内常有丰富的神经末梢分布。

知识链接

> 肌内注射时要做到"两快一慢",即进针和拔针要快,推药要慢。进针和拔针要快的原因之一,就是上皮组织有丰富的神经末梢,快速进针和拔针可减少对感觉神经末梢的刺激,减轻患者的痛苦。

被覆上皮的类型和主要分布见表2-1。

表 2-1　被覆上皮的类型和主要分布

上皮类型		主要分布
单层上皮	单层扁平上皮	内皮:心、血管和淋巴管
		间皮:胸膜、腹膜和心包膜
		其他:肺泡和肾小囊
	单层立方上皮	肾小管、甲状腺滤泡等
	单层柱状上皮	胃、肠、胆囊、子宫等
	假复层纤毛柱状上皮	呼吸道等
复层上皮	复层扁平上皮	未角化:口腔、食管和阴道
		角化:皮肤表皮
	复层柱状上皮	睑结膜、男性尿道等
	变移上皮	肾盂、输尿管、膀胱等

1. 单层扁平上皮　由一层扁平细胞组成。从表面看,细胞呈不规则形或多边形,核椭圆形,位于细胞中央,细胞边缘呈锯齿状或波浪状,互相嵌合。从垂直切面观察,细胞扁薄,核扁圆位于细胞中央(图2-3)。其中分布在心、血管和淋巴管内表面的单层扁平上皮称内皮。内皮

细胞很薄,游离面光滑,有利于物质交换及血液和淋巴的流动;分布在胸膜、腹膜和心包膜表面的单层扁平上皮称间皮。间皮细胞的游离面光滑而湿润,可减少活动时器官间的摩擦。

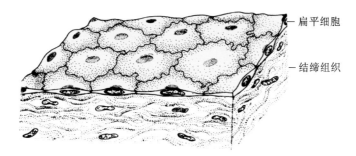

扁平细胞

结缔组织

图 2-3　单层扁平上皮

2. 单层立方上皮　由一层近似立方形的细胞组成。从上皮表面看,每个细胞呈六角形或多角形;在垂直切面上观察,细胞呈立方形,核圆、居中(图 2-4)。这种上皮分布于小叶间胆管、甲状腺滤泡及肾小管等处,具有分泌和吸收功能。

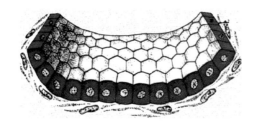

图 2-4　单层立方上皮

3. 单层柱状上皮　由一层棱柱状细胞组成。从表面看,细胞呈六角形或多角形;在垂直切面上,细胞为柱状,核长圆形,位于细胞近基底部,其长轴多与细胞长轴一致(图 2-5)。单层柱状上皮分布在胃、肠、胆囊和子宫、输卵管等器官,有保护、吸收和分泌功能。在小肠和大肠腔面的单层柱状上皮中,柱状细胞间有许多散在的杯状细胞。杯状细胞形似高脚酒杯,细胞顶部膨大,充满黏液性分泌颗粒,基底部较细窄。胞核位于基底部,常为较小的三角形或扁圆形,染色质浓密,着色较深。杯状细胞是一种腺细胞,分泌黏液,有滑润上皮表面和保护上皮的作用。

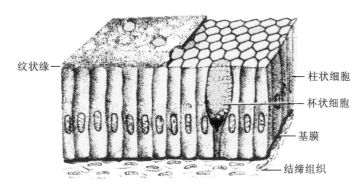

纹状缘

柱状细胞

杯状细胞

基膜

结缔组织

图 2-5　单层柱状上皮

4. 假复层纤毛柱状上皮　由柱状细胞、梭形细胞、锥形细胞和杯状细胞组成,其中柱状细胞最多,细胞表面有大量纤毛。由于这些细胞形态不同、高矮不一,核的位置不在同一水平上,故从垂直切面上看很像复层,但每种细胞的基底部均附着于基膜上,而实为单层,故命名为假复层纤毛柱状上皮(图2-6)。假复层纤毛柱状上皮分布于气管、支气管等呼吸道黏膜,上皮中杯状细胞能分泌黏液,可以黏附尘粒,通过柱状细胞纤毛有节律性地向喉口方向摆动,并排出体外,对呼吸道有湿润、清洁和保护作用。

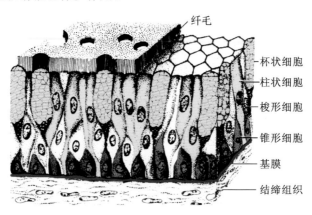

纤毛
杯状细胞
柱状细胞
梭形细胞
锥形细胞
基膜
结缔组织

图2-6　假复层纤毛柱状上皮

5. 复层扁平上皮　又称复层鳞状上皮,由多层细胞组成,细胞形状不一(图2-7)。紧靠基膜的一层基底细胞为矮柱状,中部为数层多边形细胞,浅层为扁平细胞。基底层细胞较幼稚,具有旺盛的分裂能力,新生的细胞逐渐向表层方向移动,变成中层、表层的细胞,补充脱落的表层细胞。复层扁平上皮具有很强的机械性保护作用,分布于口腔、食管和阴道等的腔面和皮肤表面,具有耐摩擦和阻止异物侵入等作用。受损伤后,上皮有很强的修复能力。位于皮肤表面的复层扁平上皮,浅层细胞已无胞核,胞质中充满角蛋白,细胞已经退化,具有更强的保护作用,这种上皮称角化的复层扁平上皮;衬贴在口腔和食管等腔面的复层扁平上皮,浅层细胞是有核的活细胞,含角蛋白少,称未角化的复层扁平上皮。

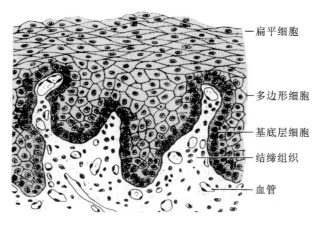

扁平细胞
多边形细胞
基底层细胞
结缔组织
血管

图2-7　复层扁平上皮

6. 复层柱状上皮　复层柱状上皮的深层为一层或几层多边形细胞,浅层为一层排列较整齐的柱状细胞。此种上皮只见于眼睑结膜和男性尿道等处。

7. 变移上皮　又称移行上皮,衬贴在泌尿道黏膜(肾盏、肾盂、输尿管和膀胱等)的腔面,有保护功能。变移上皮由多层细胞构成,其特点是细胞形态和层数可随器官的收缩与扩张状态而变化,因而得名。如膀胱收缩时,上皮变厚,细胞层数变多,此时表层细胞呈大立方形,胞质丰富,有的细胞含两个细胞核;中层细胞为多边形,有些呈倒置的梨形;基底细胞为矮柱状或立方形;膀胱充盈扩张时,上皮变薄,细胞层数减少,细胞呈扁梭形(图 2-8)。

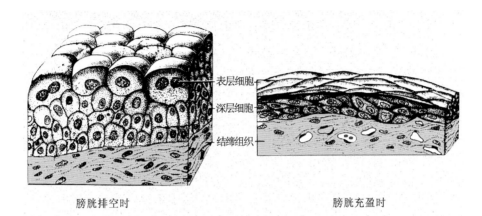

表层细胞
深层细胞
结缔组织

膀胱排空时　　　　　　　　　　膀胱充盈时

图 2-8　变移上皮

二、腺上皮和腺

主要行使分泌功能的上皮称腺上皮。以腺上皮为主要成分构成的器官称腺。腺细胞的分泌物中含酶、糖蛋白(也称黏蛋白)或激素等,各有特定的作用。

如果腺有导管,分泌物经导管排出,称外分泌腺,如汗腺、胃腺等;如果没有导管,分泌物(激素)经血液和淋巴输送,称内分泌腺,如甲状腺、肾上腺等。外分泌腺由分泌部和导管两部分组成。根据导管有无分支,外分泌腺可分为单腺和复腺。分泌部的形状为管状、泡状或管泡状。因此,外分泌腺的形态分为单管状腺、单泡状腺、复管状腺、复泡状腺和复管泡状腺等(图2-9)。

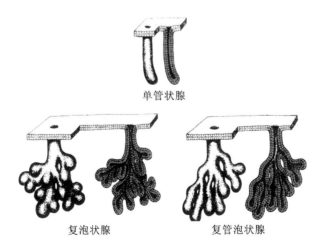

单管状腺

复泡状腺　　　　　　　复管泡状腺

图 2-9　外分泌腺

三、上皮组织的特殊结构

上皮细胞的游离面、基底面和相邻细胞的侧面,形成了一些特殊结构,以适应上皮组织的功能。

1. 上皮细胞的游离面

（1）微绒毛　由上皮细胞的细胞膜和细胞质共同形成的微细指状突起。光镜下所见小肠上皮细胞的纹状缘和肾近曲小管上皮细胞的刷状缘即是由密集的微绒毛整齐排列而成的。微绒毛使细胞的表面积显著增大，有利于细胞发挥吸收功能。

（2）纤毛　由上皮细胞的细胞膜和细胞质共同形成的较粗而长的指状突起。纤毛具有节律性定向摆动的能力。许多纤毛协调摆动，把上皮表面的黏液及其黏附的颗粒物定向推送。主要分布于呼吸道，功能是通过定向摆动清除尘粒、细菌以及净化吸入的空气。

2. 上皮细胞侧面

上皮细胞侧面分化出一些特殊结构，形成细胞连接（图 2-10）。常见的有紧密连接、中间连接、桥粒和缝管连接。这些连接封闭了细胞间隙、加固了细胞间连接并可传递化学信息。

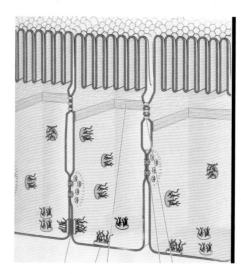

图 2-10　细胞连接模式图

3. 上皮基底面

（1）基膜　又称基底膜，是上皮基底面与深部结缔组织间的薄膜。基膜厚薄不一，除有支持和连接作用外，还是半透膜，有利于上皮细胞与深部结缔组织进行物质交换。基膜还能引导上皮细胞移动并影响细胞的分化。

（2）质膜内褶　是上皮细胞基底面的细胞膜折向胞质所形成的许多内褶。质膜内褶的主要作用是扩大细胞基底部的表面积，有利于水和电解质的迅速转运。质膜内褶主要见于肾小管，扩大了细胞基底部的表面积，有利于水和电解质的迅速转运。

知识链接

　　长期吸烟对纤毛清除功能有明显的损害，降低了纤毛的输送能力，是临床慢性支气管炎和阻塞性肺气肿发病的主要原因。

第三节　结缔组织

结缔组织由少量的细胞和大量细胞间质构成。与上皮组织比较,其特点如下:①细胞少,种类多,散在间质中,分布无极性;②细胞间质多,可分为基质和纤维等;③具有连接、支持、营养、保护等多种作用。

广义的结缔组织,包括固有结缔组织、血液、软骨与骨;狭义的结缔组织仅指固有结缔组织,按其结构和功能的不同又分为疏松结缔组织、致密结缔组织、脂肪组织和网状组织。

一、固有结缔组织

(一)疏松结缔组织

疏松结缔组织又称蜂窝组织,其特点是细胞种类较多,纤维较少,排列稀疏,广泛分布于器官之间、组织之间以至细胞之间,起连接、支持、营养、防御、保护和修复等功能。

1. 细胞　包括成纤维细胞、巨噬细胞、浆细胞、肥大细胞、脂肪细胞、未分化的间充质细胞。此外,血液中的白细胞,如嗜酸性粒细胞、淋巴细胞等在炎症反应时也可游走到结缔组织内。各类细胞的数量和分布随疏松结缔组织存在的部位和功能状态而不同。

(1)成纤维细胞　是疏松结缔组织的主要细胞成分。细胞扁平,多突起,呈星状,胞质较丰富呈弱嗜碱性。胞核较大,扁卵圆形,着色浅,核仁明显(图2-11)。成纤维细胞能形成纤维和分泌基质,并具有较强的再生能力,在人体发育及创伤修复期间,增殖分裂尤为活跃。成纤维细胞处于功能静止状态时,称为纤维细胞。细胞变小,呈长梭形,胞核小,着色深。

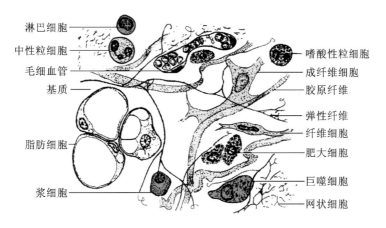

图2-11　疏松结缔组织模式图

　　成纤维细胞合成胶原纤维的过程,不但需要蛋白质,而且需要维生素C等。当机体内维生素C严重缺乏时,会引起胶原纤维合成障碍,因此,手术及创伤后,适当补充维生素C能促进伤口愈合。

　　(2) 巨噬细胞　体内广泛存在的具有强大吞噬功能的细胞。疏松结缔组织内的巨噬细胞常沿纤维散在分布,在炎症和异物等刺激下活化成游走的巨噬细胞。巨噬细胞形态多样,随功能状态而改变,通常有钝圆形突起,功能活跃者,常伸出较长的伪足而形态不规则。胞核较小,卵圆形或肾形,多为偏心位,着色深,核仁不明显,胞质丰富,多呈嗜酸性,含空泡和异物颗粒(图2-11)。巨噬细胞由血液内单核细胞穿出血管后分化而成,具有趋化性定向运动、吞噬作用、分泌作用、调节免疫应答等功能。

　　(3) 浆细胞　疏松结缔组织内通常较少,而在病原菌或异性蛋白易入侵的部位如消化道、呼吸道固有层结缔组织内及慢性炎症部位较多。细胞卵圆形或圆形,核圆形,多偏居细胞一侧,染色质成粗块状沿核膜内面呈辐射状排列。胞质丰富,嗜碱性,核旁有一浅染区。浆细胞具有合成、储存与分泌免疫球蛋白(即抗体)的功能,参与体液免疫应答。

　　(4) 肥大细胞　常沿小血管和小淋巴管分布。细胞较大,呈圆形或椭圆形。核圆且小,染色浅。细胞质内充满了粗大的嗜碱性颗粒,颗粒内含有肝素、组织胺和慢反应物质等。

　　在一般情况下,肥大细胞很少进行分泌活动。当肥大细胞受到刺激时,以胞吐方式大量释放颗粒内物质(常称为脱颗粒),导致组织水肿,形成荨麻疹;支气管平滑肌痉挛,导致哮喘;可使全身小动脉扩张,导致血压急剧下降,引起休克。这些症状为超敏反应(肥大细胞所引起的为Ⅳ型超敏反应)的临床表现,凡可致肥大细胞脱颗粒的物质称为过敏原,即引发过敏反应的抗原。

　　(5) 脂肪细胞　细胞体积大,常呈圆球形或相互挤压成多边形。核被大脂滴挤压成扁圆形,连同部分胞质呈新月形,位于细胞一侧。在 HE 标本中,脂滴被溶解,细胞呈空泡状(图2-12)。脂肪细胞有合成和储存脂肪、参与脂质代谢的功能。

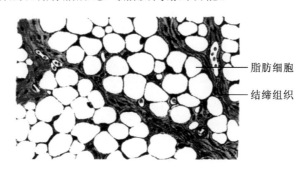

　　　　　　　脂肪细胞
　　　　　　　结缔组织

图 2-12　脂肪细胞

（6）未分化的间充质细胞　保留在成体结缔组织内的一些较原始的细胞，它们保持着间充质细胞的分化潜能，在炎症与创伤时可增殖分化为成纤维细胞、脂肪细胞。间充质细胞常分布在小血管尤其是毛细血管周围，并能分化为血管壁的平滑肌和内皮细胞。

2. 纤维

（1）胶原纤维　在三种纤维中数量最多，新鲜时呈白色，有光泽，又名白纤维。HE 染色切片中呈嗜酸性，着浅红色。纤维粗细不等，呈波浪形，互相交织。胶原纤维的韧性大，抗拉力强，主要分布于肌腱、韧带、关节囊等部位。

（2）弹性纤维　新鲜状态下呈黄色，又称黄纤维。特殊染色能将弹性纤维染成紫色或棕褐色。弹性纤维较细，分支交织，富于弹性，断端常卷曲。

（3）网状纤维　较细，分支多，交织成网。用银染法，网状纤维呈黑色，故又称嗜银纤维。在造血器官和内分泌腺，有较多的网状纤维，构成它们的支架。

3. 基质　基质是充填于细胞和纤维之间的无色透明的胶状物。

（二）致密结缔组织

致密结缔组织是一种以胶原纤维和弹性纤维为主要成分的固有结缔组织，纤维粗大，排列致密，具有支持、连接和保护等功能。根据纤维的性质和排列方式，可分为规则致密结缔组织、不规则致密结缔组织。

（三）脂肪组织

脂肪组织由大量脂肪细胞聚集而成，并被疏松结缔组织分隔成若干脂肪小叶。脂肪组织主要分布于浅筋膜、网膜及系膜等处，具有储存脂肪、维持体温、缓冲机械性外压、参与能量代谢、支持和保护等功能。

（四）网状组织

网状组织是造血器官和淋巴器官的基本组织成分，由网状细胞、网状纤维和基质构成。

二、软骨组织和软骨

（一）软骨组织

软骨组织由软骨细胞、基质和纤维构成。

1. 软骨细胞　软骨细胞位于软骨陷窝（软骨基质内的小腔）中。陷窝周围有一层含硫酸软骨素较多的基质，称软骨囊，染色时呈强嗜碱性。软骨细胞在软骨内的分布有一定规律，靠近软骨膜的细胞较幼稚，体积小，呈扁圆形，单个分布；位于软骨中部的细胞接近圆形，成群分布，每群有 2～8 个细胞，它们由一个细胞分裂增生而成，故称同源细胞群。同源细胞群中的细胞位于同一软骨囊。软骨细胞核呈椭圆形，细胞质呈弱嗜碱性。新鲜软骨的软骨细胞充满于软骨陷窝内。但在 HE 染色切片中，由于细胞脱水收缩，故软骨囊和细胞之间出现较大的空隙（图 2-13）。

2. 基质和纤维　软骨基质呈凝胶状，主要成分为蛋白多糖和水。软骨内无血管，但由于软骨基质内富含水分（约占软骨基质的 75%），通透性强，故软骨深层的软骨细胞仍能获得必需的营养。纤维包埋于基质中，主要有胶原纤维和弹性纤维。

（二）软骨

软骨由软骨组织及其周围的软骨膜构成。除关节面的关节软骨外，软骨的表面均覆有致

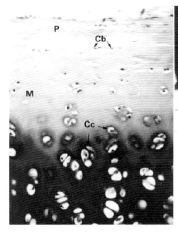
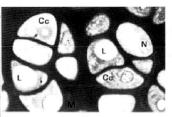

P 软骨膜
Cb 成软骨细胞
M 软骨基质
Cc 软骨陷窝内的软骨细胞
N 软骨细胞核
L 软骨细胞内的脂滴

图 2-13　透明软骨

密结缔组织构成的软骨膜。

根据基质中所含纤维成分的不同,可将软骨分为透明软骨、弹性软骨和纤维软骨三种,如表 2-2 所示。

表 2-2　三种软骨的比较

分　类	结 构 特 点	分　　布
透明软骨	基质富含水分,含有与基质折光率相近的胶原原纤维,光镜下不易分辨	呼吸道软骨、肋软骨、关节软骨
弹性软骨	基质中含大量交织分布的弹性纤维	耳廓、会厌
纤维软骨	基质中大量胶原纤维束平行或交叉排列	椎间盘、耻骨联合及关节盘等处

三、骨组织和骨

(一) 骨组织

骨组织由大量钙化的细胞间质及数种细胞组成。钙化的细胞间质称为骨基质。细胞有骨原细胞、成骨细胞、骨细胞及破骨细胞四种。骨细胞最多,位于骨基质内。其余三种细胞均位于骨组织的边缘。人体 99% 以上的钙和 85% 的磷以羟基磷灰石的形式储存于骨组织中,因而骨又是人体的钙、磷储存库。

1. 骨细胞　单个分散于骨基质内。骨细胞是有许多细长突起的细胞,胞体较小,呈扁椭圆形,其所在空隙称骨陷窝,突起所在的空隙称骨小管。相邻骨细胞的突起以缝隙连接相连,骨小管则彼此连通。

2. 细胞间质　又称骨基质,由有机成分和无机成分构成,含水极少。有机成分由成骨细胞分泌形成,包括大量胶原纤维(占有机成分的 95%)及少量无定形基质。无定形基质为凝胶,有黏着胶原纤维的作用。无机成分又称骨盐,主要为羟磷灰石结晶。有机成分与无机成分的紧密结合使骨十分坚硬。骨基质结构呈板层状,称为骨板,成层排列的骨板犹如多层木质胶合板。同一骨板内的纤维相互平行,相邻骨板的纤维则相互垂直,这种结构形式符合力学承受原理,增强了骨的支持力。

（二）骨

骨由骨组织、骨膜及骨髓等构成。根据形态骨可分为长骨、短骨、扁骨和不规则骨，其中长骨由骨松质、骨密质、骨膜、关节软骨及血管、神经等构成。下面以长骨为例介绍骨的微细特点。

1. 骨松质　分布于长骨的骨骺和骨干的内侧份，是大量针状或片状骨小梁相互连接而成的多孔隙网架结构，网孔即骨髓腔，其中充满骨髓。骨小梁厚度一般为 0.1～0.4 mm，由数层平行排列的骨板和骨细胞构成。骨小管穿行表层骨板开口于骨髓腔，骨细胞从中获得营养并排出代谢产物。

2. 骨密质　分布于长骨骨干和骨骺的外侧份。骨密质内的骨板排列很有规律，按骨板排列方式可分为环骨板、骨单位和间骨板。其中骨单位又称哈弗斯系统，是长骨干起支持作用的主要结构单位(图 2-14)。骨单位位于内、外环骨板之间，数量较多，呈筒状，由 10～20 层同心圆排列的骨板围成。各层骨板之间有骨细胞。各层骨细胞的突起经骨小管穿越骨板相互连接。骨单位的中轴有一中央管，内含骨膜组织、毛细血管和神经。

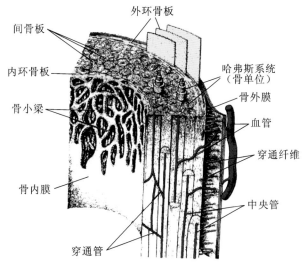

图 2-14　骨的构造模式图

3. 骨膜　除关节面以外，骨的内、外表面分别覆以骨内膜和骨外膜。骨外膜分为两层：外层较厚，为致密结缔组织，纤维粗大而密集，有的纤维横向穿入外环骨板，称穿通纤维，起固定骨膜和韧带的作用；内层较薄，结缔组织疏松，含骨原细胞和成骨细胞及小血管和神经。在骨髓腔面、骨小梁的表面、中央管及穿通管的内表面均衬有薄层结缔组织，即骨内膜。

四、血液

血液由血浆和血细胞构成。成人血液量为 4000～5000 mL，占体重的 7％～8％。

（一）血浆

血浆相当于血液的细胞间质，为淡黄色的液体，占血液容积的 55％，其中 90％是水，其余为血浆蛋白（白蛋白、球蛋白、纤维蛋白原等）、酶、激素、脂蛋白、维生素、无机盐及代谢产物等。

（二）血细胞

血细胞约占血液容积的 45%,包括红细胞、白细胞和血小板(图 2-15)。在正常生理情况下,血细胞和血小板有一定的形态结构,并有相对稳定的数量。光镜观察血细胞形态结构,通常采用 Wright 或 Giemsa 染色的血涂片标本。血细胞分类和计数的正常值如下。

$$
\text{血细胞}
\begin{cases}
\text{红细胞(RBC)} \begin{cases} \text{男}:(4.5{\sim}5.5)\times10^{12}/\text{L} \\ \text{女}:(3.5{\sim}4.5)\times10^{12}/\text{L} \end{cases} \\[2ex]
\text{白细胞(WBC)}(4{\sim}10)\times10^{9}/\text{L} \begin{cases} \text{中性粒细胞 }50\%{\sim}70\% \\ \text{嗜碱性粒细胞 }0{\sim}1\% \\ \text{嗜酸性粒细胞 }0.5\%{\sim}3\% \\ \text{淋巴细胞 }25\%{\sim}30\% \\ \text{单核细胞 }3\%{\sim}8\% \end{cases} \\[2ex]
\text{血小板(Pt)}(100{\sim}300)\times10^{9}/\text{L}
\end{cases}
$$

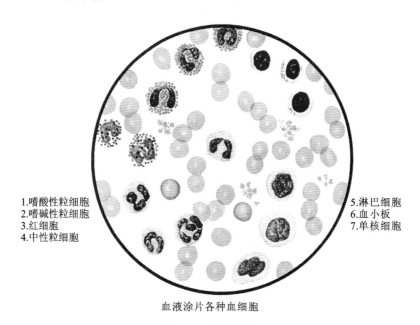

1.嗜酸性粒细胞　　　　5.淋巴细胞
2.嗜碱性粒细胞　　　　6.血小板
3.红细胞　　　　　　　7.单核细胞
4.中性粒细胞

血液涂片各种血细胞

图 2-15　血液涂片

1. 红细胞　红细胞直径 7~8.5 μm,呈双凹圆盘状,中央较薄(1.0 μm),周缘较厚(2.0 μm),故在血涂片标本中红细胞中央染色较浅、周缘较深。红细胞的这种形态使它具有较大的表面积(约 140 μm²),从而能最大限度地发挥其功能——运输 O_2 和 CO_2。成熟的红细胞无细胞核,也无细胞器,胞质内充满淡红色的血红蛋白,血红蛋白具有结合与运输 O_2 的功能。正常成人血液中血红蛋白的含量:男性为 120~150 g/L,女性为 110~140 g/L。

新生的红细胞内残留部分核糖体,用煌焦油蓝染色呈细网状,称网织红细胞。细胞在血流中大约经过一天后完全成熟,核糖体消失。在成人,网织红细胞占红细胞总数的 0.5%~1.5%。骨髓造血功能发生障碍的患者,网织红细胞计数降低。红细胞的平均寿命约 120 天,衰老的红细胞多在脾、骨髓和肝等处被巨噬细胞吞噬,每天有大量新生红细胞从骨髓进入血液。

红细胞有一定的弹性和可塑性,细胞通过毛细血管时可改变形状。红细胞的细胞膜除具有一般细胞膜的共性外,还有其特殊性,如红细胞膜上有 ABO 血型抗原。

2. 白细胞　白细胞是无色有核的球形细胞,体积比红细胞大,能做变形运动,具有防御和免疫功能。光镜下,根据白细胞胞质内有无特殊颗粒,可将其分为有粒白细胞和无粒白细胞。有粒白细胞又根据颗粒的嗜色性,分为中性粒细胞、嗜酸性粒细胞和嗜碱性粒细胞三种(图 2-15);无粒白细胞有单核细胞和淋巴细胞两种。

(1)中性粒细胞　中性粒细胞是白细胞中数量最多的一种,直径 $10 \sim 12 ~\mu m$。细胞核呈腊肠状或分叶状,一般分为 $2 \sim 5$ 叶,以 $2 \sim 3$ 叶者居多,叶间借细丝相连。核的分叶与细胞的成熟度呈正相关。中性粒细胞的胞质染成粉红色,含有许多细小的淡紫色及淡红色颗粒,颗粒可分为嗜天青颗粒和特殊颗粒两种。嗜天青颗粒较少,呈紫色,约占颗粒总数的 20%,光镜下着色略深,体积较大,它是一种溶酶体,含有酸性磷酸酶和过氧化物酶等,能消化分解吞噬的异物。特殊颗粒数量多,淡红色,约占颗粒总数的 80%,颗粒较小,呈哑铃形或椭圆形,具有杀菌作用,能溶解细菌表面的糖蛋白。

中性粒细胞具有变形运动和吞噬异物的能力,当机体某一部位受到细菌侵犯时,能以变形运动穿出毛细血管,聚集到细菌侵犯部位,大量吞噬细菌并将其分解消化。中性粒细胞吞噬细胞后,自身也常坏死,成为脓细胞。因此,中性粒细胞在体内起着重要的防御作用。中性粒细胞在血液中停留 $6 \sim 7$ h,在组织中存活 $1 \sim 3$ 天。

(2)嗜酸性粒细胞　细胞直径 $10 \sim 15 ~\mu m$,细胞核多分为 2 叶,细胞质内充满粗大均匀的橘红色嗜酸性颗粒。嗜酸性粒细胞也能做变形运动,它能吞噬抗原抗体复合物,释放组胺酶灭活组胺,从而减弱过敏反应。嗜酸性粒细胞还能借助抗体与某些寄生虫表面结合,释放颗粒内物质,杀灭寄生虫,故而嗜酸性粒细胞具有抗过敏和抗寄生虫作用。

(3)嗜碱性粒细胞　细胞直径 $10 \sim 12 ~\mu m$,细胞核分叶或呈"S"形或不规则形,着色较浅。细胞质内含有大小不等、分布不匀的嗜碱性颗粒,染成蓝紫色。颗粒内含有肝素、组织胺等。肝素有抗凝血作用,组织胺等参与机体超敏反应。嗜碱性粒细胞在组织中可存活 $12 \sim 15$ 天。嗜碱性粒细胞与肥大细胞,在分布、胞核的形态,以及颗粒的大小与结构上,均有所不同,但两种细胞都含有肝素、组胺和白三烯等成分,故嗜碱性粒细胞的功能与肥大细胞相似,但两者的关系并不确定。

(4)淋巴细胞　淋巴细胞直径 $6 \sim 20 ~\mu m$,大小不等。细胞核圆形或椭圆形,染色质致密成块状着色深,核占细胞的大部,胞质很少,在核周成一窄缘,嗜碱性,染成蔚蓝色。根据淋巴细胞的发生部位、表面特征和免疫功能的不同,至少可分为 T 淋巴细胞、B 淋巴细胞、杀伤(K)细胞和自然杀伤(NK)细胞四类。其中 T 淋巴细胞参与细胞免疫,如排斥异体移植物、抗肿瘤等;B 淋巴细胞受抗原刺激后增殖分化为浆细胞,产生抗体,参与体液免疫。

(5)单核细胞　血液中体积最大的白细胞,直径 $14 \sim 20 ~\mu m$,胞体呈圆形或椭圆形,胞核形态多样,呈卵圆形、肾形、马蹄形或不规则形等。核常偏位,染色质颗粒细而松散,着色较浅。胞质较多,呈弱嗜碱性,含有许多细小的嗜天青颗粒,使胞质染成深浅不匀的灰蓝色。

单核细胞也具有活跃的变形运动、趋化性和一定的吞噬功能,是巨噬细胞的前身。它在血流中停留 $1 \sim 5$ 天后,穿出血管进入组织和体腔,分化为不同组织、器官内的巨噬细胞。

3. 血小板　血小板是骨髓内巨核细胞胞质脱落而成的碎块,故无细胞核,表面有完整的细胞膜。体积很小,直径 $2 \sim 4 ~\mu m$,一般呈双凸盘状。受到机械或化学刺激时,则伸出突起,呈不规则形。在血涂片标本中,血小板多成群分布,外形不规则,细胞中央部有紫蓝色颗粒分布。血小板在凝血和止血过程中起着重要作用。

知识链接

　　血常规检查是临床上最基础的化验检查之一。血常规检查项目包括红细胞、白细胞、血红蛋白及血小板数量等。它的意义在于可以发现许多全身性疾病的早期迹象,诊断是否贫血,是否有血液系统疾病,反应骨髓的造血功能等。

(三) 血细胞的发生概述

　　人最早的血细胞发生于胚胎卵黄囊的血岛。胚期第 6 周,从卵黄囊迁入肝的造血干细胞开始造血,第 12 周脾内造血干细胞增殖分化产生各种血细胞。从胚胎后期至生后,骨髓成为主要的造血器官,并保持终生。

　　血细胞的发生是在一定的微环境和某些因素的调节下,造血干细胞在先增殖分化为各类血细胞的祖细胞,然后再定向增殖、分化成为各种成熟血细胞的过程。

　　由造血祖细胞到成熟,血细胞的发育大致可分为三个阶段,即原始阶段、幼稚阶段(又分早、中、晚三期)和成熟阶段。其形态变化一般规律如下。①胞体由大变小,而巨核细胞的发生则由小变大。②胞核由大变小,红细胞的核最后消失,粒细胞的核由圆形逐渐变成杆状乃至分叶,巨核细胞的核由小变大呈分叶状;核内染色质由细疏逐渐变粗密,核仁由明显渐至消失;核的着色由浅变深。③胞质的量由少逐渐增多,胞质嗜碱性逐渐变弱,但单核细胞和淋巴细胞仍保持嗜碱性;胞质内的特殊结构如红细胞中的血红蛋白、粒细胞中的特殊颗粒均由无到有,并逐渐增多。④细胞分裂能力从有到无,但淋巴细胞仍有很强的潜在分裂能力。

　　因此,骨髓涂片检查,是血液病诊断的重要依据。

第四节　肌　组　织

　　肌组织主要由具有舒缩功能的肌细胞构成,肌细胞之间有少量结缔组织、血管、淋巴管和神经。肌细胞呈纤维状,又称肌纤维。肌细胞的细胞膜称肌膜,细胞质称肌浆,肌浆内的滑面内质网称肌浆网。根据结构和功能,可将肌组织分为骨骼肌、心肌和平滑肌三类。骨骼肌受意识支配,属随意肌;心肌和平滑肌不受意识支配,属不随意肌。根据形态特点,骨骼肌和心肌属于横纹肌。

一、骨骼肌

　　大多数骨骼肌借肌腱附着在骨骼上,肌纤维周围包裹有结缔组织。

(一) 骨骼肌纤维的一般结构

　　骨骼肌纤维一般呈细长圆柱状,直径 10~100 μm,长 1~40 mm,细胞核呈扁椭圆形,数量多,一条肌纤维内含有几十个甚至几百个细胞核,位于细胞周边近肌膜处(图 2-16)。肌浆内有许多与肌纤维长轴平行排列的肌原纤维。在骨骼肌纤维与基膜之间有一种扁平有突起的细

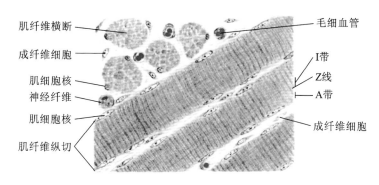

图 2-16 骨骼肌纤维

胞,称肌卫星细胞,排列在肌纤维的表面,当肌纤维受损伤后,此种细胞可分化形成肌纤维。

肌原纤维呈细丝状,每条肌原纤维上都呈现出规则的明暗交替的横纹。横纹由明带(I带)和暗带(A带)组成,相邻肌原纤维的明带和暗带都准确地排列在同一平面上。电镜下,暗带中央有一条浅染窄带,称 H 带,H 带中央有一条深染的 M 线。明带中央有一条深染的 Z线。相邻两 Z线之间的一段肌原纤维称肌节,每个肌节均由一半 I 带\A 带和另一半 I 带组成。肌节长 2～2.5 μm,是肌原纤维结构和功能的基本单位。

(二)骨骼肌纤维的超微结构

1. 肌节 肌节由粗、细两种肌丝构成(图 2-17)。粗肌丝位于暗带,中央固定于 M 线,两端游离。肌丝伸向周围的突起称横桥,横桥具有 ATP 酶的功能,并能在被激活的情况下与细肌丝结合并发生摆动。细肌丝位于 Z 线的两侧,其一端固定于 Z 线,另一端伸入暗带内的粗肌丝间,直达 H 带的外侧。细肌丝内的一种蛋白有与横桥结合的位点,但静息状态下被掩盖而不与横桥接触。当肌纤维收缩时,细肌丝向 M 线方向滑动,此时明带变窄,肌节缩短。

2. 横小管 横小管是肌膜向肌浆内凹陷形成的小管网,由于它的走行方向与肌纤维长轴垂直,故称横小管。位于 A 带与 I 带交界处,同一水平的横小管在细胞内分支吻合环绕在每条

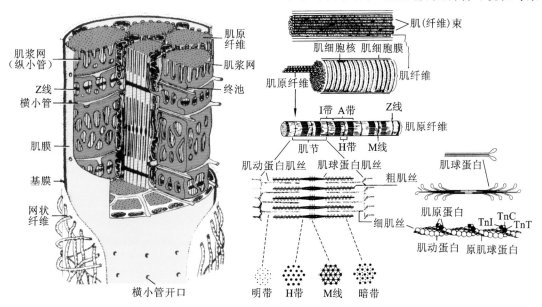

图 2-17 骨骼肌纤维超微结构模式图

肌原纤维周围,横小管可将肌膜的兴奋迅速传到每个肌节。

3. 肌浆网　肌浆网是肌纤维内特化的滑面内质网,位于横小管之间,纵行包绕在每条肌原纤维周围,故又称纵小管。位于横小管两侧的肌浆网呈环行的扁囊,称终池,终池之间则是相互吻合的纵行小管网。每条横小管与其两侧的终池共同组成骨骼肌三联体。横小管的肌膜和终池的肌浆网膜之间形成特殊的三联体连接,可将兴奋从肌膜传到肌浆网膜。肌浆网的膜上有丰富的钙泵(一种 ATP 酶),能够调节肌浆中 Ca^{2+} 浓度。

二、心肌

心肌主要由心肌纤维构成,分布于心及邻近心脏的大血管根部。

(一)心肌纤维的一般结构

心肌纤维呈不规则短圆柱状,有分叉,互连成网(图 2-18)。心肌纤维的连接处称闰盘,在 HE 染色体的标本中呈着色较深的横形或阶梯状粗线,是特化的细胞连接,能进行信息传递。心肌纤维一般只有一个核,核呈椭圆形,位于细胞的中央,有的细胞含有双核。心肌纤维也有横纹,但不如骨骼肌纤维明显。心肌纤维的肌浆较丰富,多聚在核的两端处,其中含有丰富的线粒体和糖原及少量脂滴和脂褐素。后者为溶酶体的残余体,随年龄的增长而增多。

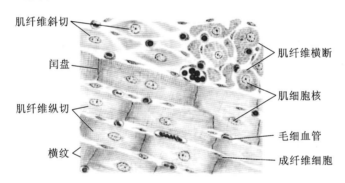

肌纤维斜切
闰盘
肌纤维纵切
横纹
肌纤维横断
肌细胞核
毛细血管
成纤维细胞

图 2-18　心肌纤维

(二)心肌纤维的超微结构

心肌纤维也含有粗、细两种肌丝,它们在肌节内的排列分布上与骨骼肌纤维相似,心肌纤维也具有肌浆网和横小管等结构(图 2-19)。心肌纤维与骨骼肌的不同之点如下。①肌原纤维不如骨骼肌那么规则、明显,肌丝被少量肌浆和大量纵行排列的线粒体分隔成粗、细不等的肌丝束,故横纹不如骨骼肌明显。②横小管较粗,位于 Z 线水平。③肌浆网比较稀疏,纵小管不甚发达,终池较小也较少,横小管两侧的终池往往不同时存在,多见横小管与一侧的终池紧贴形成二联体。④闰盘位于 Z 线水平,由相邻两个肌纤维的分支处伸出许多短突相互嵌合而成,常呈阶梯状,在连接的横位部分,有中间连接和桥粒,起牢固的连接作用,在连接的纵位部分,有缝隙连接,便于细胞间化学信息的交流和电冲动的传导,这对心室全部心肌纤维整体活动的同步化十分重要。⑤心房肌纤维除有收缩功能外,还有内分泌功能,可分泌心房利钠尿多肽或称心钠素,具有排钠、利尿和扩张血管、降低血压的作用。

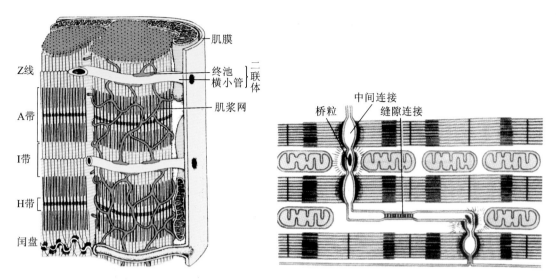

图 2-19　心肌纤维超微结构模式图

三、平滑肌

平滑肌主要由平滑肌纤维构成,主要分布于内脏器官和血管壁(图 2-20)。

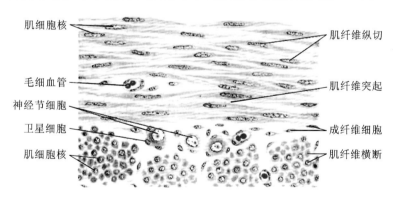

图 2-20　平滑肌纤维

　　平滑肌纤维呈长梭形,无横纹,核只有一个,呈椭圆形,位于细胞中央。胞核两端的肌浆较丰富。平滑肌纤维大小不一,一般长 200 μm,直径 8 μm;小血管壁平滑肌短至 20 μm,而妊娠子宫平滑肌可长达 500 μm。肌纤维多数呈层排列,在同一层内,相邻肌纤维彼此平行,互相嵌合,肌纤维之间有少量结缔组织相连。平滑肌纤维之间有较发达的缝隙连接,便于传递化学信息和神经冲动,引起众多肌纤维的同时收缩而形成功能整体,但平滑肌的收缩较为缓慢和持久。

第五节 神经组织

神经组织主要由神经细胞和神经胶质细胞组成。神经细胞又称神经元，具有接受刺激、整合信息和传导冲动的功能。神经胶质细胞对神经元起着营养、支持、保护等作用。

一、神经元

（一）神经元的结构

神经元形态不一，但都由细胞体和突起两部分构成。突起根据形状与功能分为树突和轴突。

1. 胞体 胞体是神经元的营养和代谢中心（图 2-21）。形态有圆形、锥体形、梭形和星形等。胞体的大小差异很大，小的直径仅 $5\sim6~\mu m$，大的可达 $100~\mu m$ 以上，细胞核大而圆，位于细胞中央，着色浅。光镜下，胞质内除含有一般细胞所具备的细胞器外，其特征性结构还有如下两点。①尼氏体：强嗜碱性的斑状或颗粒状，分布均匀，具有合成蛋白质和神经递质的功能。②神经原纤维：主要成分为神经丝，伸入树突和轴突内，构成神经元的细胞骨架，参与物质运输。在银染色切片中，神经丝和微管呈棕黑色细丝状。

2. 突起 胞体局部胞膜和胞质向表面伸展可形成突起。突起可分为树突和轴突两种。

（1）树突 每个神经元有一至数个树突，较粗短，形如树枝状。树突内的结构与核周质基本相似。在树突分支上常见许多棘状的小突起，称树突棘。树突棘是神经元之间形成突触的主要部位。树突的功能主要是接受刺激，树突棘和树突使神经元的接受面显著扩大。

（2）轴突 每个神经元只有一个轴突，轴突通常自胞体发出，但也有从主树突干的基部发

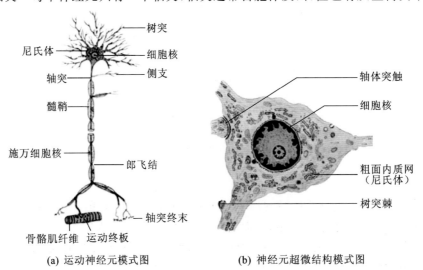

(a) 运动神经元模式图　　　(b) 神经元超微结构模式图

图 2-21　神经元结构模式图

出的。胞体发出轴突的部位常呈圆锥形,称轴丘,光镜下此区无尼氏体,染色淡。轴突的长短不一,短者仅数微米,长者可达 1 m 以上。轴突一般比树突细,全长直径较均一,有侧支呈直角分出。轴突表面的细胞膜称轴膜,内含的胞质称轴质。轴突的主要功能是传导神经冲动。神经冲动的传导是在轴膜上进行的,轴突起始段轴膜的电兴奋性阈较胞体或树突低得多,故此处常是神经元发生冲动的起始部位。

（二）神经元的分类

根据突起的多少神经元分为三类。①多极神经元:有一个轴突和多个树突。②双极神经元:胞体两端分别发出一个树突和一个轴突。③假单极神经元,胞体发出一个突起,随后即分为两支,一支伸向中枢神经系统,称中枢突(相当于轴突),另一支伸向周围组织感受器,称周围突(相当于树突)。

根据功能神经元也分三类(图 2-22)。①感觉神经元:又称传入神经元,它能将机体接受的刺激形成神经冲动传向中枢。②中间神经元:又称联络神经元,介于感觉神经元和运动神经元之间,多为多极神经元。动物越进化,中间神经元越多,人神经系统中的中间神经元约占神经元总数的 99%,构成中枢神经系统内的复杂网络。③运动神经元:又称传出神经元,它能将脑和脊髓产生的冲动传到肌肉和腺体,产生效应。

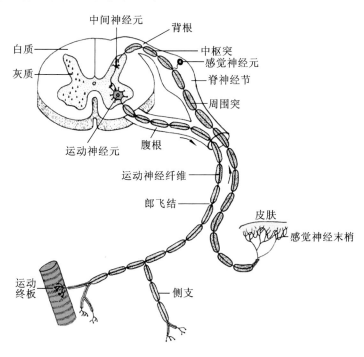

图 2-22 神经元分类模式图

（三）突触

突触是神经元与神经元之间或神经元与非神经元之间的特化的细胞连接,是信息传递的重要部位(图 2-23)。突触种类很多,根据其接触部位不同,可分为轴-体、轴-树、轴-轴突触;根据其传递信息的方式,又可分为电突触和化学突触两类。电突触实为缝隙连接。化学突触以神经递质作为信息的载体,通常所说的突触是指化学突触而言的。电镜下,突触的结构可分为突触前成分、突触后成分和突触间隙三部分。突触前、后成分彼此相对的细胞膜分别称为突触

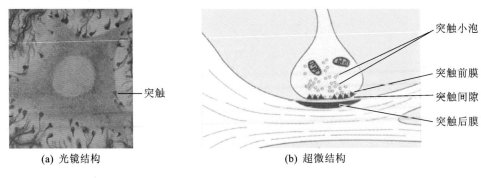

(a) 光镜结构 　　　　　　(b) 超微结构

图 2-23　突触

前膜和突触后膜,突触前膜和后膜均比一般细胞膜略厚,两者之间宽 15～30 nm 的狭窄间隙为突触间隙。突触前成分(扣结)内含许多突触小泡,还有少量线粒体、滑面内质网、微管和微丝等。突触小泡的大小和形状不一,小泡内含神经递质或神经调质。

> **知识链接**
>
> 　　阿尔茨海默病(Alzheimer's disease,AD)是慢性进行性中枢神经系统性病变导致的痴呆,以渐进性记忆障碍、认知功能障碍、人格改变以及语言障碍等神经、精神症状为特征。随着全球人口老龄化,AD 的发病率呈逐年显著上升趋势。

二、神经胶质细胞

　　神经胶质细胞与神经元数目之比为(10～50)：1,广泛分布于中枢和周围神经系统中。

　　中枢神经系统的神经胶质细胞有星形胶质细胞、少突胶质细胞、小胶质细胞和室管膜细胞(图 2-24)。周围神经系统的神经胶质细胞有施万细胞和卫星细胞。

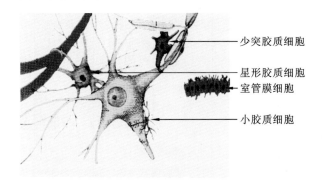

图 2-24　神经胶质细胞

三、神经纤维

　　神经纤维是由神经元的长突起外包胶质细胞构成的。包裹中枢神经纤维的胶质细胞是少突胶质细胞,包裹周围神经纤维的是施万细胞。根据胶质细胞是否形成髓鞘,神经纤维可分为有髓神经纤维和无髓神经纤维。

　　1. 有髓神经纤维　　有髓神经纤维由轴突(或树突)、髓鞘、神经膜构成(图 2-25)。髓鞘发生自髓鞘形成细胞的胞膜,称为髓磷脂;胶质细胞最外面的一层胞膜与基膜一起往往又称神经膜。髓鞘和神经膜呈节段性,相邻节段间有一无髓鞘的狭窄处称郎飞结,该处轴膜裸露。由于髓鞘绝缘,所以有髓神经纤维轴膜的兴奋是在郎飞结之间跳跃式传导的,传导速度快。

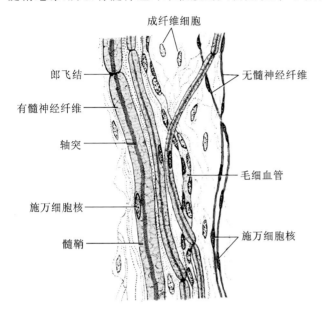
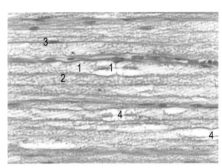

图 2-25　有髓神经纤维

　　2. 无髓神经纤维　　由较细的轴突和包在它外面的神经膜组成。

四、神经末梢

　　神经末梢是周围神经纤维的终末部分,遍布全身,在组织和器官内形成末梢装置,按功能分为感觉神经末梢和运动神经末梢两大类。

　　1. 感觉神经末梢　　感觉神经末梢是感觉神经元(假单极神经元)周围突的末端,它分布到皮肤、肌肉、内脏器官及血管等处共同构成感受器。感受器能感受体内、外各种刺激,并把刺激转化为神经冲动,通过感觉神经纤维传至中枢从而产生感觉。

　　感受器按其形态结构,可分为两类。

　　(1) 游离神经末梢　　感觉神经末梢部分脱去髓鞘,呈树枝状伸入上皮和结缔组织中(图 2-26),主要感受冷、热和痛觉刺激。

　　(2) 有被囊的神经末梢　　在神经末梢的外面都有结缔组织被囊包裹,分为三种(图 2-27)。①触觉小体:呈椭圆形,主要分布于皮肤真皮的乳头层,以手指掌侧最多,能感受触觉。②环层小体:圆形或卵圆形,主要分布于真皮深层、胸膜、腹膜等处,能感受压觉和振动觉。③肌梭:呈梭形,分布于骨骼肌内,能感受肌的张力变化和运动刺激。

　　2. 运动神经末梢　　运动神经末梢是运动神经元的轴突终末伸入肌组织和腺体所形成的结构,也称效应器,支配和调节肌的活动和腺体的分泌。分布于骨骼肌的运动神经末梢,在接近肌纤维处失去髓鞘,光镜下裸露的轴索在肌纤维表面形成爪状分支,再形成扣状膨大附着于肌膜上,称运动终板(图 2-28)或称神经-肌接头,属于一种突触结构。

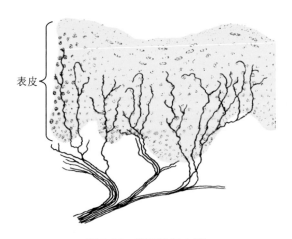

表皮

图 2-26　游离神经末梢

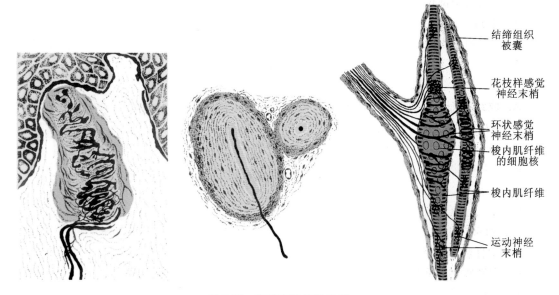

结缔组织
被囊

花枝样感觉
神经末梢

环状感觉
神经末梢

梭内肌纤维
的细胞核

梭内肌纤维

运动神经
末梢

图 2-27　有被囊的神经末梢

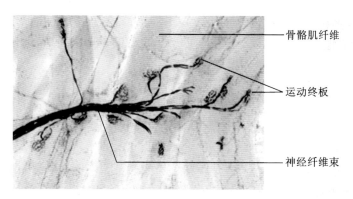

骨骼肌纤维

运动终板

神经纤维束

图 2-28　运动神经末梢

直通执考

一、单项选择题

1. 下列哪种细胞器有"细胞的能量加工厂"之称?(　　)

A. 核糖体　　　　　B. 线粒体　　　　　C. 高尔基复合体　　　D. 内质网

2. 关于上皮组织的功能,下列哪项错误?(　　)

A. 保护　　　　　　B. 吸收　　　　　　C. 分泌　　　　　　D. 营养

3. 单层立方上皮分布于(　　)。

A. 血管　　　　　　B. 胃　　　　　　　C. 子宫　　　　　　D. 肾小管

4. 变移上皮分布于(　　)。

A. 膀胱　　　　　　B. 阴道　　　　　　C. 口腔　　　　　　D. 胃

5. 下列哪个部位的上皮细胞游离面有明显的微绒毛?(　　)

A. 小肠　　　　　　B. 气管　　　　　　C. 血管　　　　　　D. 输尿管

6. 结缔组织中数量最多的细胞是(　　)。

A. 成纤维细胞　　　B. 浆细胞　　　　　C. 肥大细胞　　　　D. 巨噬细胞

7. 以下参与免疫应答,有强大吞噬作用的重要细胞是(　　)。

A. 成纤维细胞　　　B. 巨噬细胞　　　　C. 浆细胞　　　　　D. 肥大细胞

8. 弹性软骨位于(　　)。

A. 鼻　　　　　　　B. 喉　　　　　　　C. 气管　　　　　　D. 支气管

9. 下列哪项与红细胞不符?(　　)

A. 细胞本身呈红色　　　　　　　　　　B. 无细胞核

C. 无细胞器　　　　　　　　　　　　　D. 能携带氧气

10. 血液白细胞中数量最多和最少的分别是(　　)。

A. 中性粒细胞和单核细胞　　　　　　　B. 淋巴细胞和嗜碱性粒细胞

C. 中性粒细胞和嗜酸性粒细胞　　　　　D. 中性粒细胞和嗜碱性粒细胞

11. 骨骼肌纤维有(　　)。

A. 一个长杆状核位于中央　　　　　　　B. 多个椭圆形核位于中央

C. 一个椭圆形核位于肌膜下方　　　　　D. 多个椭圆形核位于肌膜下方

12. 横纹肌纤维内的 Ca^{2+} 储存在(　　)。

A. 肌浆内　　　　　B. 肌浆网内　　　　C. 原肌球蛋白上　　D. 横小管内

13. 心肌细胞结构特点是(　　)。

A. 有闰盘　　　　　B. 横小管较细　　　C. 有三联体　　　　D. 肌浆网发达

14. 神经组织包括(　　)。

A. 神经元和神经胶质细胞　　　　　　　B. 神经元和细胞间质

C. 神经元和神经纤维　　　　　　　　　D. 神经元突触和神经末梢

15. 关于光镜下神经细胞特点,下列哪项是错误的?(　　)

A. 细胞形状多样,都有突起

B. 由胞体上伸出树突和轴突

C. 胞核一般较大,多呈圆形,异染色质少,核仁大而明显

D. 胞体和突起中都有尼氏体

16. 施万细胞中哪些结构参与形成有髓神经纤维？（　　）

A. 髓鞘　　　　　　　B. 环层小体　　　　　　C. 郎飞结　　　　　　D. 轴丘

二、名词解释

1. 细胞　2. 内皮　3. 微绒毛　4. 腺上皮和腺　5. 骨单位　6. 肌节　7. 三联体
8. 闰盘　9. 突触　10. 运动终板

三、简答题

1. 简述被覆上皮的分类及各类上皮的主要分布。

2. 简述结缔组织的分类及疏松结缔组织的细胞类型。

3. 根据基质中所含纤维成分的不同，可将软骨分为几种？列表说明它们的区别。

4. 简述电镜下化学性突触的结构。

（王　珂）

第三章　运动系统

学习目标

1. 掌握：全身各骨的名称、位置及主要骨性标志；关节的基本结构和运动；肌性标志。

2. 熟悉：运动系统的组成；骨的构造；关节的组成及特点；关节的辅助结构；肌间结构；膈肌的特点。

3. 了解：主要的躯干肌、四肢肌的位置及作用。

4. 能运用运动系统理论知识对相关临床问题进行分析、解释。

你知道老年人为什么容易得骨质疏松吗？你知道骨髓穿刺的解剖学基础是什么吗？你知道颈椎病和腰椎间盘突出是怎么回事吗？你听说过重症肌无力吗？通过本章节的学习，我们将探究这些奥秘。

第一节　骨和骨连接

一、概述

骨是一种器官，主要由骨组织构成，有丰富的血管、淋巴管和神经。

（一）骨的形态分类

成人骨共 206 块，按在体内所处部位不同可分为颅骨、躯干骨和四肢骨（图 3-1）。骨按形态可分为长骨、短骨、扁骨和不规则骨。

（二）骨的构造

骨主要由骨质、骨髓、骨膜三部分构成（图 3-2）。

1. 骨质　骨质即骨组织，分骨密质和骨松质。骨密质主要分布于长骨干和其他骨的表面。骨松质由骨小梁构成，呈海绵状，位于骨的内部。

2. 骨髓　充填于骨髓腔和松质腔隙内，又分黄骨髓和红骨髓，红骨髓具有造血和免疫功能。人出生时，全身骨髓腔内充满红骨髓，随着年龄增长，长骨骨髓腔中红骨髓被黄色的脂肪

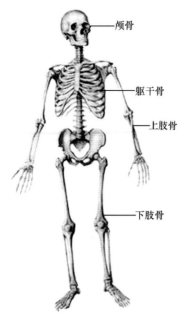

图 3-1　成人骨

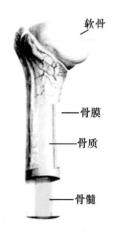

图 3-2　骨的内部构造

组织代替,失去造血功能,称黄骨髓。但当机体严重缺血时,部分黄骨髓可转变为红骨髓,重新恢复造血的能力。成人胸骨、肋骨、椎骨、髂骨及肱骨和股骨等长骨的骺内终生保留红骨髓,临床上常选髂前上棘、髂后上棘或胸骨等处进行骨髓穿刺。

3. 骨膜　由致密结缔组织构成,位于骨的最外边,覆盖于关节面以外的骨表面,含有丰富的血管、神经和成骨细胞。在骨的生长、发生、修复和改建中起重要作用。

（三）骨的化学成分及物理性质

成人骨含有 65％无机质和 35％的有机质,有机质主要是胶原纤维,使骨具有韧性和弹性;无机质主要是骨盐,使骨具有硬度。随着年龄的变化,骨的有机质和无机质的比例也会发生不断的变化。

知识链接

骨 的 细 胞

骨主要由四种细胞构成。一种细胞是不停地形成新骨头的成骨细胞,它让我们的骨始终保持"新鲜"。老去的骨组织去哪里了? 第二种细胞是破骨细胞,破骨细胞的作用是每天不停地吃"老旧"骨组织,破骨细胞吃完后留下的空地由成骨细胞合成的新骨头来补充。而那些不老不旧的骨组织则是主要由数量最多的第三种细胞即骨细胞构成,主要任务是维护骨的健康。最后一种细胞是骨组织的干细胞,称为骨原细胞,它们成熟后会分化为成骨细胞。

（四）骨连接

骨和骨之间的连接装置称为骨连接,根据骨连接的结构形式可分为直接连接和间接连接（图 3-3）。

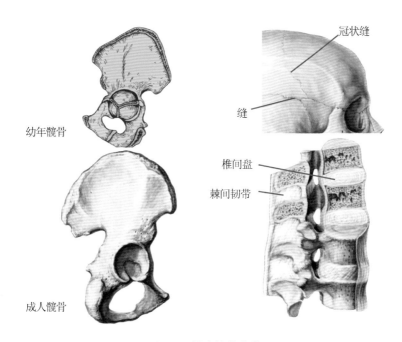

图 3-3　骨连接的分类

1. 直接连接　分为纤维连接、软骨连接和骨性结合组织直接连接而成。连接较牢固,不能活动或少许活动。

2. 间接连接　又称关节,有间隙,含有滑液,活动性大(图 3-4)。

(1) 关节的基本结构　包括关节面、关节囊和关节腔。关节面是构成关节的各骨之间的接触面。关节面上覆盖一层光滑的关节软骨,具有弹性,有减少摩擦、缓冲外力的作用;关节囊由外层(纤维膜)和内层(滑膜)组成。关节腔呈由关节面与关节囊滑膜层所围成的密闭、潜在腔隙,内有少量滑液,可润滑关节、减少摩擦,腔内为负压,有利于关节的稳定。

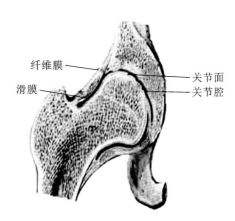

图 3-4　关节的结构

(2) 关节的辅助结构　为了使部分关节能适应功能需要而出现,能增强关节的灵活性和稳固性,包括韧带、关节盘和关节唇等。

(3) 关节的运动　主要有屈和伸、内收和外展、旋转和环转等运动形式。

知识链接

骨骼发育的特点

人的身高受遗传基因和后天环境的综合影响,身高有两个突增期:一是出生期,在 0 至 2 岁;二是青春期,男性在 13 至 15 岁,女性在 11 至 13 岁。人体长高主要是由于长骨两端的骺软骨不断生长。经常参加体育锻炼,能改善长骨两端骺软骨的血液供应,提高骨细胞的生长能力,还能在一定程度上推迟骺软骨消失的时间,延长身高生长期。同时,适量运动能改善睡眠质量,促进生长激素的分泌。同时多进行户外运动,多接触阳光促进身高发育。

　　另外,世界卫生组织一项引人注目的报告指出,人体的生长速度在一年中并不相同,长得最快的是在 5 月份,平均达到 7.3 mm;其次是 6—10 月份,平均有 6.3 mm。因此,国内外有关专家建议在这"神秘的 5—10 月"里,应该适当增加营养,加强运动,或通过辅助增高产品的治疗,以促使身体生长发育达到最佳状态。

二、全身骨及其连接

躯干骨包括椎骨、胸骨和肋。躯干骨和躯干骨的连接一起构成了脊柱和胸廓。

1. 脊柱　由 24 块椎骨、1 块骶骨、1 块尾骨及其骨连接构成。

1)椎骨的一般形态　成人椎骨 26 块,包括颈椎 7 块、胸椎 12 块、腰椎 5 块、骶骨 1 块(由 5 块骶椎融合而成)、尾骨 1 块(由 4 块尾椎融合而成)。椎骨由椎体和椎弓两部分组成。椎体在前,呈短圆柱状,椎弓在椎体后方。椎体和椎弓共同围成形成椎孔。各椎骨的椎孔连成贯穿脊柱的椎管,以容纳保护脊髓。椎弓又分为连接椎体的椎弓根和宽阔的椎弓板。椎弓根上下各有一切迹,分别称椎上切迹和椎下切迹,相邻椎骨之间在椎弓根处的上、下切迹共同围成椎间孔,孔内有脊神经通过。椎弓板上有七个突起:向后方伸出的一个称棘突;左右各伸出一个横突;椎弓上下各有一对突起,称上关节突和下关节突(图 3-5)。

2)各部椎骨的主要特征　不同部位的椎体,除了上述的一般结构外,还有各自的特点。

(1)颈椎　椎体较小,棘突末端分叉,横突有孔称横突孔,是颈椎的识别标志。另外,特化颈椎有如下几种。第 1 颈椎:无椎体和棘突,呈环形,又称寰椎(图 3-6)。第 2 颈椎:有齿突,又称枢椎(图 3-7)。第 7 颈椎:棘突特长,又称隆椎,其棘突是计数椎骨的重要体表标志(图 3-8)。

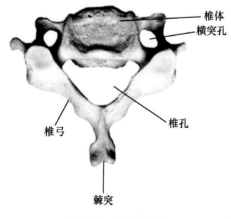

图 3-5　颈椎(上面)

椎体
横突孔
椎孔
椎弓
棘突

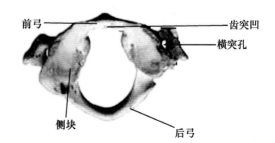

图 3-6　寰椎(上面)

前弓
齿突凹
横突孔
侧块
后弓

(2)胸椎　胸椎体上和横突上有与肋相连接的肋凹,棘突细长斜向后下方(图 3-9)。

(3)腰椎　椎体大,棘突呈板状水平后伸(图 3-10)。

(4)骶骨　呈三角形。底向上,尖向下,前面光滑微凹,有 4 对骶前孔;背面粗糙隆凸,主

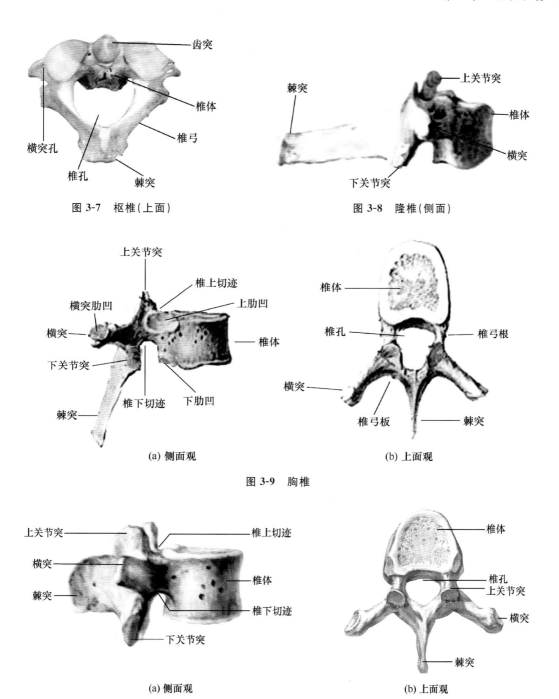

图 3-7　枢椎(上面)

图 3-8　隆椎(侧面)

(a) 侧面观

(b) 上面观

图 3-9　胸椎

(a) 侧面观

(b) 上面观

图 3-10　腰椎

要结构有 4 对骶后孔(图 3-11)。侧面各有一个关节面,称耳状面。骶骨内有纵行的骶管,其下端呈三角形,称骶管裂孔。骶管裂孔两侧有骶角,在体表可摸到,是骶管麻醉时重要的体表标志。

(5) 尾骨　上接骶骨,下端游离为尾骨尖(图 3-11)。

3) 椎骨的连接　主要有椎间盘、韧带和关节。

(1) 椎间盘　位于相邻椎体之间,由纤维环和髓核构成。髓核为富有弹性的胶冻状物质,

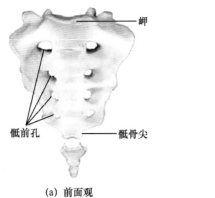

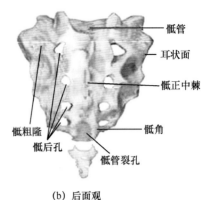

(a) 前面观　　　　　　　　　　(b) 后面观

图 3-11　骶骨和尾骨（前面、后面）

位于中央。纤维环为环形的纤维软骨，呈同心圆排列在髓核周围，坚韧富有弹性（图 3-12）。椎间盘除了连接上下的两个椎体，并使椎体间有一定的活动度以外，还可吸收震荡，起着弹性垫的作用，具有保护脊髓及机体重要器官的作用。纤维环后外侧较薄弱，用力过猛时可致髓核脱出而压迫脊神经或者脊髓，形成椎间盘突出症。

（2）韧带　主要有五条，有长、短两类。

三条长韧带，即前纵韧带、后纵韧带和棘上韧带。前纵韧带和后纵韧带分别连接于椎体的前面和后面，能限制脊柱的过伸、过屈，同时能起到连接椎体和椎间盘的作用。棘上韧带，连接于棘突之后，到颈部扩展为三角形板状的弹性膜，称为项韧带（图 3-13）。

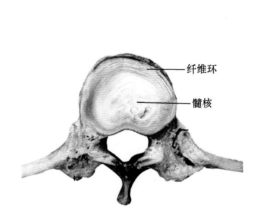

图 3-12　椎间盘和椎骨的连接

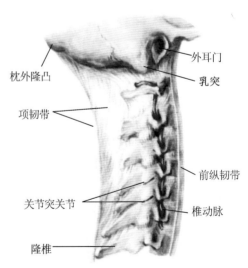

图 3-13　项韧带

两条短韧带包括棘间韧带和黄韧带（图 3-14）。棘间韧带连接于棘突之间。黄韧带位于椎管内，连接于相邻两椎弓板之间，有限制脊柱过度前屈的作用。临床上行腰椎穿刺时，除了穿过皮肤和皮下组织外，还需依次穿过棘上韧带、棘间韧带、黄韧带。

（3）关节　主要有关节突关节和寰枢关节。关节突关节由相邻椎骨的上、下关节突的关节面构成。寰枢关节由寰椎和枢椎构成，寰椎以齿突为轴，可使头部作旋转运动（图 3-15）。

4）脊柱的整体观　成年男性脊柱长约 70 cm，女性略短（图 3-16）。

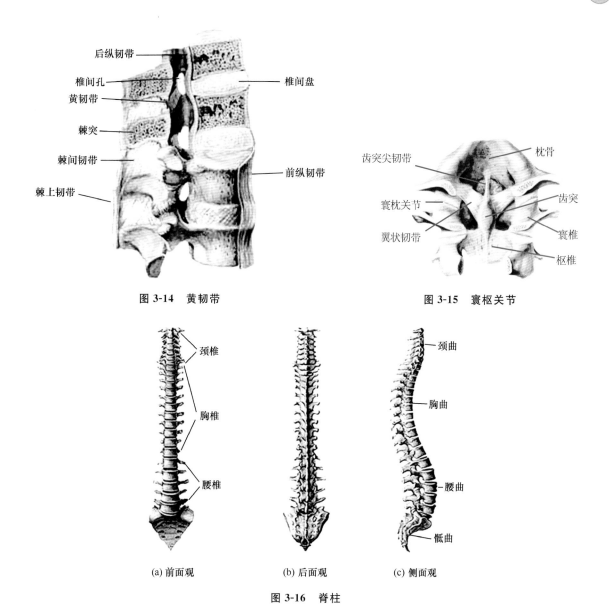

图 3-14 黄韧带

图 3-15 寰枢关节

(a) 前面观　　　　(b) 后面观　　　　(c) 侧面观

图 3-16 脊柱

（1）前面观　成年男性椎体自上而下依次增大，骶尾部又逐渐缩小，与承受体重压力密切相关。

（2）后面观　棘突上下排列成一条直线。各部棘突方向有所不同，颈部棘突较短并分叉；胸部棘突向后下方，呈叠瓦状排列；腰部棘突呈板状，水平后伸。

（3）侧面观　可见四个生理弯曲，即颈曲、胸曲、腰曲、骶曲。主要起减缓震荡和维持身体平衡的作用。其中，颈曲和腰曲凸向前，胸曲和骶曲凸向后。

5）脊柱的运动　可作屈伸侧屈、旋转、环转运动。

2. 胸廓　由 12 块胸椎、12 对肋、1 块胸骨和它们之间的连接共同构成。

（1）胸骨　位于胸前壁正中，上宽下窄，自上而下分为胸骨柄、胸骨体和剑突三部。胸骨柄上方凹陷为颈静脉切迹，柄、体交界处形成略微向前隆凸的胸骨角，两侧平对第二肋软骨，是计数肋的重要标志。胸骨体呈长方形，两侧有第 2 至 7 肋软骨相连接的切迹。剑突扁而薄，下端游离(图 3-17)。

(2)肋　前部为肋软骨,后部为肋骨,共 12 对,左右对称。后端与胸椎相关节,前端仅第 1 至 7 肋借软骨与胸骨相连接,称为真肋;第 8 至 10 肋借肋软骨与上一肋的软骨相连,形成肋弓,称为假肋;第 11、12 肋前端游离于腹壁肌层中,称浮肋(图 3-18)。

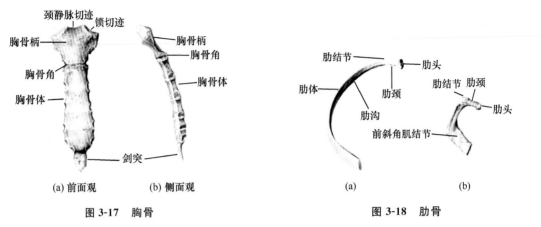

图 3-17　胸骨　　　　　　　　　图 3-18　肋骨

(3)胸廓的整体观及运动　胸廓呈前后略扁的圆锥形,上窄下宽。肋骨间为肋间隙,由肋间肌封闭。胸廓有上、下两口:胸廓上口由第 1 胸椎、第 1 肋、胸骨的颈静脉切迹围成,有气管、食管及头颈上肢的大血管等通过;胸廓下口宽大,前高后低,由第 12 胸椎、11 肋、12 肋前端及肋弓、剑突围成,胸廓下口有膈封闭,食管和大血管等穿经膈的裂孔走行。两侧肋弓在中线构成向下开放的胸骨下角(图 3-19)。胸廓除了具有保护、支持的作用外,主要参与呼吸运动。

三、颅骨及其连接

颅骨位于脊柱上方,共 23 块(不包括 3 对听小骨),分为脑颅和面颅(图 3-20)。

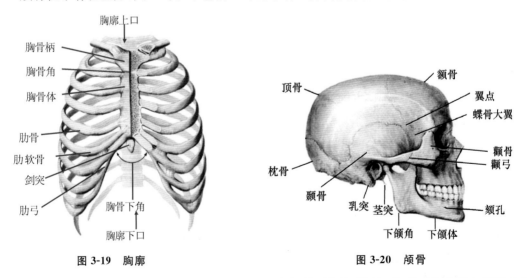

图 3-19　胸廓　　　　　　　　　图 3-20　颅骨

1. 脑颅　脑颅由 8 块骨组成,其中不成对的有额骨、蝶骨、筛骨、枕骨,成对的有顶骨和颞骨。它们共同构成颅腔。

2. 下颌骨和舌骨　面颅共 15 块。成对的有上颌骨、腭骨、鼻骨、颧骨、泪骨、下鼻甲,不成对的有下颌骨(图 3-21)、犁骨、舌骨(图 3-22)。

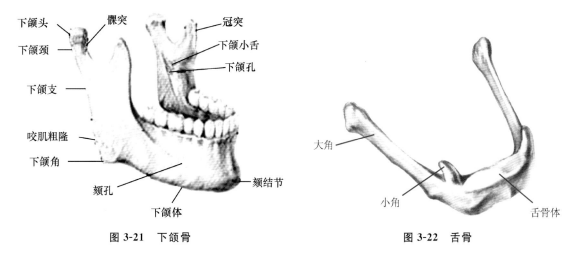

图 3-21　下颌骨　　　　　　　　　　　图 3-22　舌骨

下颌骨位于上颌骨下方,分一体两支。下颌体呈弓状,上缘构成牙槽弓,有容纳下牙根的牙槽。下颌体前外侧有一对颏孔。下颌支末端分叉形成前方的冠突,后方的髁突。下颌支后缘与下颌体的接合部称为下颌角,体表可摸到。下颌支内有下颌管,向前与颏孔相通,向后连同于下颌支内面中央的下颌孔。

(一) 颅的整体观

1. 颅顶观　成人颅顶借额骨与两侧顶骨连接构成的冠状缝、两侧顶骨连接构成的矢状缝、两侧顶骨和枕骨连接构成的人字缝紧密连接,新生儿颅缝交界处由未完全骨化的结缔组织膜封闭,称为囟。位于额骨和两侧顶骨之间的为前囟,于 1.5 岁左右闭合;位于两侧顶骨和枕骨之间的为后囟,出生不久即闭合(图 3-23)。

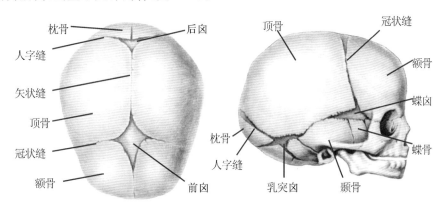

图 3-23　新生儿颅骨

2. 颅底内面观　颅底内面凹凸不平,由前向后依次为颅前窝、颅中窝、颅后窝。窝内有很多孔和裂,大多与颅底外面相通,为血管、神经穿过的通道,如筛孔、垂体窝、圆孔、卵圆孔、棘孔、眶上裂、视神经管、枕骨大孔等(图 3-24)。

3. 颅底外面观　分前后两区,前低后高。前区主要有分隔口腔和鼻腔的骨腭,后区可见枕骨大孔(图 3-25)。

4. 颅的侧面观　中部有外耳门,后方为颧弓。颧弓的内上方为颞窝。颞窝内在额、顶、颞、蝶骨汇合处称为翼点,此处骨质薄弱,内有脑膜中动脉通过,外力打击引起骨折时,易损伤

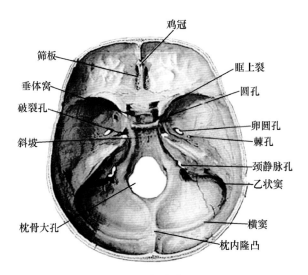

图 3-24　颅底内面观

该血管,导致硬膜外血肿(图 3-20)。

5. 颅的前面观　主要有眶和骨性鼻腔(图 3-26)。眶略呈四棱锥形,容纳视器。骨性鼻腔位于面颅中央,借骨性鼻腔被鼻中隔分为左、右两半。外侧壁上有上、中、下三个卷曲的骨片,分别称为上鼻甲、中鼻甲和下鼻甲。各鼻甲下方都有独立的骨道,分别称为上鼻道、中鼻道、下鼻道(图 3-27)。

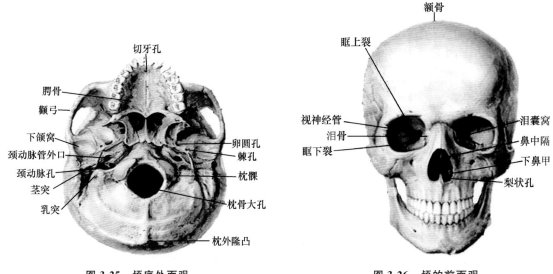

图 3-25　颅底外面观　　　　　　图 3-26　颅的前面观

骨性鼻旁窦是骨性鼻腔周围骨内含气腔隙,起减轻重量、发音共鸣作用。主要有额窦、筛窦、蝶窦、上颌窦四对(图 3-28)。

(三) 颅的连接

颅骨之间多为直接连接,十分牢固。颞下颌关节由下颌骨的髁突与颞骨下颌窝及关节结节构成(图 3-29)。关节腔内含有关节盘,关节囊松弛,容易脱位,可使下颌骨做上下、前后及左右运动。

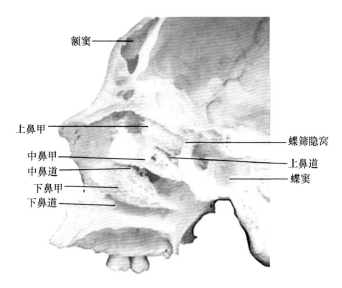

图 3-27　鼻腔外侧壁

额窦
上鼻甲
中鼻甲
中鼻道
下鼻甲
下鼻道
蝶筛隐窝
上鼻道
蝶窦

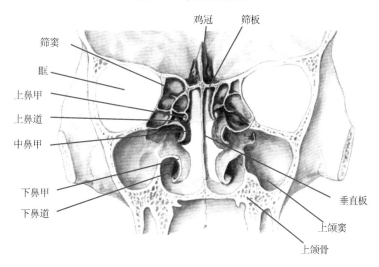

图 3-28　颅的冠状切面

筛窦
眶
上鼻甲
上鼻道
中鼻甲
下鼻甲
下鼻道
鸡冠
筛板
垂直板
上颌窦
上颌骨

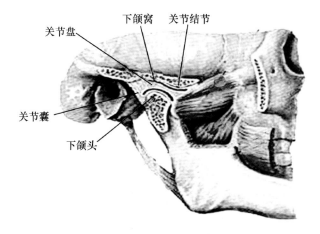

图 3-29　颞下颌关节

关节盘
下颌窝
关节结节
关节囊
下颌头

四、四肢骨及其连接

(一) 上肢骨及其连接

1. 上肢骨

(1) 肩胛骨　呈三角形,附于胸廓后外面,可分两面、三缘、三角(图 3-30)。前面微凹,称肩胛下窝。后面有一横嵴,称肩胛冈,末端延为肩峰,是肩部最高点。肩胛冈上、下方的浅窝分别称为冈上窝和冈下窝。肩胛上角、肩胛下角分别平对第二、第七肋。

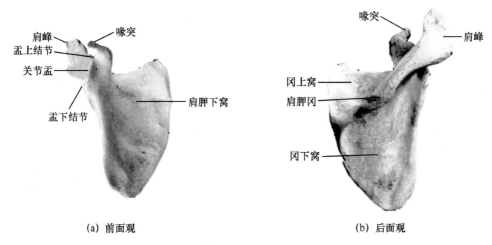

(a) 前面观	(b) 后面观

图 3-30　肩胛骨

(2) 锁骨　锁骨呈"～"形,位于胸廓前上方,全长于皮下均可摸到,是重要的骨性标志。内侧 2/3 凸向前,外侧 1/3 凸向后。内侧端粗大,与胸骨柄相连,称为胸骨端;外侧端扁平,称肩峰端(图 3-31)。

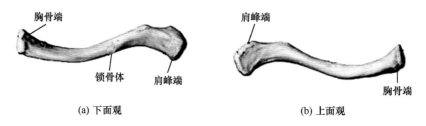

(a) 下面观	(b) 上面观

图 3-31　锁骨

(3) 肱骨　分一体两端。上端为膨大的半圆形肱骨头。肱骨头外下缩细称解剖颈,肱骨上端与体交汇处为外科颈,此处最易发生骨折。肱骨体外侧面中部有粗糙的三角肌粗隆。后面有一自上斜向外下的浅沟,称桡神经沟,有桡神经沿此沟经过。下端外侧部前面有半球形的肱骨小头;内侧部有形如滑车的肱骨滑车。肱骨小头外侧和滑车内侧各有一突起,分别称为外上髁和内上髁。内上髁后下方有尺神经沟,有尺神经通过(图 3-32)。

(4) 尺骨　位于前臂内侧。上端粗大,前面有滑车切迹,为一半圆形深凹。切迹后上方的突起称为鹰嘴。下端为尺骨头,头后内侧的椎状突起,称尺骨茎突。

(5) 桡骨　位于前臂外侧。上端膨大为桡骨头,下端外侧向下突出,称桡骨茎突(图 3-33)。

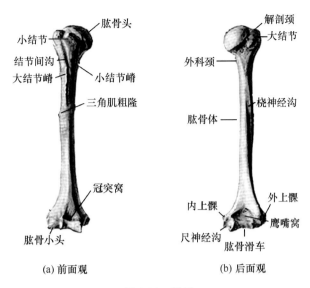

(a) 前面观   (b) 后面观

图 3-32　肱骨

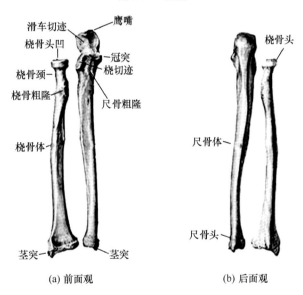

(a) 前面观   (b) 后面观

图 3-33　尺骨和桡骨

（6）手骨　包括 8 块腕骨、5 块掌骨和 14 块指骨（图 3-34）。

2．上肢骨连接

（1）肩关节　由肩胛骨的关节盂和肱骨头构成（图 3-35）。肱骨头大而圆，关节盂较浅小，关节囊薄而松弛，其前、后和上方都有肌肉和韧带加强，下方最为薄弱，故肩关节易向前下方脱位。肩关节为全身最灵活的关节，可做屈、伸、内收、外展、旋内、旋外及环转运动。

（2）肘关节　由肱骨下端和尺骨、桡骨上端构成（图 3-36）。一个关节囊内包括三组关节，即肱桡关节、肱尺关节、桡尺近侧关节。肘关节关节囊前、后壁薄而松弛，两侧壁厚而紧张，并有韧带加强。后壁最为薄弱，故桡、尺骨易向后方脱位。肘关节可做屈、伸运动。肱骨内、外上髁与尺骨鹰嘴三者在屈肘时成三角形，伸肘关节时成一条直线。当肘关节发生脱位时，三点位置关系发生改变。

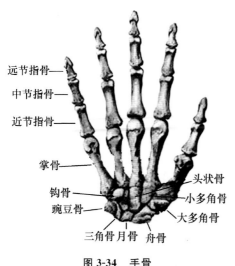

图 3-34　手骨

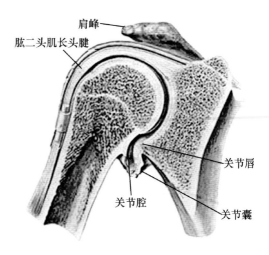

图 3-35　肩关节

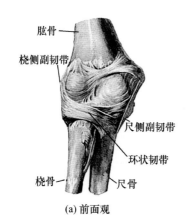

(a) 前面观

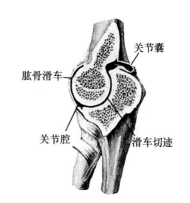

(b) 矢状切面

图 3-36　肘关节

（3）桡腕关节　又称桡关节,由桡骨下端的腕关节面和尺骨头下方的关节盘与手舟骨、月骨、三角骨构成（图3-37）。桡腕关节可作屈、伸、收、展以及环转运动。

（二）下肢骨及其连接

1. 下肢骨

（1）髋骨　由髂骨、耻骨、坐骨三骨在髋臼处汇合而成（图 3-38）。下部有一大孔,称为闭孔。髂骨的上缘肥厚称髂嵴,前端为髂前上棘,髂前上棘向后 5～7 cm 处,髂嵴较厚且向外突出,称为髂结节。髂骨内面有一凹陷,称髂窝,髂窝下界弓形的骨嵴,称弓状线,向前延续为耻骨梳,终于耻骨结节。髋骨后下方有尖形的坐骨棘,其上下方分别有坐骨大切迹和坐骨小切迹。髋骨后下方的骨面粗糙而肥厚,为坐骨结节。

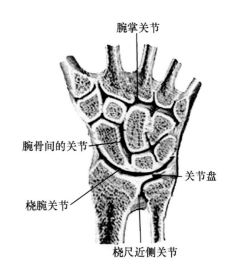

图 3-37　桡关节

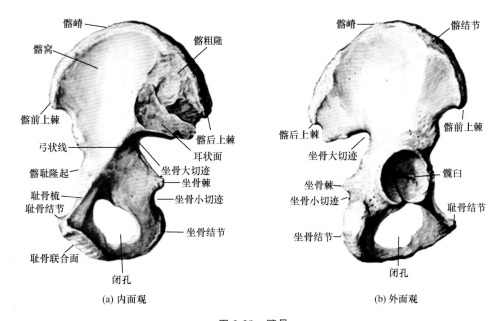

(a) 内面观 　　　(b) 外面观

图 3-38　髋骨

（2）**股骨**　是人体最粗大的长骨（图 3-39）。上端朝向内上方，其末端膨大呈球形，称股骨头。头的外下方较细的部分称股骨颈。颈体交界处的外侧和内下方有两个隆起，分别称大转子和小转子。股骨体上端后面有臀肌粗隆，下端有两个向后突出的膨大，为内侧髁和外侧髁。两髁之间后部的深窝称髁间窝。

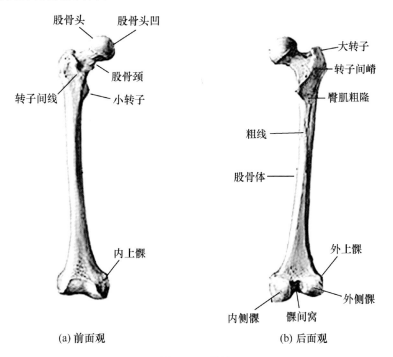

(a) 前面观 　　　(b) 后面观

图 3-39　股骨

（3）**髌骨**　略呈三角形。位于股骨下端前方，保护膝关节并增加其稳定性，可在体表扪及（图 3-40）。

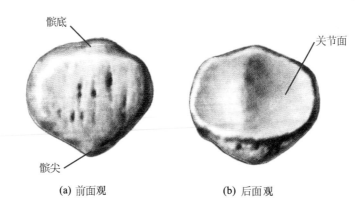

图 3-40　髌骨

（4）胫骨　上端膨大，形成内侧髁和外侧髁，两髁之间的骨面隆凸称为髁间隆起。上端的前面有一粗糙的隆起，称为胫骨粗隆。下端内下的一突起称内踝。

（5）腓骨　上端稍膨大形成腓骨头，下端内下膨大称为外踝（图 3-41）。

（6）足骨　包括跗骨 7 块、跖骨 5 块和趾骨 14 块（图 3-42）。

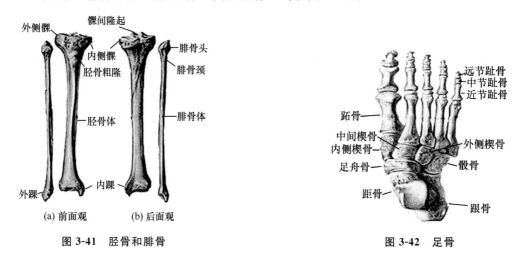

图 3-41　胫骨和腓骨　　　　　　图 3-42　足骨

2. 下肢骨连接

（1）骨盆　由骶骨、尾骨和左右髋骨连接而成。骨盆以界线为界分为上方的大骨盆和下方的小骨盆。界线是由骶骨岬、弓状线、耻骨梳、耻骨联合上缘构成的环行线。小骨盆有上、下两口，上口即界线；下口高低不平由尾骨尖、骶结节韧带、坐骨结节、坐骨支、耻骨下支、耻骨联合下缘围成，骨盆上、下口之间为骨盆腔。两侧耻骨联合面借纤维软骨连接形成耻骨联合，两侧坐骨支与耻骨下支连成耻骨弓，它们之间的夹角称为耻骨下角。从青春期开始，骨盆的形态出现性别差异（表 3-1，图 3-43）。

表 3-1　男性、女性骨盆形态差异

盆骨的不同部位	男　　性	女　　性
骨盆形状	窄而长	宽而短
小骨盆上口	心形	近似圆形
小骨盆下口	较狭窄	较宽大

续表

盆骨的不同部位	男 性	女 性
骨盆腔	高而窄,呈漏斗形	短而宽,呈圆桶形
骶骨岬	前突明显	前突不明显
耻骨下角	70°～75°	90°～100°

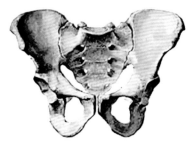 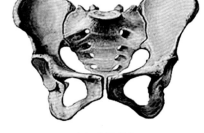

(a) 男性骨盆　　　　　　　　　　(b) 女性骨盆

图 3-43　男性、女性骨盆

(2) 髋关节　由髋臼和股骨头构成。髋臼深凹并由髋臼唇加深,股骨头几乎全部纳入髋臼内。关节囊厚而坚韧,关节囊内有股骨头韧带。关节囊后下壁较薄弱,股骨头易在此脱位。髋关节可做屈、伸、内收、外展、旋内、旋外和环转运动(图 3-44,图 3-45)。

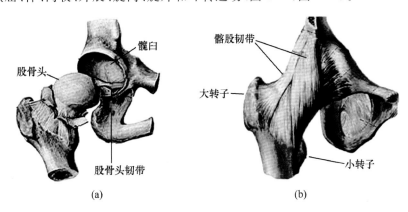

图 3-44　髋关节

(3) 膝关节　由股骨内外侧髁、胫骨内外侧髁和髌骨构成,是人体最大最复杂的关节。关节囊松弛,前壁有髌韧带,两侧有韧带加强。囊内有前、后交叉韧带和内、外侧半月板,以加强稳固性和适应性(图 3-46)。膝关节主要做屈、伸运动。

(4) 距小腿关节　亦称踝关节,由胫骨、腓骨的下端和距骨构成。关节囊前后壁薄而松弛,两侧有韧带加强。踝关节能作背屈(伸)和跖屈(屈)运动。与跗骨间环节联合运动时,可使足内翻和外翻。

(5) 足弓　由跗骨、跖骨及其连接共同构成的一个凸向上方的弓,称足弓,足弓增加了足的弹性,使足成了具有弹性的"三脚架"。足弓主要借骨连接、肌腱、韧带来维持,当这些结构发育不良或损伤时,足弓便可能塌陷,形成扁平足(图 3-47)。

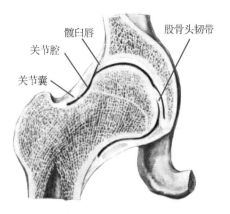

图 3-45　髋关节

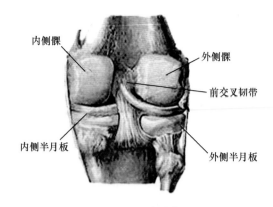

图 3-46　膝关节

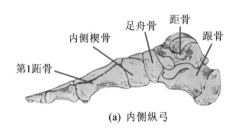

(a) 内侧纵弓

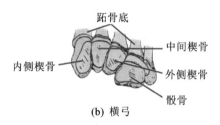

(b) 横弓

图 3-47　足弓

第二节　骨　骼　肌

一、概述

运动系统的肌属骨骼肌，又称随意肌。每块肌都具有一定的形态、结构、位置和辅助装置，并接受人的意识支配。

(一) 肌的基本构造和分类

每块肌都由肌腹和肌腱两部构成。肌腹由肌纤维构成，具有收缩功能。肌腱由致密结缔组织构成，阔肌的肌腱又称腱膜。

根据肌的形态可分为长肌、短肌、扁肌和轮匝肌四种(图 3-48)。

根据肌的功能分为屈肌、伸肌、内收肌、外展肌、旋内肌、旋外肌等。

根据肌的位置分为头肌、颈肌、躯干肌、四肢肌等。

(二) 肌的起止和配布

肌通常以两端附着于两块或两块以上的骨面上，中间跨过一个或多个关节。通常把肌在固定骨上的附着点称起点；移动骨上的附着点称止点(图 3-49)。每一个关节至少配布有两组

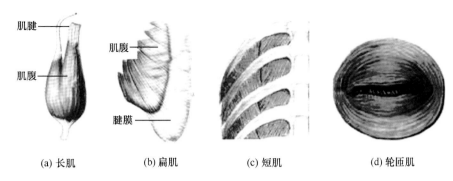

(a) 长肌　　　　(b) 扁肌　　　　(c) 短肌　　　　(d) 轮匝肌

图 3-48　肌的各种形态

运动方向完全相反的肌,这些在作用上相互对抗的肌称为拮抗肌。将作用相同的肌称为协同肌。

（三）肌的辅助结构

肌肉的辅助装置有筋膜、滑膜囊和腱鞘等。它们具有协助肌肉的活动,保持肌肉的位置,减少运动时的摩擦和保护等功能。

1. 筋膜　分浅筋膜和深筋膜。如图 3-50 所示,浅筋膜位于真皮下,包被全身各部,由疏松结缔组织构成,又称皮下筋膜,内含浅动脉、皮下静脉、皮神经、淋巴管及脂肪等。深筋膜位于浅筋膜深面,由致密结缔组织构成,又称固有筋膜。它包被体壁、四肢的肌肉和血管、神经等。

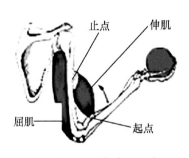

图 3-49　肌的起点和止点

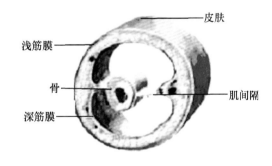

图 3-50　大腿中部水平切面(示筋膜)

2. 滑膜囊　封闭的结缔组织小囊。内有滑液,多位于腱与骨面相接触处,以减少两者之间的摩擦。滑膜囊炎症可影响肢体局部的运动功能。

3. 腱鞘　包围在肌肉腱外面的鞘管。可分为外层的腱纤维鞘和内层的腱滑膜鞘两部分(图 3-51)。腱鞘可起约束肌腱的作用,并可减少肌腱在运动时的摩擦。

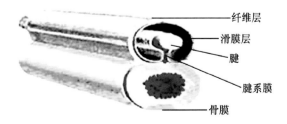

图 3-51　腱鞘

二、头肌

头肌分为面肌和咀嚼肌（图 3-52，图 3-53）。

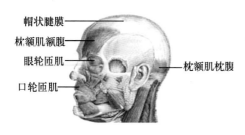

图 3-52　面肌

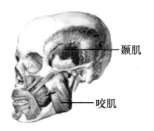

图 3-53　咬肌

（一）面肌

面肌为扁薄的皮肌，位置浅表，大多起自颅骨的不同部位，止于面部皮肤，主要分布于面部孔裂周围（如眼裂、口裂和鼻孔周围），如枕额肌、眼轮匝肌和口轮匝肌等，它们收缩时改变面部皮肤的外形，产生各种表情，故又称表情肌。

（二）咀嚼肌

咀嚼肌包括咬肌、颞肌、翼内肌和翼外肌，均左右成对配布于颞下颌关节周围，参与咀嚼运动。

三、颈肌

颈肌可分为浅群和深群，主要有胸锁乳突肌、舌骨上肌群和舌骨下肌群，胸锁乳突肌位于颈部两侧，一侧收缩可使头向同侧倾斜，面部转向对侧，双侧收缩可使头后仰（图 3-52，图 3-54）。

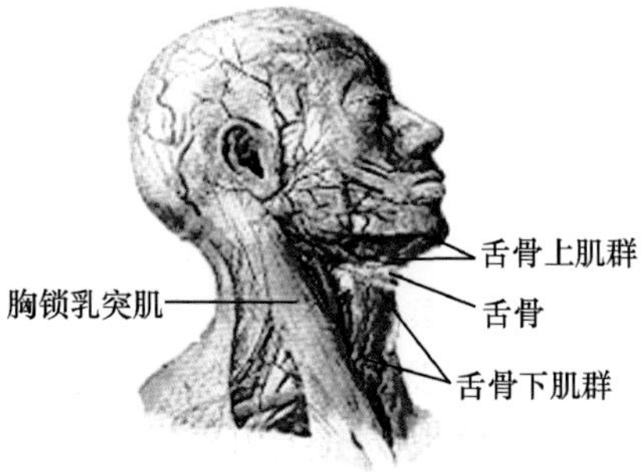

图 3-54　颈肌

四、躯干肌

躯干肌包括背肌、胸肌、腹肌、膈和会阴肌。

（一）背肌

背肌是位于躯干后面的肌群，分浅、深两层。主要有斜方肌、背阔肌和竖脊肌等（图 3-55）。

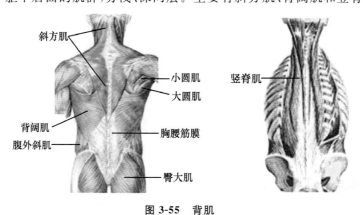

图 3-55　背肌

1. 斜方肌　项背部三角形扁肌。作用于肩胛骨。全部肌收缩可使肩胛骨向脊柱靠拢。

2. 背阔肌　胸侧部和背下部阔肌。作用于臂,可使臂内收、旋内、后伸。

3. 竖脊肌　竖脊肌两侧同时收缩可使脊柱后伸和仰头。一侧竖脊肌收缩,可使躯干向同侧侧屈。

（二）胸肌

胸肌主要有胸大肌、胸小肌、前锯肌、肋间内肌和肋间外肌等,其中胸大肌位置表浅,覆盖胸廓前的大部(图3-56)。可使肩关节内收、旋内,上肢固定时可上提躯干,并上提肋,协助吸气。

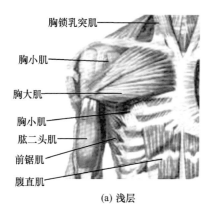
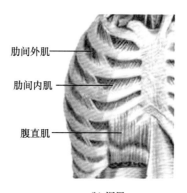

(a) 浅层　　　　　　　(b) 深层

图 3-56　胸肌

（三）膈

膈为一向上隆凸的穹隆形扁肌,位于胸、腹腔之间,封闭胸廓下口。膈上有三个裂孔:主动脉裂孔在第12胸椎前方,有主动脉及胸导管通过;食管裂孔位于主动脉裂孔的左前方,约平第10胸椎,有食管及迷走神经通过;腔静脉孔位于食管裂孔右前方的中心腱内,约平第8胸椎,有下腔静脉通过(图3-57)。膈为主要的呼吸肌,收缩时,膈穹隆下降,胸腔容积扩大,引起吸气;舒张时,膈穹隆上升恢复原位,胸腔容积减小,引起呼气。

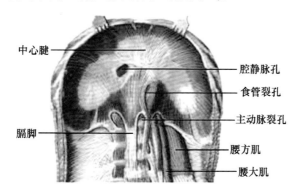

图 3-57　膈与腹后壁肌

（四）腹肌

腹肌位于胸廓与骨盆之间,主要组成腹壁,包括腹前壁和腹外侧壁。

1. 前外侧肌群　形成腹腔的前外侧壁,包括腹直肌、腹外斜肌、腹内斜肌、腹横肌。腹直肌位于腹前壁正中线两侧、腹直肌肌鞘中。腹外斜肌是位于前外侧壁浅层的宽阔扁肌。腹内斜肌位于外斜肌深面。腹横肌位于腹内斜肌深面,较薄弱,是腹壁最深层的扁肌(图 3-58,图 3-59)。

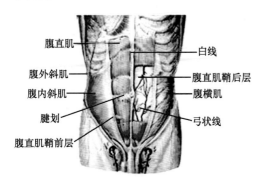

图 3-58 腹前壁肌

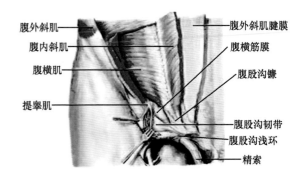

图 3-59 腹前壁肌(下部)

2. 腹前外侧肌群 保护腹腔脏器,维持腹压,协助排便、分娩、呕吐和咳嗽,可使脊柱前屈、侧屈和旋转,协助吸气。

3. 腹肌形成的特殊结构

(1)腹股沟韧带 由腹外斜肌肌腱膜的下缘增厚卷曲形成,连于髂前上棘与耻骨结节之间。在耻骨结节的外上方,腱膜有一个三角形的裂孔,为腹股沟管的浅环。

(2)腹直肌鞘 包裹腹直肌,由腹外侧壁三个阔肌的腱膜构成。鞘分前、后两层,前层由腹外斜肌腱膜与腹内斜肌腱膜的前层愈合而成,后层由腹内斜肌腱膜的后层与腹横肌腱膜愈合而成。在脐下 4～5 cm 以下,构成鞘后层的腹内斜肌腱膜的后层和腹横肌的腱膜,完全转至腹直肌前面,参与构成鞘的前层,所以此处缺乏鞘的后层,并可见后层呈凸向上方的弧形线,称弓状线(半环线)。此线以下的腹直肌后面直接与腹横筋膜相贴(图 3-60)。

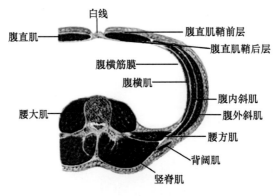

图 3-60 腹直肌鞘

(3)白线 腹前壁正中线上的白色纤维索,介于左、右腹直肌鞘之间,由两侧的腹直肌鞘纤维交织而成,上方起自剑突,下方止于耻骨联合。

(4)腹股沟管 腹股沟韧带内侧半上方的一条斜行肌腱裂隙,男性有精索、女性有子宫韧带通过,长约 4.5 cm。管的内口称腹股沟管深(腹)环,管的外口称腹股沟管浅(皮下)环(图 3-59)。

(5)腹股沟(海氏)三角 位于腹前壁下部,腹直肌外侧缘,腹壁下动脉和腹股沟韧带围成的三角区域。

腹 股 沟 疝

　　人体内某个脏器或组织离开其正常解剖位置,通过先天或后天形成的薄弱点、缺损或孔隙进入另一部位则形成疝。腹股沟疝是指腹腔内脏器通过腹股沟区的缺损向体表突出所形成的疝,俗称"疝气"。腹腔内容物从腹股沟管深环突出,再穿出腹股沟浅环阴囊中,称为腹股沟斜疝。如果腹腔内容物从通过海氏三角直接向前突出,称为腹股沟直疝。

（五）会阴肌

会阴肌是封闭小骨盆下口的肌,主要有肛提肌、会阴深横肌和尿道括约肌等。

五、四肢肌

（一）上肢肌

上肢肌可分为上肢带肌、臂肌、前臂肌及手肌。

1. 上肢带肌　主要有三角肌、冈上肌、冈下肌、小圆肌、大圆肌、肩胛下肌等。其中三角肌包围肩关节的前、后和外侧,可使臂外展、前屈、后伸、旋内和旋外（图3-61,图3-62）

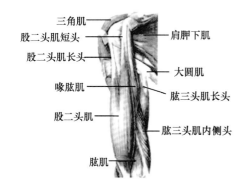

图3-61　上肢带肌与臂肌（前面）

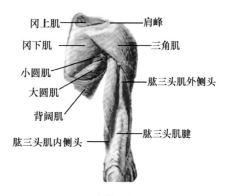

图3-62　上肢带肌与臂肌（后面）

2. 臂肌　主要有肱二头肌、肱三头肌。

（1）肱二头肌　呈梭形,位于臂部屈侧,收缩时可屈肘关节、屈肩关节。

（2）肱三头肌　位于臂部伸部,可伸肘关节、伸肩关节。

3. 前臂肌　位于桡、尺骨周围,包括前后两群,每群又可分为浅、深两层。前群共有9块屈肌,后群共有10块伸肌（图3-63,图3-64）。

4. 手肌　可分为外侧群（总称鱼际）、中间群、内侧群（总称小鱼际）。

（二）下肢肌

下肢肌可分为髋肌、大腿肌、小腿肌及足肌。

1. 髋肌　位于髋关节周围,作用于髋关节。分前后两群,前群主要有髂腰肌,后群主要有臀大肌、臀中肌、臀小肌和梨状肌等。其中臀大肌位于臀部浅层,大而肥厚。作用于髋关节,使

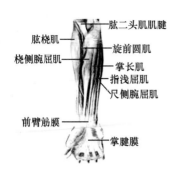

图 3-63　前臂前群（浅层）

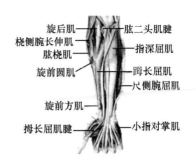

图 3-64　前臂后群（深层）

其后伸和外旋。

2. 大腿肌　分前群、后群和内侧群。

（1）前群　包括股四头肌和缝匠肌。①股四头肌：位于股前部，可屈髋关节、伸膝关节。②缝匠肌：位于股前部，可屈髋屈膝。

（2）内侧群　包括长收肌、短收肌、大收肌、耻骨肌、股薄肌，位于大腿内侧，均可使髋关节内收（图 3-65）。

（3）后群　包括股二头肌、半腱肌、半膜肌，位于大腿后部，可屈膝关节，伸髋关节（图 3-66）。

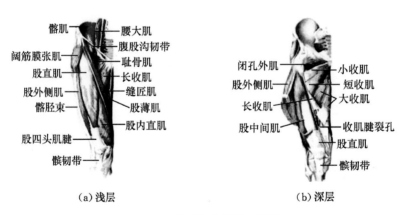

（a）浅层　　　　　　　　（b）深层

图 3-65　大腿肌前群及内侧群

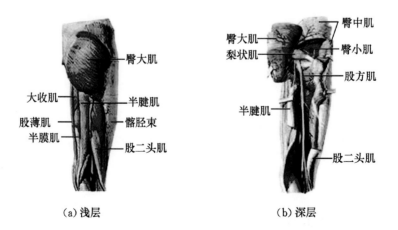

（a）浅层　　　　　　　　（b）深层

图 3-66　髋肌和大腿肌后群

3. 小腿肌 分为前群、外侧群和后群。前群包括踇长伸肌、趾长伸肌、胫骨前肌等,使足背屈和内翻。后群为小腿三头肌、胫骨后肌、长屈肌、趾长屈肌等,使足跖屈。外侧群包括腓骨长肌、腓骨短肌,使足外翻(图 3-67)。

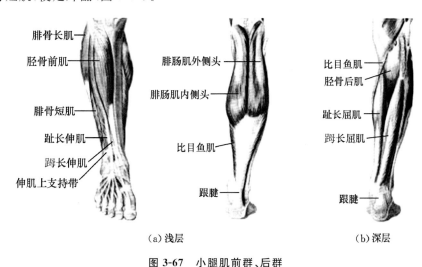

(a)浅层 (b)深层

图 3-67 小腿肌前群、后群

4. 足肌 可分足背肌和足底肌。

(三) 四肢肌形成的特殊结构

四肢肌形成的特殊结构主要有腋窝、肘窝、股三角和腘窝等。

1. 腋窝 位于臂上部内侧和胸外侧壁之间的锥形空隙,窝内有腋动脉、腋静脉、臂丛、大量的脂肪及淋巴结、淋巴管。

2. 肘窝 位于肘关节前面,为三角形凹窝,窝内主要结构自外向内有肱二头肌腱、肱动脉及其分支、正中神经等。

3. 股三角 在大腿前面的上部,上界为腹股沟韧带,内侧界为长收肌内侧缘,外侧界为缝匠肌的内侧缘。股三角内有股神经、股血管和淋巴结等。

4. 腘窝 在膝关节的后方,呈菱形。腘窝内有腘血管、胫神经、腓总神经、脂肪和淋巴结等。

直通执考

一、单项选择题

1. 关于骨的描述,错误的是( )。

A. 是一个器官 B.按部位可分为躯干骨、颅骨、四肢骨

C. 骨质分骨密度、骨松质两类 D. 黄骨髓具有造血功能

2. 下列哪项不是颈椎的特点?( )

A. 椎体较小 B. 棘突末端分叉

C. 棘突斜向后下方 D. 横突根部有横突孔

3. 不是脊柱生理性弯曲的是( )。

A. 颈曲 B. 会阴曲 C. 腰曲 D. 骶曲

4. 肩胛下角平对（　　）。

A. 第 5 肋　　　　　　B. 第 6 肋　　　　　C. 第 7 肋　　　　　D. 第 8 肋

5. 常用作肌内注射的肌是（　　）。

A. 臀大肌和三角肌　　B. 股四头肌　　　　C. 腓肠肌　　　　　D. 肱二头肌

6. 腰椎穿刺时不经过的韧带是（　　）。

A. 棘间韧带　　　　　B. 后纵韧带　　　　C. 黄韧带　　　　　D. 棘上韧带

7. 下列关于关节构造的描述，正确的是（　　）。

A. 关节腔内有大量滑液　　　　　　　　　B. 关节软骨是由纤维软骨构成

C. 关节腔内为负压　　　　　　　　　　　D. 关节囊的纤维层能分泌滑液

8. 膈是穹隆状扁肌，通过的结构不包括（　　）。

A. 主动脉裂孔　　　　B. 腔静脉孔　　　　C. 食管裂孔　　　　D. 气管裂孔

9. 下列不参与构成翼点的颅骨是（　　）。

A. 额骨　　　　　　　B. 顶骨　　　　　　C. 颧骨　　　　　　D. 蝶骨

10. 膝关节腔内交叉韧带的作用是（　　）。

A. 防止胫骨前后移位　　　　　　　　　　B. 防止胫骨向两侧移位

C. 限制关节过伸　　　　　　　　　　　　D. 限制关节过屈

11. 对臀大肌的描述，错误的是（　　）。

A. 位于臀部浅层　　　　　　　　　　　　B. 起自髋骨和骶骨后面

C. 止于股骨上部的后面　　　　　　　　　D. 其中部常为肌内注射的部位

12. 不参与膝关节构成的骨是（　　）。

A. 股骨　　　　　　　B. 腓骨　　　　　　C. 胫骨　　　　　　D. 髌骨

二、名词解释

1. 胸骨角　2. 椎间孔　3. 肋弓　4. 翼点　5. 界线

三、简答题

1. 试述关节的基本构造和辅助结构。

2. 简述椎间盘的位置和组成，结构特点及临床意义。

3. 简述肩关节的构成、形态结构特点和运动形式。

4. 膝关节由哪些骨组成？有哪些辅助结构？

（黄应勋　黄华春）

第四章 消化系统

学习目标

1. 掌握：口腔、咽、食管、胃、小肠、大肠、肝的结构。
2. 熟悉：消化系统的组成，消化管壁的结构以及胸、腹部标志线和腹部分区；胰、腹膜与腹膜腔的概念、腹膜与脏器的关系及腹膜形成的结构。

第一节 概　　述

一、消化系统的构成

消化系统包含消化管及消化腺两大部分，主要功能是消化食物、吸收营养、排出食物残渣（图 4-1）。

消化管是指从口腔到肛门一条粗细不等的管道，包括口腔、咽、食管、胃、小肠（十二指肠、空肠和回肠）和大肠（盲肠、阑尾、结肠、直肠和肛管）。临床上通常把从口腔到十二指肠的这部分管道称上消化道，空肠及其以下的部分称为下消化道。

消化腺按体积的大小和位置的不同，可分为大消化腺和小消化腺两种，均开口于消化道。大消化腺位于消化管壁外，所分泌的消化液经导管流入消化管腔内，如大唾液腺、肝和胰。小消化腺分布于消化管壁内，位于黏膜层或黏膜下层，如唇腺、颊腺、舌腺、食管腺、胃腺和肠腺等。

二、消化管壁的结构

消化管壁（除口腔与咽外）自内向外分为黏膜、黏膜下层、肌层和外膜四部分（图 4-2）。

（一）黏膜

黏膜为管壁最内层，自内向外包括上皮、固有层和黏膜肌层三部分，具有消化、吸收和保护功能。

1. 上皮　覆盖管腔内表面，构成黏膜的表层。因分布部位不同，上皮的结构和功能各有差异。如口腔、咽、食管和肛管下部的上皮为复层扁平上皮，消化管其他部位的上皮为单层柱

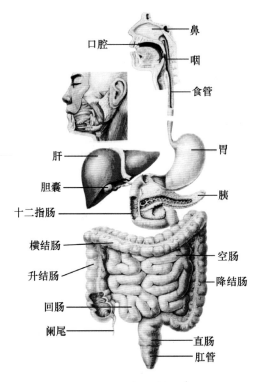

图 4-1 消化系统概况

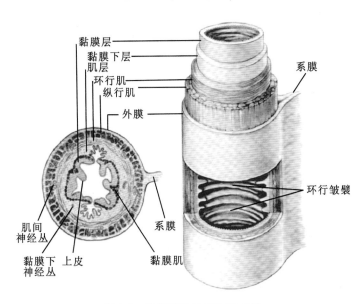

图 4-2 消化管微细结构模式图

状上皮。

2. 固有层 由结缔组织构成,含有腺、血管、神经、淋巴管和淋巴组织。

3. 黏膜肌层 为薄层平滑肌,收缩时可使黏膜活动,促进固有层内的腺体分泌物排出、血液运行和物质吸收。

（二）黏膜下层

黏膜下层由疏松结缔组织构成，含有较大的血管、淋巴管和黏膜下神经丛。黏膜下神经丛由多极神经元与无髓神经纤维组成，可调节黏膜肌收缩和腺体分泌。食管及十二指肠的黏膜下层内分别有食管腺与十二指肠腺。

（三）肌层

肌层较厚，在口腔、咽、食管上段等部位的肌层以及肛门外括约肌为骨骼肌，而其他部位则为平滑肌。肌层一般分为两层，内层为环行，外层为纵行。在某些部位，环行肌层可增厚形成括约肌。

（四）外膜

外膜位于最外层，由结缔组织构成。在咽、食管、直肠下部的外膜称纤维膜，具有连接、固定作用；其他部分的外膜含有间皮，可分泌滑液，称为浆膜，具有保护和减轻器官之间摩擦的作用。

三、胸部标志线和腹部分区

消化系统的大部分器官位于胸、腹腔内，且位置比较恒定。为方便描述各器官的正常位置和体表投影，通常在胸、腹部体表确定若干标志线和分区（图 4-3）。

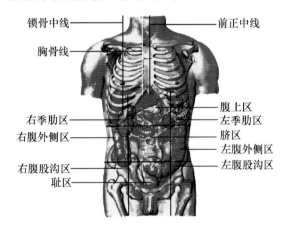

图 4-3　胸部标志线和腹部分区

（一）胸部标志线

1. **前正中线**　沿身体前面正中线所做的垂直线。
2. **胸骨线**　沿胸骨最宽处的外侧缘所做的垂直线。
3. **锁骨中线**　经锁骨中点向下所做的垂直线。
4. **胸骨旁线**　经胸骨线与锁骨中线之间连线的中点所做的垂直线。
5. **腋前线**　沿腋前襞向下所做的垂直线。
6. **腋后线**　沿腋后襞向下所做的垂直线。
7. **腋中线**　沿腋前、腋后线之间连线的中点所做的垂直线。
8. **肩胛线**　经肩胛骨下角所做的垂直线。
9. **后正中线**　经身体后面正中线即沿各椎骨棘突所做的垂直线。

（二）腹部分区

临床上通常用 2 条横线和 2 条纵线将腹部分为 9 个区。2 条横线分别是通过左、右肋弓最低点的连线和通过左、右髂结节的连线；2 条纵线分别是通过左、右腹股沟韧带中点所作的垂线。将腹部分为 9 个区，即左季肋区、腹上区、右季肋区、左腹外侧区、脐区、右腹外侧区、左腹股沟区、耻区和右腹股沟区（图 4-3）。

临床上有时也可通过脐部分别作水平线和垂线，将腹部分为左上腹部、右上腹部、左下腹部和右下腹部四个区。

第二节　消　化　管

一、口腔

口腔是消化管的起始部，口腔向前经口唇围成的口裂通向外界，向后经咽峡与咽相通。其前壁为上、下唇，两侧壁为颊，上壁为腭，下壁为口腔底，底由软组织封闭。口腔内有牙、舌等器官。当上下牙咬合时，口腔前庭仅可经第 3 磨牙后方的间隙与固有口腔相通。临床上可通过此间隙对牙关紧闭的患者灌注营养物质或急救药品。

（一）口唇

口唇分为上、下唇，外面为皮肤，中间为口轮匝肌，内面为黏膜，两唇围成口裂，两侧为口角。在上唇外面中线处有一纵行浅沟称为人中，其中上 1/3 处为人中穴，按压可解救昏厥、抽搐患者。唇上皮较薄，正常呈鲜红色，当机体缺氧时则呈绛紫色，临床上称为发绀。

（二）颊

颊是口腔的两侧壁，其构造与唇相似，即由黏膜、颊肌和皮肤构成。在上颌第 2 磨牙牙冠相对的颊黏膜上有腮腺管乳头，其上有腮腺管的开口。

（三）腭

腭构成口腔的顶，分隔鼻腔与口腔。腭分硬腭和软腭。硬腭位于腭的前 2/3，主要由骨腭覆盖黏膜构成；软腭位于腭的后 1/3，主要由肌、肌腱和黏膜构成。软腭的前份呈水平位；后份斜向后下，称腭帆。腭帆后缘游离，其中部有垂向下方的突起，称腭垂。自腭帆两侧各向下方分出两条黏膜皱襞，前方的一对为腭舌弓，延续于舌根的外侧，后方的一对为腭咽弓，向下延至咽侧壁。两弓间的三角形凹陷区称扁桃体窝。腭垂、两侧腭舌弓和舌根共同围成咽峡，是口腔与咽的分界（图 4-4）。

（四）牙

1. 牙的形态和结构　每个牙在外形上分为牙冠、牙颈和牙根三部分，即露于口腔的牙冠、嵌于牙槽内的牙根、介于两者之间且被牙龈覆盖的牙颈。

牙主要由牙质、釉质、牙骨质和牙髓构成（图 4-5）。牙质是牙的主体结构。在牙冠，牙质的

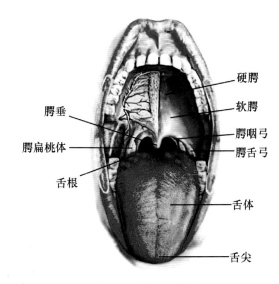

图 4-4 口腔与咽峡

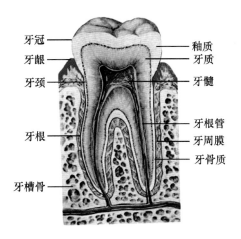

图 4-5 牙的纵切面

表面覆盖有釉质,其质地坚硬,呈乳白色有光泽;在牙颈和牙根,牙质表面包有牙骨质。牙内部的空腔称牙腔,分为牙冠腔和牙根管两部分。牙腔内容纳牙髓,牙髓由结缔组织、血管、神经和淋巴管构成。

2. 牙的种类与排列 人的一生中,先后有两组牙发生,第一组称乳牙,第二组称恒牙。一般在出生后 6 个月时开始萌出乳牙,到 3 岁左右出齐,上、下颌各 10 个,6 岁左右乳牙开始脱落,逐渐更换成恒牙。恒牙中,第 1 磨牙首先长出,除第 3 磨牙外,其他各牙在 14 岁左右出齐。唯有第 3 磨牙萌出最晚,有的要迟至 28 岁或更晚,又称迟牙或智齿。恒牙全部出齐共 32 个,上、下颌各 16 个。根据牙的形状和功能,乳牙可分为切牙、尖牙和磨牙三种,恒牙可分为切牙、尖牙、前磨牙和磨牙。

乳牙与恒牙的数目及排列顺序:乳牙在上、下颌的左、右半侧各 5 个,共计 20 个,恒牙在上、下颌的左、右半侧各 8 个,共计 32 个;乳牙一般用罗马数字 Ⅰ～Ⅴ 表示,恒牙用阿拉伯数字 1～8 表示(图 4-6,图 4-7)。

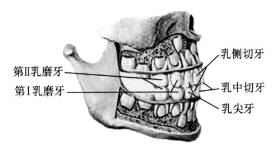

图 4-6 乳牙的名称及符号

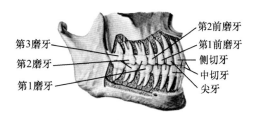

图 4-7 恒牙的名称及符号

3. 牙周组织 包括牙周膜、牙槽骨和牙龈,对牙起保护、固定和支持作用。

(五) 舌

舌邻近口腔底,其基本的结构是骨骼肌和表面覆盖的黏膜。舌具有协调咀嚼、搅拌和吞咽食物及感受味觉和辅助发音等功能。

1. 舌的形态 舌分为前 2/3 的舌体和后 1/3 的舌根。舌的上表面为舌背，下面为舌下表面，舌体最前端较狭窄处称舌尖。舌下面正中线处有一连于口腔底的黏膜皱襞，称舌系带，其根部两侧的黏膜各形成一个小的隆起，称舌下阜。在舌下阜的后外方，有一条纵行的黏膜皱襞，称舌下襞，其深面有舌下腺等结构（图 4-8）。

2. 舌黏膜 舌背和舌侧缘的黏膜呈淡红色，其上有许多小突起，称舌乳头。舌乳头分为丝状乳头、菌状乳头、叶状乳头和轮廓乳头等四种。轮廓乳头、菌状乳头、叶状乳头以及软腭、会厌等处的黏膜上皮中含有味蕾，为味觉感受器，具有感受酸、甜、苦、咸等味觉功能。由于丝状乳头中无味蕾，故只有一般感觉，而无味觉功能。在舌根背部黏膜内，有许多由淋巴组织组成的大小不等的突起，称为舌扁桃体。

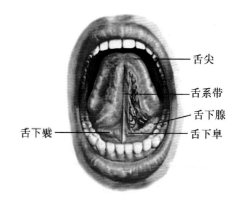

图 4-8　口腔底和舌下面的黏膜

3. 舌肌 分舌内肌和舌外肌。舌内肌构成舌的主体，肌束排列成纵、横、垂直三个方向，收缩时可改变舌的形态。舌外肌收缩时可改变舌的位置。其中，以颏舌肌在临床上较为重要，是一对强而有力的肌，起自下颌体后面的颏棘，肌纤维呈扇形向后上方分散，止于舌正中线两侧，两侧颏舌肌同时收缩可使舌前伸，一侧收缩时舌尖伸向对侧。如一侧颏舌肌瘫痪，当让患者伸舌时，舌尖偏向瘫痪侧。

二、咽

咽是上宽下窄、前后略扁的漏斗形肌性管道，是呼吸道和消化道的共同通道（图 4-9）。长约 12 cm，位于第 1～6 颈椎的前方，上端固定于颅底，向下于第 6 颈椎体下缘平面续于食管。咽是消化道和呼吸道的共同通道，可分为鼻咽、口咽和喉咽三部分。

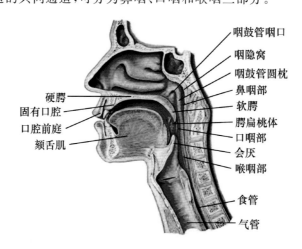

图 4-9　头颈部的正中矢状切面

知识链接

吞咽障碍

吞咽障碍是指由多种原因引起的可发生于不同部位的吞咽时咽下困难的症状。吞咽障碍的病因如下：①口咽部疾病，如口炎、咽炎、咽后壁脓肿、咽肿瘤等；②食管疾病，如食管炎、食管瘢痕性狭窄、食管癌、贲门失弛缓症等；③神经肌肉病，如各种原因引起的延髓麻痹、重症肌无力等；④精神性疾病，如癔症等。吞咽障碍可影响摄食与营养吸收，还可引起食物误入喉和气管导致吸入性肺炎，严重情况下可危及生命。康复训练是改善神经性吞咽障碍的必要措施。

（一）鼻咽

鼻咽是咽的上部，位于鼻腔后方，上达颅底，下至腭帆游离缘平面续于口咽部，向前与鼻腔相通。鼻咽部的两侧壁上，正对下鼻甲后方有咽鼓管咽口，咽腔经此与中耳鼓室相通。咽侧壁上有一纵行深窝，称为咽隐窝，是鼻咽癌的好发部位。位于咽鼓管咽口附近黏膜内的淋巴组织称咽鼓管扁桃体，咽后上壁的黏膜内有丰富的淋巴组织，称咽扁桃体。

（二）口咽

口咽位于腭帆游离缘与会厌上缘平面之间，向前经咽峡与口腔相通，上续鼻咽部，下通喉咽部。口咽侧壁上有腭扁桃体。咽后上方的咽扁桃体、两侧的咽鼓管扁桃体、腭扁桃体和舌扁桃体，共同构成咽淋巴环，对消化道和呼吸道具有防御功能。

（三）喉咽

喉咽是咽的最下部，稍狭窄，上起自会厌上缘平面，下至第6颈椎体下缘平面与食管相续。喉咽部的前壁上份有喉口通入喉腔。在喉口的两侧各有一深窝，称梨状隐窝，异物常易滞留于此处。

三、食管

（一）食管的位置和分部

食管上端与咽相连，下端连于胃的贲门，全长约 25 cm。食管可分为颈部、胸部和腹部三部分。颈部长约 5 cm，平对第 6 颈椎体下缘至胸骨颈静脉切迹平面之间，前方借结缔组织与气管后壁相贴，后方与脊柱相邻，两侧有颈部的大血管相伴行。胸部最长，为 18~20 cm，位于胸骨颈静脉切迹平面至膈的食管裂孔之间，前方从上而下分别与气管、左主支气管和心包相邻。腹部最短，仅 1~2 cm，自食管裂孔至贲门，其前方邻近肝左叶。

（二）食管的狭窄

食管全长有三处生理性狭窄：第一狭窄为食管的起始处，相当于第 6 颈椎体下缘水平，距中切牙约 15 cm；第二狭窄为食管在左主支气管的后方与其交叉处，相当于第 4、5 胸椎体之间水平，距中切牙约 25 cm；第三狭窄为食管通过膈的食管裂孔处，相当于第 10 胸椎水平，距中切牙约 40 cm。这些狭窄是食管内异物容易滞留的部位，也是损伤和肿瘤的好发部位（图4-10）。

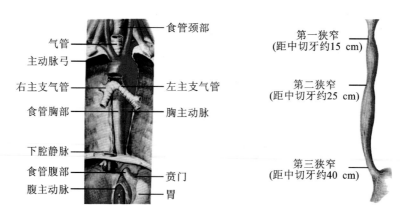

图 4-10　食管位置及三个狭窄

（三）食管壁的微细结构特点

1. 黏膜层　上皮为复层扁平上皮，具有保护功能。黏膜层形成 7～10 条纵行黏膜皱襞，食物通过时，管腔扩张，皱襞变平。

2. 黏膜下层　含有食管腺，其分泌物进入食管可润滑管壁，利于食物通过（图 4-11）。

3. 肌层　上 1/3 为骨骼肌，下 1/3 为平滑肌，中段 1/3 为骨骼肌和平滑肌混合构成。

4. 外膜　较薄，为结缔组织构成的纤维膜。

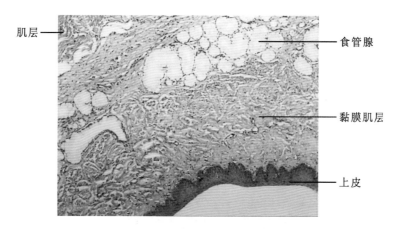

图 4-11　食管壁的微细结构

四、胃

胃是消化管中最膨大的部分，上连食管，下连十二指肠。成人胃的容量约 1500 mL。胃具有容纳食物、分泌胃液、搅拌食糜、消化食物和内分泌的功能。

（一）胃的位置、形态和分部

胃在中度充盈时，大部分位于左季肋区，小部分位于腹上区。胃具有两壁、两缘和两口。两壁为胃的前壁和后壁。两缘分别为：上壁较短且凹，称胃小弯，朝向右上，其最低点转角处形成一切迹，称角切迹；下缘较长而凸，称胃大弯，朝向左下。胃的入口称贲门，与食管相接。胃的出口称幽门，与十二指肠相连。

胃可分为四部分:①贲门部:位于贲门附近,与其他部分无明显分界。②胃底:为贲门平面以上部分,呈穹隆状,与膈相邻。③胃体:为胃底与角切迹之间的部分。④幽门部:角切迹与幽门之间的部分,临床上又称为胃窦。在幽门部的大弯侧有一不明显的浅沟,把幽门部分为左侧的幽门窦和右侧较窄的幽门管(图 4-12)。

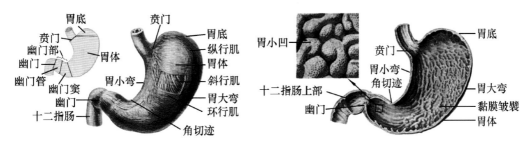

图 4-12　胃的形态和分部

(二) 胃的毗邻

胃前壁的右侧与肝左叶相邻,左侧与膈相贴,并被左侧肋弓遮盖。左、右肋弓之间的部分,直接与腹前壁相贴,是临床上触诊胃的部位。胃后壁邻近脾、左肾、左肾上腺和胰等器官。

(三) 胃壁的结构特点

胃壁由黏膜、黏膜下层、肌层和浆膜构成。其黏膜的主要结构特点表现在黏膜的上皮和固有层的胃腺(图 4-13)。

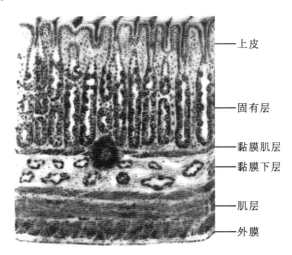

图 4-13　胃壁的微细结构

胃黏膜在活体呈橙红色,平滑柔软。胃空虚或半充盈时,形成许多皱襞,在胃小弯处有4～5条恒定的纵行皱襞。黏膜表面形成许多针状小窝,称为胃小凹,胃小凹底部有胃腺开口。

1. 上皮　为单层柱状上皮。该上皮细胞能分泌黏液,覆盖于上皮细胞表面,与上皮细胞之间的紧密连接共同构成胃黏膜屏障,有阻止胃液内的盐酸和胃蛋白酶对黏膜自身消化的作用。

2. 固有层　由结缔组织构成,内含大量管状的胃腺。因胃腺的结构和所在部位的差异可分为贲门腺、幽门腺和胃底腺(图 4-14)。这些腺体的分泌物经胃小凹排入胃内,形成胃液。

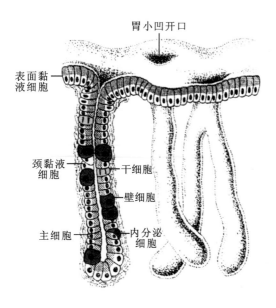

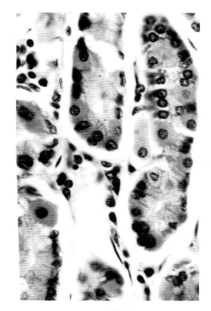

（a）模式图   （b）光镜图

图 4-14　胃底腺的微细结构

贲门腺和幽门腺分别位于贲门部和幽门部的固有层内,分泌黏液和溶菌酶。

胃底腺位于胃底和胃体的固有层内,数量较多,为分泌胃液的主要腺体,其主要细胞包括两种。

（1）主细胞　又称胃酶细胞,数量较多,分布于腺的中、下部。主细胞分泌胃蛋白酶原。胃蛋白酶原经盐酸激活,而成为有活性的胃蛋白酶,可参与蛋白质的分解。

（2）壁细胞　又称盐酸细胞,多分布于腺的中、上部,壁细胞分泌盐酸,盐酸具有杀菌和激活胃蛋白酶原的作用。此外,壁细胞还能分泌内因子,可促进回肠对维生素 B_{12} 的吸收。

五、小肠

小肠是消化管中最长的一段,在成人长 5～7 m。上接胃的幽门,下连接盲肠,分十二指肠、空肠和回肠三部分。小肠是进行消化和吸收的重要器官,并具有某些内分泌功能。

（一）十二指肠

十二指肠为小肠起始部,全长约 25 cm,呈"C"形,大部分位于腹腔上部深处,紧贴腹后壁,是小肠中长度最短、管径最大、位置最深且最为固定的部分(图 4-15)。它既接受胃液,又接受胰液和胆汁,所以十二指肠的消化功能十分重要。从右侧包绕胰头,可分为四部分。

1. 上部　长约 5 cm,起自胃的幽门,水平行向右后方,至肝门下方、胆囊颈的后下方,急转向下,移行为降部。起始部肠管部较薄,黏膜无皱襞,称十二指肠球部,是十二指肠溃疡及其穿孔的好发部位。

2. 降部　长 7～8 cm,起自十二指肠上曲,垂直下行于第 1～3 腰椎体和胰头的右侧,至第 3 腰椎体右侧,弯向左行,移行为水平部,转折处的弯曲,称十二指肠下曲,降部后内侧壁有一纵行黏膜皱襞,称十二指肠皱襞,下端有隆起的十二指肠大乳头,是胆总管和胰管的共同开口部位。

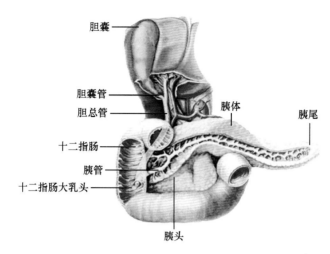

胆囊

胆囊管
胆总管
胰体
胰尾

十二指肠
胰管
十二指肠大乳头

胰头

图 4-15　十二指肠和胰

3. 水平部　水平部又称下部,长约 10 cm,在第 3 腰椎平面向左横行,至腹主动脉前方续于升部。

4. 升部　最短,仅 2～3 cm,自水平部末端起始,斜向左上方,至第 2 腰椎体左侧转向下,移行为空肠。十二指肠与空肠转折处形成的弯曲,称十二指肠空肠曲。此曲被十二指肠悬韧带(临床上称 Treitz 韧带)固定于腹后壁。十二指肠悬韧带为确认空肠起始处的标志。

（二）空肠与回肠

空肠上端接十二指肠,回肠下端连盲肠。空、回肠之间没有明显的界限,近侧 2/5 为空肠,主要位于左上腹。远侧 3/5 为回肠,主要位于右下腹。

（三）小肠黏膜的结构特点(图 4-17,图 4-18)

小肠黏膜在管腔内形成大量的环状皱襞和肠绒毛,并且在固有层内有大量肠腺(图 4-16)。

1. 环状皱襞　由黏膜层和黏膜下层共同向管腔内突起形成。在小肠不同的部位,黏膜皱襞的高矮、疏密程度不同。

2. 肠绒毛　上皮和固有层向管腔内突出的细小指状突起,为小肠特有的结构。上皮为单层柱状上皮,其游离面有致密的纹状缘。肠绒毛内有 1～2 条纵行的毛细淋巴管,称中央乳糜管。中央乳糜管周围有丰富的毛细血管和散在的纵行平滑肌纤维。平滑肌纤维的收缩与舒张,可使肠绒毛发生运动变化,有利于物质的吸收和血液、淋巴的流动。

环状皱襞、肠绒毛、纹状缘等极大地增加了小肠的内表面积,有利于小肠对营养物质的吸收。

3. 肠腺　黏膜上皮陷入固有层形成的管状腺,其开口位于相邻绒毛根部之间。肠腺主要由柱状细胞、杯状细胞和帕内特细胞构成。十二指肠腺能分泌碱性黏液,可保护十二指肠黏膜免受酸性胃液的侵蚀。

4. 淋巴组织　小肠固有层内散布淋巴组织,是小肠重要的防御结构。淋巴组织在小肠各段分布有所不同:十二指肠分布较疏散;空肠有较多的粟状孤立淋巴滤泡;回肠则形成集合淋巴滤泡(图 4-19)。肠伤寒和结核病变多发于集合淋巴滤泡。

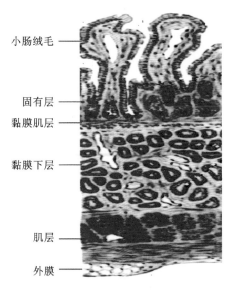

图 4-16　小肠黏膜的微细结构

小肠绒毛

固有层

黏膜肌层

黏膜下层

肌层

外膜

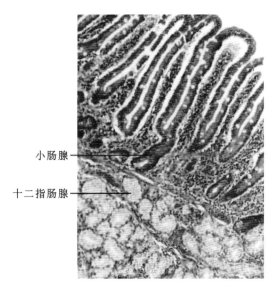

图 4-17　小肠腺的微细结构

小肠腺

十二指肠腺

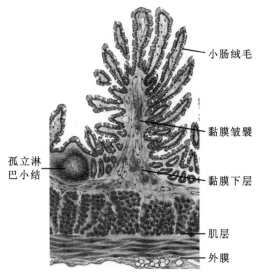

图 4-18　回肠壁的微细结构

小肠绒毛

黏膜皱襞

孤立淋巴小结

黏膜下层

肌层

外膜

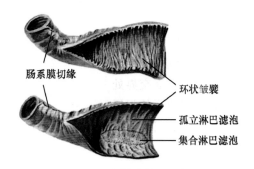

图 4-19　小肠黏膜的淋巴滤泡

肠系膜切缘

环状皱襞

孤立淋巴滤泡

集合淋巴滤泡

六、大肠

大肠为消化管的最下段,是从回肠末端至肛门的粗大肠管,全长约 1.5 米。分为盲肠、阑尾、结肠、直肠和肛管五部分。大肠的主要功能是吸收水分、无机盐和形成粪便。

大肠管径较粗,管壁较薄,在盲肠和结肠形成以下结构(图 4-20)。

1. 结肠带　共 3 条,由肠壁的纵行肌束增厚而成,走行与肠管的长轴一致。

2. 结肠袋　肠管壁在结肠带之间呈袋状向外膨出,这是因结肠带短于肠管,致使肠管皱缩而成。

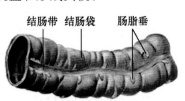

结肠带　结肠袋　肠脂垂

图 4-20　结肠的特点

3. 肠脂垂　分布于结肠带两侧,由脂肪组织聚集形成的大小不同、形态各异的突起。

（一）盲肠和阑尾

盲肠为大肠的起始部,位于右髂窝内,直立时可垂入盆腔。小儿盲肠位置较高。盲肠粗而短,一般长 6～7 cm。盲肠左侧接回肠末端,后内侧壁有阑尾附着（三者合称回盲部）,上方延续于升结肠,右侧为右结肠旁沟,后面为髂腰肌,前面紧邻前壁,并常被大网膜覆盖。通常盲肠为腹膜内位,没有系膜,偶或连同升结肠有系膜,活动度较大,称为移动性盲肠。肠壁三条结肠带下端会聚,续于阑尾根部,是手术时寻找阑尾根部的标志。回肠末端连通盲肠,开口处黏膜有上、下两襞,称为回盲瓣（图 4-21）。由于回肠管径小于盲肠,两者衔接处又接近直角,因此回盲部肠套叠较多见。

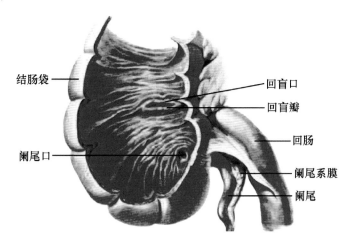

图 4-21　盲肠和阑尾

阑尾为一蚓状盲管,长 6～8 cm。阑尾根部附于盲肠后内侧壁、三条结肠带的汇合点。其体表投影在脐至右髂前上棘连线的中、外 1/3 交界处,称 McBurney 点；也可以用左、右髂前上棘的中、右 1/3 交界处 Lanz 点作为投影点,阑尾炎时投影点常有明显压痛。阑尾属腹膜内位器官,有三角形的阑尾系膜悬附于肠系膜下端,因此阑尾位置可以改变,炎症时产生的症状、体征也不相同。盲肠的三条结肠带均汇合于阑尾的根部,手术时为寻找阑尾的依据。

（二）结肠

结肠是介于盲肠与直肠之间的一段大肠,按其行程和部位分为升结肠、横结肠、降结肠和乙状结肠四部分。结肠黏膜表面光滑,无肠绒毛,有半环形的结肠半月襞。黏膜内有大量杯状细胞和丰富的淋巴组织。

（三）直肠

直肠于第 3 骶椎前方与结肠相续,沿骶、尾骨前面下行,穿经盆膈与肛管相连,全长 10～14 cm。直肠并不直行,其行程在矢状面上有两个弯曲：上部的弯曲与骶骨的弯曲相一致,凸向后,称骶曲；下部的弯曲,在尾骨尖的前方转向后下,形成一凸向前的弯曲,称会阴曲。在冠状面上,直肠有三个弯曲,中间的弯曲一般较大,凸向左侧,上、下两个弯曲凸向右侧。

直肠的下段肠腔膨大,形成直肠壶腹。直肠内面有2～3个由环行平滑肌和黏膜形成的半月形皱襞,称直肠横襞,其中最大、位置最恒定的直肠横襞位于直肠壶腹的右前壁上,距肛门约 7 cm,是临床上做直肠镜、乙状结肠镜检查时的定位标志（图 4-22）。

（四）肛管

肛管是盆膈以下的消化管，长约 4 cm，上端接续直肠，下端终于肛门。

肛管内面有 6～11 条纵行皱襞，称肛柱。各肛柱下端彼此借半月形的肛瓣相连。肛瓣与两个相邻肛柱下端之间围成的小陷窝，称肛窦，窦内常有粪便存积，易感染引起肛窦炎（图 4-22）。

各肛柱的下端和肛瓣连成锯齿状的环行线，称齿状线，此线是黏膜和皮肤的分界标志。齿状线下方距肛门1.5 cm 处，有一环形浅沟，称白线，活体指检时可触及。齿状线与白线之间为肛梳（痔环）。在齿状线上下的黏膜下层和皮下组织内，均含有大量的静脉丛。当静脉丛淤血、曲张时，常向管腔内突起，称痔。发生在齿状线以

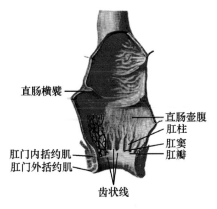

图 4-22　直肠和肛管的内面结构

上的痔为内痔，齿状线以下的为外痔，齿状线上、下同时出现的为混合痔。

肛管和肛门的周围布有肛门内、外括约肌。肛门内括约肌是直肠的环行肌在肛管部增厚形成的，可协助排便，但无明显括约肛门作用。在肛门内括约肌的外周和下方，分布有由骨骼肌形成的肛门外括约肌，有较强的控制排便的功能。

第三节　消　化　腺

消化腺包括口腔腺（唾液腺）、肝、胰及位于消化管壁内的小腺体。主要功能是分泌消化液，参与对食物的消化。

一、口腔腺

口腔腺又称唾液腺，包括腮腺、下颌下腺、舌下腺等三对大唾液腺，以及分布于口腔黏膜的小腺体。腮腺体积最大，位于耳的前下方，导管开口于平对上颌第 2 磨牙的颊黏膜上。下颌下腺位于下颌体深面，导管开口于舌下阜。舌下腺位于舌下壁的深面，导管开口于舌下阜和舌下壁（图 4-23）。

二、肝

肝是人体最大的腺体，血管丰富，呈红褐色，质脆软，受暴力打击时易破裂出血。肝主要有分泌胆汁，参与代谢、解毒、防御等功能，胚胎时期还有造血功能。

（一）肝的位置

肝的大部分位于右季肋区和腹上区，小部分位于左季肋区。肝上界与膈穹隆一致，其最高点在右侧相当于右锁骨中线与右第 5 肋的交点，左侧相当于左锁骨中线与第 5 肋间隙的交点。

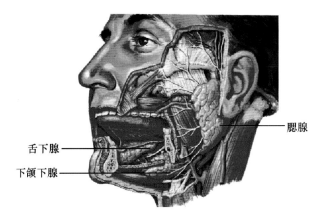

图 4-23　消化腺

肝下界即肝前缘,在右锁骨中线与右肋弓大体一致。在腹上区,肝前缘在剑突下约 3 cm。小儿肝相对较大,肝下界比成人低 1～2 cm。

(二)肝的形态

肝呈不规则的楔形,分上、下两面。肝上面膨隆,与膈相接触,故又称膈面,以矢状位的镰状韧带为界分为左、右两叶(图 4-24)。

肝下面凹凸不平,邻接一些腹腔器官,又称脏面(图 4-25),脏面中部有略呈"H"形的三条沟,即左、右纵沟及横沟,把肝下面分为左叶、右叶、方叶和尾状叶。

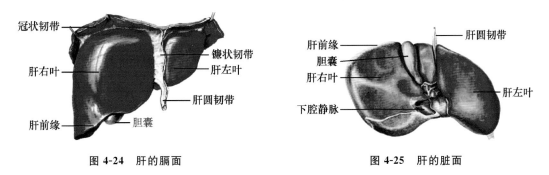

图 4-24　肝的膈面　　　　　　　　　　图 4-25　肝的脏面

1. 左纵沟　前有肝圆韧带,后有静脉韧带。

2. 右纵沟　前为胆囊窝,后有下腔静脉通过。

3. 横沟　又称肝门,是肝左右管、肝固有动脉、肝门静脉、神经、淋巴管等出入的部位。

(三)肝的微细结构

肝的表面被覆致密结缔组织被膜,被膜在肝门处随肝固有动脉、肝门静脉和肝管伸入肝内,将肝实质分割成许多肝小叶(图 4-26,图 4-27)。肝小叶间有肝门管区。

1. 肝小叶　肝小叶是肝的基本结构和功能单位,呈多面棱柱形,成人肝有 50 万～100 万个肝小叶。每个肝小叶中央有一条纵行的中央静脉,肝细胞以此为中心呈放射状排列形成肝板,肝板的横切面称为肝索。肝索由肝细胞构成,肝细胞体积较大,呈多边形。细胞核圆形,1 个或 2 个,位于细胞中央,核仁明显。肝索与肝索之间的空隙称肝血窦。肝血窦内有肝巨噬细胞,体积较大,形态不规则,具有很强的吞噬功能。肝血窦的内皮细胞与肝细胞之间狭窄的间隙,称窦周隙,它是肝细胞与血液之间进行物质交换的场所(图 4-28,图 4-29)。

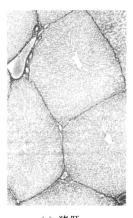
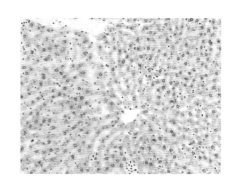

(a) 猪肝   (b) 人肝

图 4-26　肝小叶的微细结构

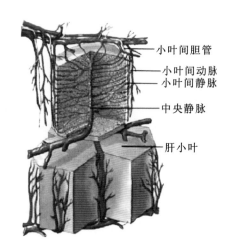

小叶间胆管
小叶间动脉
小叶间静脉
中央静脉
肝小叶

图 4-27　肝小叶的微细结构模式图

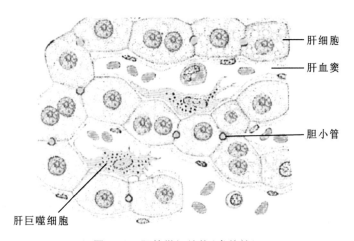

肝细胞
肝血窦
胆小管
肝巨噬细胞

图 4-28　肝的微细结构(高倍镜)

　　相邻的肝细胞之间形成胆小管。肝细胞分泌的胆汁直接流入胆小管,并循胆小管从肝小叶的中央流向周边,汇入小叶间胆管。

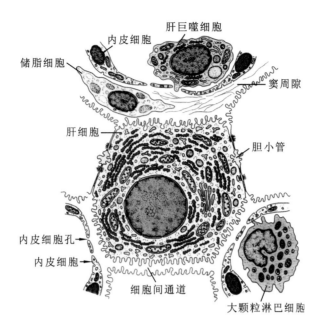

图 4-29 肝细胞、肝窦和窦周隙的微细结构

2. 肝门管区 在相邻的几个肝小叶之间有较多的结缔组织,内有小叶间动脉、小叶间静脉和小叶间胆管,此区域称肝门管区(图 4-30)。小叶间胆管的管腔小,管壁由单层立方上皮构成,细胞核圆形,染成紫蓝色。小叶间动脉管腔小而圆,管壁厚,有少量染成红色的环行平滑肌。小叶间静脉管腔大而不规则,管壁薄,着色较浅。

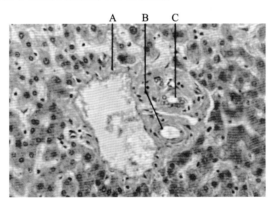

图 4-30 肝的门管区
A 为小叶间静脉;B 为小叶间动脉;C 为小叶间胆管

3. 肝内血液循环 肝的血液有两个来源:一是肝固有动脉,属于肝的营养性血管。二是肝门静脉,属于肝的功能性血管。两者入肝后反复分支,分别形成小叶间动脉和小叶间静脉,血液均进入肝血窦,故肝血窦内的血液为混合血,血液由肝小叶的周边流向中央汇入中央静脉,若干中央静脉离开肝小叶汇合成小叶下静脉。小叶下静脉独立走行于小叶间结缔组织内,最后汇合成肝静脉出肝。

肝固有动脉 → 小叶间动脉

　　　　　肝血窦→中央静脉→小叶下静脉→肝静脉→下腔静脉

肝门静脉 → 小叶间静脉

(四)肝外胆道系统

1. 胆囊　位于右季肋区、肝下面的胆囊窝内,稍露于肝前缘下方,容积 40～60 mL。胆囊似梨形,分为胆囊底、胆囊体、胆囊颈、胆囊管四部分。其功能为暂时储存和浓缩胆汁。胆囊底的体表投影:胆囊底可露出于肝前缘,与腹前壁相贴,其体表投影在右锁骨中线与右肋弓交点稍下方。

2. 输胆管道　将胆汁输送至十二指肠的管道,分肝内和肝外两部分。肝内的胆小管汇入小叶间胆管,小叶间胆管逐渐汇合成肝左管、肝右管,两管出肝门后汇合成一条肝总管,肝总管与胆囊管汇合成胆总管。胆总管与胰管汇合成略膨大的肝胰壶腹,开口于十二指肠大乳头。肝胰壶腹周围环行平滑肌增厚,称肝胰壶腹括约肌,可控制胆汁和胰液的排出。胆汁的分泌和排出途径如图 4-31 所示。

肝细胞→胆小管→小叶间胆管→肝左、右管→肝总管→胆总管→十二指肠大乳头→十二指肠

胆囊管

胆囊

图 4-31　胆汁的分泌和排出途径

三、胰

胰是人体第二大消化腺,在消化过程中起重要作用。

(一)胰的位置和形态

胰位于胃的后方,相当于 1、2 腰椎水平横贴于腹后壁。胰分为胰头、胰体、胰尾三部分。胰的右端膨大,称胰头,被十二指肠环抱,胰头后面与胆囊管、肝门静脉相邻,中部呈三棱柱状,为胰体,左端较细,伸向脾门,称胰尾。在胰实质内有一条自胰尾向胰头走行的管道,称胰管。沿途收纳各级小管,最后在十二指肠降部的后内侧壁与胆总管汇合成肝胰壶腹后,开口于十二指肠大乳头。

(二)胰的微细结构

胰表面的结缔组织被膜伸入实质内,将其分隔为许多胰小叶(图 4-32)。胰实质由外分泌部和内分泌部组成。外分泌部分泌胰液,由胰管开口于十二指肠;内分泌部又称胰岛,胰岛主

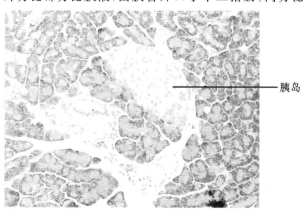

胰岛

图 4-32　胰的微细结构

要有 A、B 和 D 三种内分泌细胞。A 细胞分泌胰高血糖素;B 细胞分泌胰岛素,调节血糖;D 细胞分泌生长抑素,调节 A、B 细胞的分泌(图 4-33)。

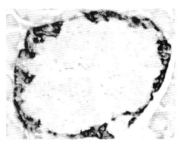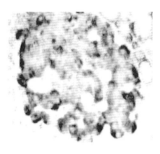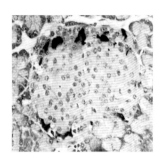

(a) 胰岛A细胞　　　　　　　(b) 胰岛B细胞　　　　　　　(c) 胰岛D细胞

图 4-33　胰岛的细胞

第四节　腹　　膜

一、腹膜与腹膜腔的概念

腹膜是覆盖于腹、盆壁内面和腹、盆腔脏器表面的一层相互移行的浆膜。根据分布不同把衬于腹、盆壁和膈下面的称壁腹膜;由壁腹膜反折并被覆于腹、盆腔器官表面的称脏腹膜(图 4-34)。

腹膜腔是脏、壁两层腹膜之间相互移行围成的潜在性间隙,内有少量浆液。男性腹膜腔是密闭的,女性腹膜腔借输卵管腹腔口、输卵管、子宫、阴道与体外相通。

腹膜具有分泌、吸收、保护、支持、修复和防御等多种功能。

二、腹膜与脏器的关系

根据脏器被腹膜覆盖的范围不同,可将腹、盆腔脏器分为腹膜内位、间位和外位器官。

(一) 腹膜内位器官

腹膜内位器官全部包被腹膜,活动度较大。主要的器官有胃、十二指肠上部、空肠、回肠、盲肠、阑尾、横结肠、乙状结肠、脾、卵巢、输卵管等。

(二) 腹膜间位器官

腹膜间位器官三面包被腹膜,活动度较小。主要的器官有升结肠、降结肠、肝、胆囊、子宫、膀胱等。

(三) 腹膜外位器官

腹膜外位器官只有一面包被腹膜,几乎不能活动。主要的器官有胰、肾、输尿管、肾上腺、十二指肠降部和水平部、直肠中下部等。

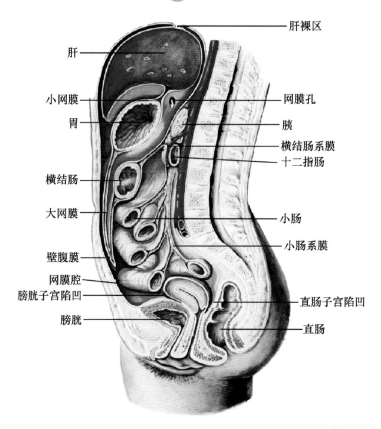

图 4-34　腹膜的配布（女性盆腔正中矢状切面）

三、腹膜形成的结构

（一）网膜

网膜包括小网膜和大网膜（图 4-35）。

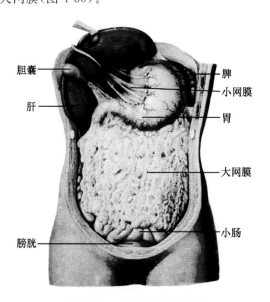

图 4-35　小网膜与大网膜

1. 小网膜 小网膜是连于肝门与胃小弯、十二指肠上部之间的双层腹膜。右侧部称肝十二指肠韧带,内有胆总管、肝固有动脉、门静脉等结构通过。左侧部称肝胃韧带。小网膜游离缘的后方为网膜孔(Window 孔),此孔通网膜囊。网膜囊是位于小网膜和胃后方的扁窄隙,为腹膜腔的一部分,又称小腹膜腔。

2. 大网膜 大网膜是连于胃大弯和横结肠之间的四层腹膜。呈"围裙"状悬挂于横结肠和小肠之前。大网膜内含脂肪、血管、淋巴管和巨噬细胞等,其中巨噬细胞有重要的防御功能。

（二）系膜

系膜是将肠管连于腹后壁的双层腹膜结构,内含血管、神经、淋巴管、淋巴结和脂肪等。主要包括小肠系膜、横结肠系膜、乙状结肠系膜和阑尾系膜。

（三）韧带

韧带是连于腹、盆壁与脏器或脏器与脏器之间的腹膜结构,对固定脏器有一定作用。主要包括肝镰状韧带、肝圆韧带、肝冠状韧带、胃脾韧带等。

（四）陷凹

腹膜陷凹是腹膜在盆腔器官之间形成的凹陷。男性在直肠与膀胱之间有直肠膀胱陷凹。女性在直肠与子宫之间有直肠子宫陷凹,在膀胱与子宫之间有膀胱子宫陷凹。

四、腹膜的功能与临床意义

腹膜分泌少量的浆液,可湿润脏器表面并减少脏器之间的运动摩擦;腹膜表面积大,具有较强的吸收功能;腹膜对脏器具有支持固定作用;腹膜分泌的浆液中含有大量巨噬细胞,具有吞噬防御功能;腹膜具有较强的修复与再生能力,可促进伤口愈合。腹部感染、肠穿孔、肠梗阻、内脏损伤可导致腹膜炎,引起腹膜刺激征,主要表现为腹部压痛、反跳痛和腹肌紧张。

直通执考

一、单项选择题

1. 上消化道是指(　　　)。

   A. 口腔和咽　　　　　　　B. 从口腔到食管　　　　　　　C. 从口腔到胃

   D. 从口腔到十二指肠　　　E. 从口腔到空肠

2. 食管的第二个狭窄位于(　　　)。

   A. 起始处　　　　　　　　B. 穿膈处　　　　　　　C. 与左主支气管交叉处

   D. 与右主支气管交叉处　　E. 与胃相接

3. 没有结肠带的肠管是(　　　)。

   A. 横结肠　　　　　　　　B. 盲肠　　　　　　　C. 直肠

   D. 升结肠　　　　　　　　E. 乙状结肠

4. 肝胰壶腹开口于十二指肠的(　　　)。

   A. 上部　　　　　　　　　B. 降部　　　　　　　C. 水平部

   D. 升部　　　　　　　　　E. 空肠曲

5. 右下颌第 2 恒磨牙的牙式是(　　　)。

   A. 右下 7　　　　　　　　B. 左下 7　　　　　　　C. 右下 6

D. 左下 6   E. 右下 8

6. 咽鼓管咽口在(   )。

A. 咽鼓管圆枕前下部   B. 中耳鼓室

C. 下鼻道后部   D. 咽鼓管圆枕后上方

7. 胆囊的主要功能是(   )。

A. 储存和浓缩胆汁   B. 吸收胆汁

C. 分解胆汁   D. 分泌和排泄胆汁

二、名词解释

1. 咽峡 2. 肝门 3. 麦氏点 4. 十二指肠大乳头 5. 齿状线

三、简答题

1. 咽的三部分分别借何结构通鼻、口和喉？

2. 食管有哪三处狭窄，它们距中切牙各多远？

3. 简述胃的位置、形态和分部。

4. 简述大肠的分部和直肠的弯曲。

5. 叙述肝的位置和体表投影。

6. 肝细胞分泌的胆汁经何途径排入十二指肠？

(吴 灏)

第五章　呼吸系统

![学习目标]

学习目标

1. 掌握:呼吸系统的组成和功能;呼吸道的组成和上、下呼吸道的概念;喉腔的分部和喉腔的黏膜特点;气管的位置和左、右主支气管的形态区别;肺小叶和呼吸膜(血气屏障);胸膜、胸膜腔和肋膈隐窝(肋膈角或肋膈窦)。

2. 熟悉:鼻旁窦的名称和位置;肺的位置、形态和分叶;肺组织的组成;壁胸膜下界与肺下界的体表投影。

3. 了解:鼻腔的分部、鼻道形态、鼻腔黏膜的特点和鼻出血区;喉的位置和构成;气管和主支气管的组织结构;气管切开的部位;纵隔的概念和分区。

呼吸系统由呼吸道和肺组成(图5-1),主要功能是从外界吸入氧,排出二氧化碳,保证人体新陈代谢顺利进行。

呼吸道是传送气体的管道,肺是气体交换的器官。

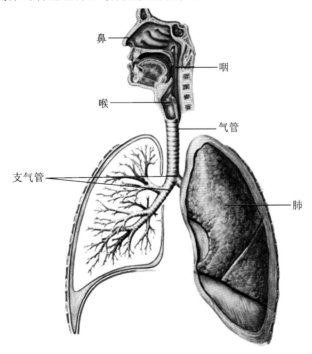

图 5-1　呼吸系统概况

第一节 呼 吸 道

呼吸道包括鼻、咽、喉、气管、主支气管。临床上将鼻、咽、喉称为上呼吸道,将气管、主支气管以及以下的部分称下呼吸道。

一、鼻

鼻是呼吸道的起始部,又是嗅觉器官,并辅助发音,可分为外鼻、鼻腔和鼻旁窦三部分。

(一)外鼻

外鼻由骨和软骨作为支架,表面被覆皮肤。外鼻的上端为鼻根,向下延伸为鼻背,其下端为鼻尖。鼻尖两侧膨大的部分为鼻翼,呼吸困难的患者可见鼻翼扇动。鼻尖和鼻翼等处表面的皮肤较厚,富含皮脂腺和汗腺,痤疮和酒渣鼻可发生于此。

(二)鼻腔

鼻腔由骨和软骨构成,被鼻中隔分为左、右鼻腔,前以鼻孔通外界,后经鼻后孔通鼻咽。鼻腔包括鼻前庭和固有鼻腔两部分。

1. 鼻前庭 为鼻腔的前下部,内衬皮肤,生有鼻毛,能过滤、净化空气。

2. 固有鼻腔 鼻腔的主要部分,由骨性鼻腔内衬黏膜构成。外侧壁自上而下有上鼻甲、中鼻甲和下鼻甲。各鼻甲的下方分别有上鼻道、中鼻道和下鼻道(图5-2)。上鼻甲的后上方与鼻腔顶端之间的凹陷称蝶筛隐窝。

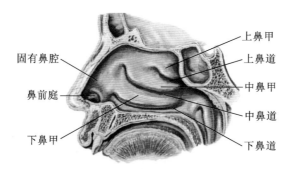

固有鼻腔　上鼻甲　上鼻道　鼻前庭　中鼻甲　中鼻道　下鼻甲　下鼻道

图 5-2 鼻腔

固有鼻腔内衬黏膜,分为嗅区和呼吸区。嗅区位于上鼻甲内侧面及其相对的鼻中隔上,活体时呈淡红色,内有丰富的毛细血管和鼻腺,可调节吸入空气的温度和湿度。鼻中隔前下部的血管丰富且位置表浅,是鼻腔出血的好发部位,称易出血区。

(三)鼻旁窦

鼻旁窦是鼻腔周围与鼻腔相通的含气空腔,位于颅骨内,内衬黏膜,并与鼻黏膜相延续,故鼻腔的炎症,可蔓延至鼻旁窦,引起鼻窦炎。鼻旁窦按其所在骨的位置,分为上颌窦、额窦、筛窦和蝶窦四对,均开口于鼻腔(图5-3)。其中上颌窦是最大的一对鼻旁窦,且开口位置高于窦底,不利于引流,故上颌窦慢性炎症较常见。

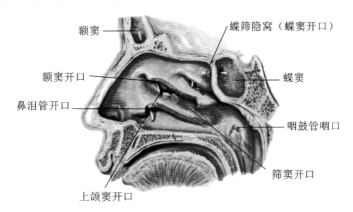

图 5-3　鼻窦及其开口

二、咽

咽既是消化管,又是呼吸道。详见消化系统。

三、喉

喉既是气体通道,又是发音器官。

(一)喉的位置

喉位于颈前正中,喉咽前方,相当于第5至第6颈椎高度。上通咽,下连气管。喉的活动性较大,吞咽或发音时可上下移动。喉的两侧有神经和颈部的大血管通过。

(二)喉的结构

喉由数块软骨借关节和韧带连接而成,外附喉肌,内衬黏膜。

1. 喉软骨及其连接　喉软骨构成喉的支架,包括甲状软骨、会厌软骨、环状软骨和杓状软骨(图5-4)。

(1)甲状软骨:最大,位于舌骨前方。由两块近似方形的软骨板连接而成,连接处向前突出,称喉结,成年男性尤为明显。

(2)环状软骨:位于甲状软骨下方,后方平对第6颈椎,是呼吸道唯一完整的软骨环,对保持呼吸道的通畅起着重要的作用。

(3)会厌软骨:形似树叶,上端宽而游离,下端变细附于甲状软骨。会厌软骨连同其表面的黏膜构成会厌。吞咽时,喉上提,会厌遮盖喉口,阻止食物进入喉腔。

(4)杓状软骨:左右各一,位于环状软骨后部上方,呈三棱锥形。

喉的连接主要包括环甲关节和环杓关节,以及结缔组织膜和韧带。环甲关节由甲状软骨和环状软骨构成。环杓关节由杓状软骨和环状软骨连接而成(图5-5)。

2. 喉肌　属骨骼肌,主要分布于环甲关节和环杓关节,包括使声带紧张或松弛的肌群以及使声门开大或缩小的肌群。

3. 喉腔　喉的内腔称喉腔,入口称喉口。喉腔内衬黏膜,两侧壁的中部有上、下两对前后

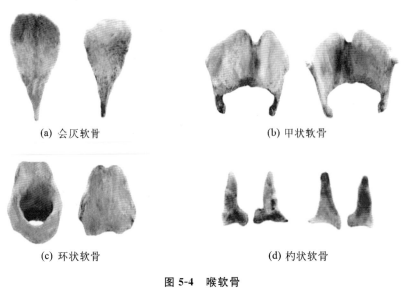

(a) 会厌软骨　　　　(b) 甲状软骨

(c) 环状软骨　　　　(d) 杓状软骨

图 5-4　喉软骨

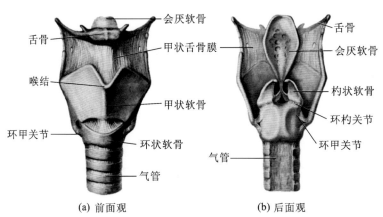

(a) 前面观　　　　(b) 后面观

图 5-5　喉的连接

方向的黏膜皱襞:上方的一对称前庭襞,两侧前庭襞之间的裂隙称前庭裂;下方的一对称声襞,与深部的声韧带共同构成发音的重要结构,即声带。两侧声襞及杓状软骨基底部间的裂隙称声门裂。声门裂是喉腔最狭窄的部位(图 5-6)。

喉腔借前庭裂和声门裂分为三部分。前庭裂平面以上的部分称喉前庭;前庭裂和声门裂之间的部分称喉中间腔,其间的菱形隐窝称喉室;声门裂平面以下的部分称声门下腔。声门下腔的黏膜下组织疏松,炎症时易引起水肿。幼儿因喉腔狭小,水肿时容易引起喉阻塞,造成呼吸困难。

四、气管及主支气管

气管和主支气管是连接喉和肺的管道(图 5-7)。

(一) 气管

气管由 14～16 个 C 形的软骨环以及连接于各环之间的结缔组织、平滑肌构成;缺口朝后,由平滑肌和结缔组织封闭。

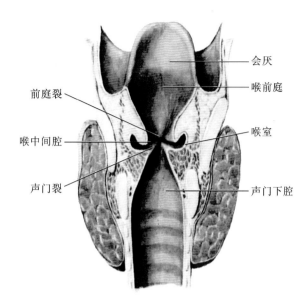

图 5-6　喉的冠状切面

气管位于食管前方,上接环状软骨,经颈静脉切迹入胸腔,在胸骨角平面分为左、右主支气管,其分叉处称气管杈。气管以颈静脉切迹为界,分为颈部和胸部。临床上常在第三至第五气管软骨环处施行气管切开术。

（二）主支气管

主支气管左右各一,发自气管,经肺门入肺。左主支气管细长,走向较水平;右主支气管粗短,走向较垂直,故异物多坠入右主支气管。

（三）气管和主支气管的组织结构

气管和主支气管的管壁由内向外依次为黏膜、黏膜下层和外膜三层(图 5-8)。

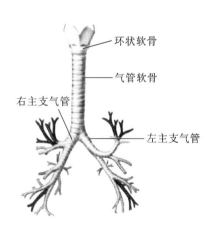

图 5-7　气管与主支气管

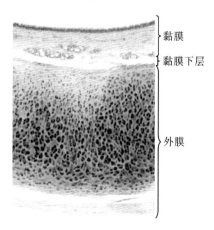

图 5-8　气管壁的微细结构

1. 黏膜　表面为假复层纤毛柱状上皮,纤毛可向咽侧快速摆动,将黏液及其黏附的尘粒、细菌等推向咽部而咯出。深面为固有层,有散在的淋巴组织,起免疫防御作用。

2. 黏膜下层　为疏松结缔组织,内含较多的有分泌作用的腺体。

3. 外膜　主要由疏松结缔组织和透明软骨环构成。

第二节　肺

肺位于胸腔内,纵隔两侧,左、右各一,位于胸腔内,膈的上方(图5-9)。

一、肺的形态

肺近似半圆椎形,有一尖、一底、二面和三缘。肺上端圆钝为肺尖,经胸廓上口突入颈根部,高出锁骨内侧1/3部的上方2~3 cm;下面凹陷称肺底,与膈相邻,称膈面。外侧面邻肋和肋间肌,称肋面;内侧面朝向纵隔,称纵隔面(图5-10)。纵隔面的中部凹陷称肺门,是主支气管、肺血管、淋巴管和神经出入肺的部位。出入肺门的结构被结缔组织包绕,称肺根。肺的后缘钝圆;前缘和下缘锐利。左肺前缘下部有心切迹。

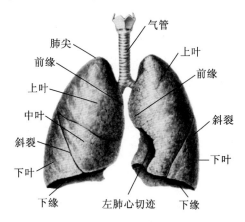

图5-9　气管、主支气管和肺

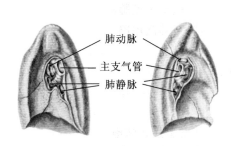

图5-10　肺的内侧面

左肺狭长,被斜裂分为上、下二叶。右肺宽短,被斜裂和水平裂分为上、中、下三叶。

二、肺的组织结构

肺的表面是结缔组织的被膜(即脏胸膜)。肺内部分实质和间质两部分。实质由肺内各级支气管和肺泡构成,分为肺导气部和肺呼吸部;间质为结缔组织及血管、淋巴管和神经等。

(一)肺导气部

肺导气部包括肺叶支气管、肺段支气管、小支气管、细支气管以及终末细支气管等,只能传送气体,不能进行气体交换。肺导气部宛如树冠,称支气管树。

肺导气部随分支的增多,管径渐小,管壁渐薄,管壁结构也逐渐变化。其结构的主要变化如下:①上皮由假复层纤毛柱状上皮逐渐变成单层柱状上皮;②杯状细胞逐渐减少至消失;③腺体逐渐减少至消失;④软骨碎片逐渐减少至消失;⑤平滑肌逐渐增多,直至形成完整的平滑肌环,其舒张和收缩,可改变管径的大小,调节进入肺泡的气流量。

直径为1 mm左右的小支气管分支,称细支气管。细支气管及其各级分支和所属的肺组织构成肺小叶(图5-11)。肺小叶的炎症称小叶性肺炎。

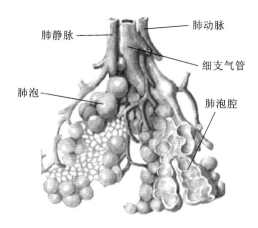

肺静脉——　　　　——肺动脉

　　　　　　　　　　——细支气管

肺泡——

　　　　　　　　——肺泡腔

图 5-11　肺小叶模式图

（二）肺呼吸部

肺呼吸部是进行气体交换的部分。肺呼吸部起自终末细支气管以下的呼吸性细支气管，包括呼吸性细支气管、肺泡管、肺泡囊、肺泡等。呼吸性细支气管、肺泡管、肺泡囊上连有肺泡。成人每侧肺有 3 亿～4 亿个肺泡，总面积达 70～80 m^2。

肺泡壁很薄，由肺泡上皮组成。肺泡上皮为单层上皮，有两种类型。①Ⅰ型肺泡细胞：为单层扁平细胞，表面较光滑，构成广大的气体交换的面积。②Ⅱ型肺泡细胞：为单个圆形或立方形细胞，嵌于Ⅰ型肺泡细胞之间。Ⅱ型肺泡细胞能分泌表面活性物质，该物质可降低肺泡表面张力，防止肺泡塌陷。

相邻肺泡之间的薄层结缔组织称肺泡隔，肺泡隔内包括三种组织结构。①弹性纤维：吸气时被动拉长，呼气时自然回缩。②肺巨噬细胞：由单核细胞分化而来，广泛分布在肺间质内，具有吞噬、免疫和分泌作用，肺巨噬细胞吞噬灰尘后称尘细胞。③丰富的毛细血管：紧贴在肺泡壁外面。

毛细血管紧邻肺泡上皮，肺泡与血液之间进行气体交换时，需经过Ⅰ型肺泡细胞、肺泡上皮细胞基膜、毛细血管内皮基膜与毛细血管内皮细胞，这四层结构称气-血屏障，又称呼吸膜。

三、肺的血液供应

肺有两套血管：一套与气体交换有关，由肺动脉和肺静脉组成；另一套与肺的营养有关，由支气管动脉和支气管静脉组成。

第三节　胸　　膜

一、胸膜和胸膜腔

胸膜是被覆于胸壁内面、膈上面和肺表面的浆膜，分为相互移行的壁层和脏层（图 5-12）。

被覆于肺表面的称脏胸膜；被覆于胸壁内面的称壁胸膜，按其部位又分为肋胸膜、膈胸膜、纵隔胸膜、胸膜顶四部分。两层胸膜在肺根处相互移行，围成的潜在密闭腔隙称胸膜腔，左、右各一，互不相通。胸膜腔呈负压，内有少量的浆液，可减少呼吸时胸膜之间的摩擦。肋胸膜与膈胸膜反折处形成半环形间隙，称肋膈隐窝（肋膈角、肋膈窦），是胸膜腔最低的部位。胸膜腔积液首先积存于肋膈隐窝，是临床胸腔抽液的部位。

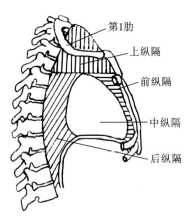

图 5-12 胸膜与胸膜腔

二、肺下缘与胸膜下界的体表投影

胸膜下界是肋胸膜与膈胸膜的返折处，在锁骨中线与第 8 肋相交处，在腋中线处与第 10 肋相交，在肩胛线处与第 11 肋相交，在近后正中线处位于第 12 胸椎棘突平面。

肺下界体表投影约高出胸膜下界 2 个肋（表 5-1）。

表 5-1 肺下缘与胸膜下界的体表投影

名　　称	锁骨中线	腋中线	肩胛线	后正中线
肺下界（脏层胸膜下界）	第 6 肋	第 8 肋	第 10 肋	第 10 胸椎棘突外侧
胸膜下界（壁层胸膜下界）	第 8 肋	第 10 肋	第 11 肋	第 12 胸椎棘突外侧

第四节　纵　　隔

纵隔是两侧纵隔胸膜之间全部器官、组织的总称。其前界为胸骨，后界为脊柱胸段，两侧界为纵隔胸膜，上至胸廓上口，下至膈（图 5-13）。

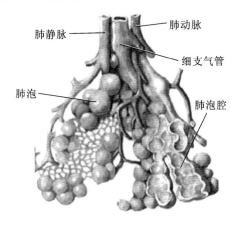

图 5-13 纵隔的分部

纵隔通常以胸骨角平面分为上纵隔和下纵隔。下纵隔以心包前方为前纵隔,心包处是中纵隔,心包后方为后纵隔。

直通执考

一、单项选择题

1. 上、下呼吸道的分界器官是(　　)。

A. 鼻　　　　　　　B. 咽　　　　　　　C. 喉　　　　　　　D. 气管权

2. 以下结构,不属于呼吸道的是(　　)。

A. 鼻　　　　　　　B. 咽　　　　　　　C. 喉　　　　　　　D. 食管

3. 站立时窦腔内分泌物最不易流出的鼻旁窦是(　　)。

A. 额窦　　　　　　B. 筛窦　　　　　　C. 蝶窦　　　　　　D. 上颌窦

4. 喉腔最狭窄的部位在(　　)。

A. 喉口　　　　　　B. 喉中间腔　　　　C. 声门下腔　　　　D. 声门裂

5. 成对的喉软骨是(　　)。

A. 甲状软骨　　　　B. 环状软骨　　　　C. 杓状软骨　　　　D. 会厌软骨

6. 气管壁的黏膜上皮为(　　)。

A. 单层扁平上皮　　　　　　　　　B. 单层柱状上皮

C. 单层立方上皮　　　　　　　　　D. 假复层纤毛柱状上皮

7. 下列哪项不是经肺门入肺的结构 ?(　　)

A. 气管　　　　　　B. 主支气管　　　　C. 肺的血管　　　　D. 肺的神经

8. 下列关于肺泡的描述正确的是(　　)。

A. 肺泡壁由单层扁平上皮组成

B. 肺泡壁由单层立方上皮组成

C. 肺泡壁由Ⅰ型肺泡上皮细胞和Ⅱ型肺泡上皮细胞组成

D. 不具有气体交换功能

9. 关于肺泡表面活性物质的描述,错误的是(　　)。

A. 由Ⅰ型肺泡细胞分泌　　　　　　B. 由Ⅱ型肺泡细胞分泌

C. 可降低肺泡表面张力　　　　　　D. 可防止肺泡塌陷

10. 下列关于纵隔的描述,正确的是(　　)。

A. 纵隔位于两侧纵隔胸膜之间　　　B. 纵隔的前界为肋骨

C. 纵隔后界为脊柱腰段　　　　　　D. 可分为上纵隔、中纵隔和下纵隔

二、名词解释

1. 上呼吸道　2. 肋膈隐窝

三、简答题

1. 说出气管异物容易坠入何处? 为什么?

2. 试述外界气体(O_2)经过哪些结构进入肺泡?

(曹苏先)

第六章 泌尿系统

1. 掌握：泌尿系统的组成；肾的位置、形态；膀胱容量、位置、膀胱三角的概念；女性尿道的长度及形态特点。

2. 熟悉：肾的剖面结构及微细结构；输尿管三处狭窄的位置。

3. 了解：肾的被膜。

你知道尿毒症是怎么回事吗？什么是排泄？排泄有哪些途径？排泄是指机体代谢过程中所产生的各种不为机体所利用或者有害的物质向体外输送的生理过程。机体排泄的途径有如下几种。①由呼吸器官排出，主要是二氧化碳和一定量的水。②从皮肤排出，主要是以汗的形式由汗腺分泌排出体外，其中除水外，还含有氯化钠和尿素等。③以尿的形式从肾脏排出，尿中所含的排泄物为水溶性并具有非挥发性的物质和异物，种类最多，量也很大，因而肾脏是排泄的主要器官。

泌尿系统由肾脏、输尿管、膀胱及尿道四部分组成（图 6-1）。其主要功能为排泄。

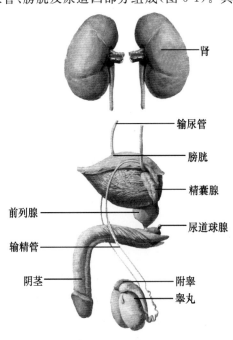

图 6-1 男性泌尿（生殖）系统概貌

　　机体在进行新陈代谢过程中所产生的废物如尿素、尿酸、无机盐及多余的水分等,由循环系统运送至肾,在肾内形成尿液,再经输尿管运送至膀胱储存,最后通过尿道将尿排出体外。尿的质和量经常随着机体内环境的变化(如水、盐、电解质、尿素、尿酸、肌酐等)而发生变化。肾脏的功能发生障碍,代谢产物蓄积于体液中,可影响机体新陈代谢的正常进行,严重时可出现尿毒症,危及生命。泌尿系统是人体代谢产物最重要的排泄途径,维持着体内体液的恒定和酸碱平衡。同时肾还分泌促红细胞生成素、肾素、羟胆钙化醇(羟化胆固醇)等物质。

第一节　肾

一、肾的形态

　　肾是成对的实质性器官。前后稍扁,左、右各一,形似蚕豆,新鲜肾呈红褐色,每侧肾重120～150 g。肾可分为上下两端,内外两缘,前后两面(图6-2)。外侧缘外凸。内侧缘中部凹陷,凹陷处称肾门,此处有肾的血管、神经、淋巴管和肾盂出入之处。它们关系自上而下依次为肾动脉、肾静脉、肾盂,自前至后依次为肾静脉、肾动脉、肾盂。出入肾门的结构为结缔组织包裹,称肾蒂,右侧肾蒂较左侧肾蒂短。肾门伸入肾实质的凹陷称肾窦,窦内有肾动脉、肾静脉、肾小盏、肾大盏、肾盂和脂肪等。

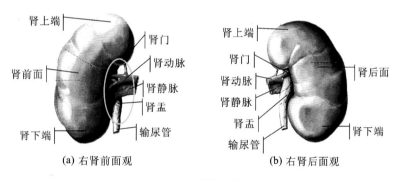

(a) 右肾前面观　　　　　　(b) 右肾后面观

图6-2　肾的形态

二、肾的位置

　　正常人的肾位于腹腔后上部脊柱两旁,紧贴腹后壁,两肾上端稍靠近,下端较分开,呈"八"字形,为腹膜外位器官。左肾上端约平第12胸椎上缘,下端约平第3腰椎体上缘;右肾受肝的影响比左肾略低1～2 cm,约比左肾低半个椎体,其上端平第12胸椎下缘,下端平第3腰椎下缘,故第12肋分别斜过左肾后面中部和右肾后面上部(表6-1)。肾门约平对或稍低于第1腰椎体,距后正中线外侧约5 cm。肾门的体表投影区在竖脊肌外缘与第12肋的夹角处,临床上称为肾区(脊肋角)。多数肾病患者,触压和叩击该处可引起疼痛。肾的上方有肾上腺(图6-1至图6-4)。

表 6-1 左、右肾位置比较

	上　　端	下　　端	第 12 肋
左肾	第 12 胸椎上缘	第 3 腰椎上缘	斜过其中份
右肾	第 12 胸椎下缘	第 3 腰椎下缘	斜过其上份

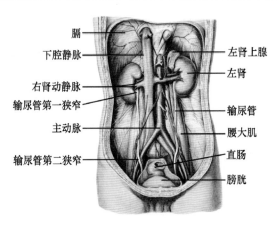

图 6-3　肾与输尿管和膀胱(前面观)

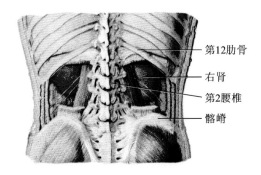

图 6-4　肾的位置(后面观)

三、肾的剖面结构

在肾的冠状切面上,可见肾的实质和肾窦,肾实质分为肾皮质和肾髓质两部分。肾皮质主要位于浅层,由肾小体与肾小管组成,富有血管,新鲜标本呈红褐色,肾小体具有滤过血浆形成原尿的作用,肾小管具有重吸收原尿及分泌功能;皮质深入髓质的部分称肾柱。肾髓质位于皮质深部,由 15～20 个肾锥体组成,锥体内血管较少,主要含有许多小管道,故较致密而有条纹形似羽毛球。锥体的基底朝向皮质,尖端钝圆,朝向肾窦,称肾乳头。每只肾平均约有 12 个肾乳头。肾乳头的尖端是乳头的开口,肾形成的尿液经乳头孔流入肾小盏。一个肾小盏可包绕 2～3 个肾乳头。每 2～3 个肾小盏集合成一个肾大盏。2～3 个肾大盏再集合成肾盂。肾盂出肾门后向下弯行,逐渐变细,移行为输尿管(图 6-5)。

四、肾的被膜

肾表有三层被膜,由外向内分别为肾筋膜、脂肪囊、纤维囊(图 6-6)。肾筋膜位于最外层,分前、后两层,包被肾和肾上腺,颇似穿在外面的风衣;由它发出的一些结缔组织小梁穿脂肪囊

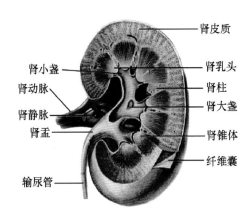

图 6-5 肾的冠状剖面

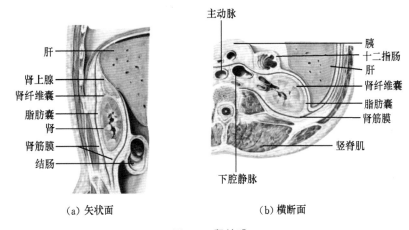

(a) 矢状面　　　　　　　　　(b) 横断面

图 6-6 肾被膜

与纤维囊相连,有固定肾脏的功能。脂肪囊似棉袄一般包在纤维囊的外面,对肾起弹性垫的作用,同时由脂肪组织构成,较厚,是临床上肾囊封闭时药物注入部位。纤维囊似衬衣一般紧贴肾的表面,薄而坚韧,正常时与肾连接疏松,易于分离,但在病理情况下,则与肾实质紧密粘连,不可分离。肾的被膜和肾蒂、周围器官、腹膜和腹内压等一起对肾起固定和保护作用,当这些因素异常时则可引起肾下垂或游走肾。

知识链接

肾的功能知多少?

　　祖国医学认为肾为先天之本,脾为后天之本;肾主骨,主生殖,开窍于耳。现代医学认为肾除了排泄人体代谢产物和维持体内平衡外,还有重要的内分泌功能。①肾素和血管紧张素系统:与部分肾脏疾病引起的高血压(称为肾性高血压)有关。②缓激肽与前列腺素:为肾脏中两种重要的降压物质,这个降压系统和升压系统相互制约,共同维持着血压、水、电解质的平衡。③促红细胞生成素:90%来自于肾脏,慢性肾炎、尿毒症时的贫血就是由于该因子分泌不足,肾脏肿瘤患者有时出现红细胞增多现象,也是该因子分泌过多。④参与钙代谢的激素(1,25-二羟胆骨化醇):主要作用是促进肠中钙磷的吸收,促进骨钙的移动,使老骨脱钙,新骨钙化;该激素生成不足,易导致佝偻病或骨质疏松。

五、肾的微细结构

在显微镜下观察,可见肾实质的组织结构由许多泌尿小管构成,其间有少量的结缔组织、血管、淋巴管和神经等,肾间质具有分泌前列腺素和生成基质的功能。肾的微细结构分为泌尿部(肾单位)和排尿部(集合小管)两部分。

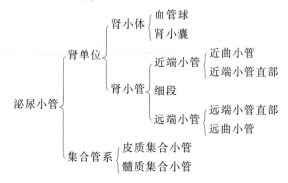

血液从过滤、分泌、吸收,到最终形成尿液往往需要一个漫长而复杂的过程(图6-7)。

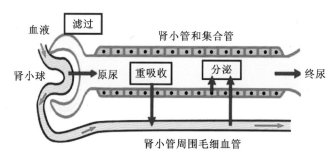

图6-7 尿液生成的基本过程示意图

(一) 泌尿部

泌尿部又称肾单位,肾单位是肾的结构和功能的基本单位。肾单位可分为肾小体和肾小管两部分。肾小管由近曲小管、髓袢和远曲小管构成。每个肾有100万~150万个肾单位。

1. 肾小体 肾小体是肾单位的起始部,位于肾的皮质以及肾锥体之间,呈球形,由肾小球(毛细血管球)和肾小囊组成(图6-8)。

(1)肾小球 又称毛细血管球,位于肾小囊内,是入球小动脉和出球小动脉之间的一团弯曲成球状的毛细血管。其管壁极薄,由一层有孔的内皮细胞和外面的基膜构成。一般入球小动脉粗而短,出球小动脉细而长,故血管球的内压高,有利于原尿的生成。

(2)肾小囊 有壁层和脏层,两层之间的裂隙,称肾小囊腔。壁层是单层扁平上皮,脏层的上皮细胞形态特殊,包裹在每条毛细血管基膜外面,称为足细胞(图6-8)。足细胞紧包在肾小球的毛细血管球内皮基膜的外围,伸出几个初级突起及次级突起,间隙覆盖着一层薄膜,称裂孔膜。

当血液流经毛细血管球时,由于其内压力较高,促使血液中的小分子物质通过内皮细胞的小孔、基膜和足细胞突起间的裂孔膜滤入肾小囊腔。小分子物质所通过的这三层结构称为滤过膜或滤过屏障(图6-9)。经滤过膜进入肾小囊腔的液体称为原尿。正常人每天生成原尿150~200 L。由于滤过膜对大分子物质的限制作用,原尿中除不含高分子蛋白质、脂类和有形

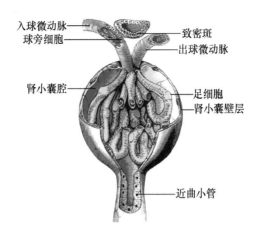

图 6-8　肾小体结构模式图

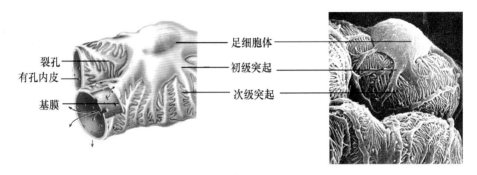

(a) 立体示意图

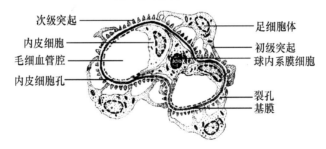

(b) 切面图

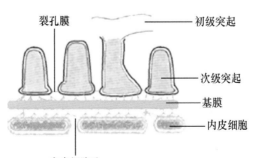

(c) 滤过屏障示意图

图 6-9　肾小球滤过膜示意图

成分外,其余成分与血浆相同。若滤过膜受损,则大分子物质如蛋白质,甚至红细胞亦能通过滤过膜,形成蛋白尿或血尿。

2. 肾小管 管壁由单层上皮围成,包括近端小管、细段和远端小管三部分(图 6-10)。

(1)近端小管 与肾小囊腔相连,为最粗、最长的一段。先为曲部,后为直部,其功能主要是重吸收;原尿约 180 L,其中 85% 的水、几乎全部的葡萄糖、氨基酸以及 65% 的钠离子和 50% 的尿素都在此部被重吸收;另外,近端小管上皮细胞还能向管腔内分泌氢、氨、肌酐和马尿酸等物质。

(2)细段 为最小部分,因管腔极小,起着控制原尿流速,增加或延长近端的重吸收时间。

(3)远端小管 先为直部,后为曲部,直部与细段相续,其功能是继续吸收水和钠离子,并向管腔内分泌钾离子、氢离子和氨,这对维持血液的酸碱平衡有重要作用。

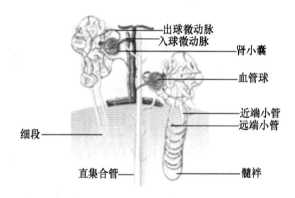

图 6-10 泌尿小管和肾血管模式图

（二）排尿部

排尿部是分支的小管,包括集合管和乳头管,它们的功能主要是输送尿液。远曲小管末端变直,由皮质进入髓质,成为集合管。集合管由远曲小管汇合而成,管径逐渐变粗,管壁越来越厚,上皮细胞由立方形变成柱状。几条集合管汇合成乳头管,乳头管开口于肾乳头。集合管的功能与远曲小管有关,可继续重吸收水和钠离子,也能排出钾和氨,也受醛固酮和抗利尿激素的调节,从而控制尿液浓度。当原尿流经肾小管各段和集合管时,其中约 99% 的水分和许多有用的物质均被重吸收入血液循环,其余的废物、部分水分和肾小管所分泌的钾、氢离子和氨等,最后形成终尿,即通常所说的尿。正常成人每天排出的尿量为 1~2 L。

（三）球旁复合体

球旁复合体由球旁细胞和致密斑等组成(图 6-11)。

1. 球旁细胞 在入球小动脉及少数出球小动脉的中膜上,有由平滑肌细胞变形的上皮样细胞,称球旁细胞,能分泌肾素,可使血压升高。

2. 致密斑 在远曲小管靠近肾小球处,有排列紧密的上皮细胞,呈斑状突起,称为致密斑。致密斑可敏感地感受远曲小管内钠离子浓度的变化,并将信息传至球旁细胞,以调节肾素的释放,进而控制调节血压。

六、肾的血液循环特点

肾的血液循环有两种作用,即营养肾组织和参与尿生成。如图 6-12 所示,肾的血液循环

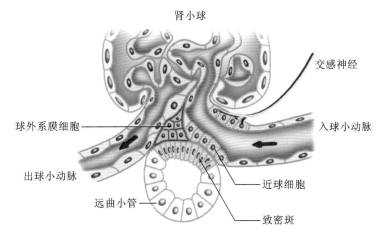

图 6-11　球旁复合体立体模式图

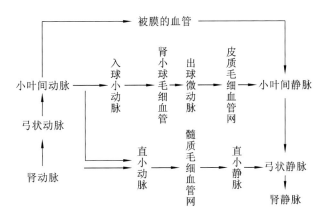

图 6-12　肾的血液循环示意图

特点如下。

（1）肾动脉直接来自于主动脉腹部,管径粗,行程短,因此压力高,流量大,流速快。

（2）肾小球的入球小动脉粗短,出球小动脉细长,使肾小球内形成较高的压力,这有利于滤过形成原尿。

（3）肾动脉在肾内形成两次毛细血管网,一次是血管球,一次是球后毛细血管网,且第二次为低压性,前者有利于滤过,后者有利于重吸收。

（4）髓质的直小动脉和直小静脉形成袢状与髓袢相伴行,且血液流速慢、管壁薄,有利于髓袢和集合小管重吸收和尿液浓缩。

知识链接

可怕的扁桃体炎

　　链球菌感染后的急性肾小球肾炎在小儿和青少年中发病较多,男性发病率高于女性,为(2～3)∶1。扁桃体炎致病菌大多为链球菌。该菌感染后的急性肾小球肾炎属于Ⅲ型超敏反应的依据。①急性肾小球肾炎一般发生在上呼吸道感染、咽峡炎、扁桃体炎患病后1周,符合一般免疫反应的出现期。②在咽部或皮肤病变部位可检出可致肾炎的

M蛋白型β溶血性链球菌A组。③在肾小球系膜细胞中及肾小球基底膜上有链球菌抗原,同时在块状驼峰样物内发现免疫复合物及补体。急性肾小球肾炎常并发心力衰竭、高血压脑病、急性肾功能衰竭。预防措施:①调整饮食结构,多饮水,多食粗粮和水果,少吃肉类和酸、甜、辣、咸等厚味食物,远离垃圾食品;②参加有氧运动,适当锻炼身体,多出汗;③保持良好的心情,增强抗曲折能力的训练;④生活要规律,避免网络成瘾;⑤远离烟、酒,日常生活中以茶为饮品,如金银花、野菊花、虫草等;⑥不要食用被污染的食物,多吃一些绿色有机食物;⑦遇扁桃体炎,应积极治疗原发病,并及时清除慢性感染灶,如扁桃体炎、鼻窦炎等。

第二节　输尿管道

一、输尿管

输尿管是成对腹膜外位的肌性管道,约平第2腰椎上缘起自肾盂,终于膀胱。长20～30 cm,最窄处0.2～0.3 cm。输尿管的管壁有较厚的平滑肌层,可节律性蠕动,可使尿液流入膀胱;当膀胱充盈时,膀胱内压升高挤压壁内段,使管腔闭合可防止尿液逆向流入输尿管。输尿管经腰大肌前面下行达小骨盆入口处。左输尿管越过左髂总动脉末端前方移行为盆部;右输尿管则经过右髂外动脉起始部的前方移行为盆部。男性输尿管经直肠与膀胱之间,在输精管后方穿入膀胱壁。女性输尿管在子宫颈外侧约2.5 cm处,从子宫动脉后下方绕过,再向下内斜行穿入膀胱壁。全长分为腹部、盆部和壁内部。输尿管有三个狭窄,即起始部、与髂血管交叉处、壁内段。此三个狭窄常是结石滞留的部位,易引起剧烈绞痛。

二、膀胱

膀胱是储存尿液的囊状器官,其形状、大小、位置和壁的厚度随尿液充盈程度而异。成年人的膀胱容量为350～500 mL,最大800 mL。新生儿为成人的1/10,老年人因膀胱肌张力降低而容量增大,女性的容量小于男性。膀胱壁上的感受器会把刺激传给神经系统的排尿中枢而排尿。

（一）形态

膀胱充盈时略呈卵圆形,空虚时呈三棱锥体形,分尖、体、底和颈四部。膀胱尖朝向前上方,膀胱底朝向后下方,呈三角形;尖与底之间为膀胱体,膀胱的最下部称膀胱颈,与前列腺底(男性)或与盆膈(女性)相接,颈的下端有尿道内口与尿道相连接(图6-13)。

（二）位置

膀胱位于盆腔的前部,前与耻骨联合相邻(图6-14)。空虚时不超过耻骨联合上缘,充盈时

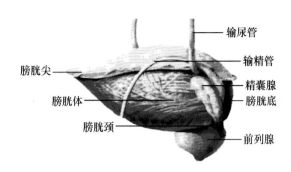

图 6-13　膀胱（侧面观）

膨入腹腔，与腹前壁相贴，此时膀胱腹膜返折线可上移至耻骨联合上方；当膀胱充盈时，在耻骨联合上方行膀胱穿刺术，不会伤及腹膜和污染腹膜腔。新生儿膀胱的位置较高，尿道内口在耻骨联合上缘水平，老年人的膀胱位置较低。

（三）毗邻

膀胱前方为耻骨联合，膀胱底在男性，后方与精囊、输精管壶腹和直肠毗邻，在女性，则与子宫和阴道相毗邻，膀胱颈在男性与前列腺相接，在女性直接与尿生殖膈相邻（图 6-13 至图 6-15）。

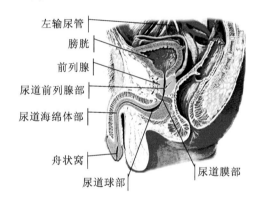

图 6-14　膀胱的位置（男性盆腔正中矢状切面）

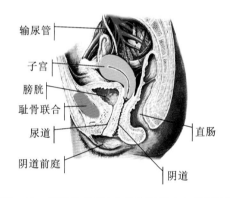

图 6-15　膀胱的位置（女性盆腔正中矢状切面）

（四）膀胱壁的结构

膀胱壁的结构分三层，由内向外分别为黏膜层、肌层和外膜。

1. 黏膜层　为极薄的一层变移上皮，和输尿管及尿道黏膜彼此连贯。膀胱空虚时黏膜由于肌层的收缩而出现许多显著的皱襞，在膀胱充盈时，皱襞即消失。在膀胱底内面，两个输尿管口和尿道内口之间的三角区称膀胱三角，此处缺少黏膜下层组织，无论膀胱充盈与否，始终保持平滑，是肿瘤、结核和炎症的好发部位。两个输尿管口之间的横行皱襞称输尿管间襞，颜色苍白，膀胱镜检时，是临床寻找输尿管口的标志（图 6-16）。

2. 肌层　为平滑肌组织，内层和外层是纵行的，中层是环行的，环状肌最厚，坚强有力，在尿道内口处增强。这三层肌束相互交错，共同构成逼尿肌。

3. 外膜　大部分外面覆以薄层疏松结缔组织为纤维膜，浆膜层仅盖在膀胱上面和膀胱底上部中间一小部分。

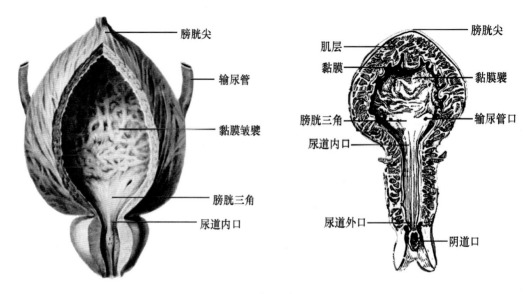

图 6-16 膀胱(前面观)

三、尿道

尿道是由膀胱通到体外的管道。女性尿道专为排尿,长 3～5 cm,为一条独立肌性管,富有扩张性。起于膀胱的尿道内口,经耻骨联合与阴道之间下行,穿过尿生殖膈,以尿道外口开口于阴道前庭。穿过尿生殖膈部分时,周围有尿道阴道括约肌环绕,故有控制排尿的作用。与男性尿道相比,女性尿道有短、直、宽的特点,故易引起逆行性尿路感染,所以更要注意清洁卫生。

男性尿道除了排尿外,也是排精的管道,男性尿道比女性尿道长。

知识链接

预防女性尿路感染,平时应注意什么?

女性因尿道有短、直、宽的特点,又接近肛门,大肠杆菌等易侵入,容易引起尿路感染,男女发病比例约为 1∶8。女性尿道炎的危害:①影响生育。②出现多种并发症:尿道炎得不到及时治疗会并发宫颈炎、附件炎、子宫内膜炎、盆腔炎等。③影响胎儿发育。④传染给伴侣。⑤造成关节炎。

预防尿路感染的措施如下。①注意个人卫生:勤换内衣,睡前、便后用温水清洗下身;清洗顺序应先洗外生殖器,后洗肛门,避免交叉感染;男性若包皮过长,应经常清洗包皮垢;洗脚与洗外阴的毛巾也应分开。②多饮水,勤排尿:排尿可冲掉尿道中的细菌,要养成睡前排尿的习惯;过度憋尿会造成尿液浓缩而刺激膀胱黏膜,导致发病。③注意性生活卫生:频繁或不洁的性生活会导致尿路感染。④科学饮食:多吃新鲜水果和果汁饮料,少吃葱、韭菜、蒜、胡椒、生姜等辛辣刺激性食物,减少对尿路的刺激。戒烟禁酒,忌食温性食物,如羊肉、狗肉、兔肉及油腻之品。⑤去除各种诱发因素:如机体抵抗力减弱、免疫抑制剂应用、慢性阴道炎症等。⑥及时就诊:出现感染症状后一定要早期、足量和规范,选用敏感药物治疗,还要避免过度治疗,切勿拖延以待自愈。⑦注意劳逸结合:过度劳累或病后休息不好会导致感染复发和转变为慢性。

直通执考

一、单项选择题

1. 形成尿液的器官是(　　)。

A. 肾　　　　　　　　　　B. 输尿管　　　　　　　　C. 膀胱

D. 尿道　　　　　　　　　E. 以上都不是

2. 属于肾皮质结构的是(　　)。

A. 肾锥体　　　　　　　　B. 肾小盏　　　　　　　　C. 肾柱

D. 肾大盏　　　　　　　　E. 肾盂

3. 肾的结构和功能单位是(　　)。

A. 肾小体　　　　　　　　B. 肾单位　　　　　　　　C. 肾血球管

D. 近端小管　　　　　　　E. 远端小管

4. 肾小管的分部不包括(　　)。

A. 集合管　　　　　　　　B. 近端小管　　　　　　　C. 细段

D. 远端小管　　　　　　　E. 近曲小管

5. 滤过膜的结构中不含(　　)。

A. 毛细血管内皮细胞　　　B. 基膜　　　　　　　　　C. 足细胞突起

D. 裂孔膜　　　　　　　　E. 以上都不是

6. 成人肾门约平(　　)。

A. 第 11 胸椎体下缘　　　B. 第 12 胸椎体　　　　　C. 第 1 腰椎体

D. 第 2 腰椎体上缘　　　　E. 第 3 腰椎体

7. 肾被膜最内层为(　　)。

A. 肾筋膜　　　　　　　　B. 肾小囊　　　　　　　　C. 脂肪囊

D. 纤维囊　　　　　　　　E. 髂筋膜

8. 泌尿小管包括(　　)。

A. 肾小体和肾小管　　　　B. 肾小管和集合小管　　　C. 血管球和肾小囊

D. 肾单位和集合小管　　　E. 近曲小管和远曲小管

9. 肾单位包括(　　)。

A. 血管球和肾小管　　　　B. 肾小囊和肾小管　　　　C. 肾小体和肾小管

D. 肾小囊和血管球　　　　E. 肾小管和集合小管

10. 输尿管第二狭窄位于(　　)。

A. 小骨盆上口处　　　　　B. 输尿管起始处　　　　　C. 斜穿膀胱处

D. 骨盆腔内　　　　　　　E. 腹腔内

11. 关于膀胱三角的描述,哪项是错误的?(　　)

A. 黏膜平滑无皱襞　　　　　　　　B. 位于膀胱体

C. 是膀胱肿瘤好发部位　　　　　　D. 在两输尿管口与尿道内口之间

E. 黏膜的上皮是变移上皮

12. 关于女性尿道的描述,错误的是(　　)。

A. 长 3～5 cm　　　　　　　　　　B. 位于阴道后壁的后方

C. 其形态特点是宽、短、直　　　　　D. 易引起逆行感染

E. 位于阴道口的前方

二、名词解释

1. 肾门　2. 肾区　3. 肾窦　4. 肾单位　5. 膀胱三角

三、简答题

1. 经滤过膜的原尿可通过哪些途径形成终尿并排出体外？

2. 简述泌尿系统的组成和功能。

3. 简述肾的正常位置和固定因素。

4. 输尿管三个狭窄的位置各在何处？

5. 简述膀胱的位置及毗邻。

6. 简述肾冠状切面上的肉眼可见结构。

（雷根生　黄应勋）

第七章 生殖系统

学习目标

1. 掌握：男性生殖系统的组成；男性尿道的长度、分部、三个狭窄和两个弯曲；睾丸的位置、形态和组织结构；女性生殖系统的组成；会阴的概念；卵巢的形态、位置、组织结构和功能；输卵管的位置、形态和分部；子宫的位置、形态的分部，子宫内膜周期性变化与卵巢周期性变化的关系。

2. 熟悉：生殖系统的组成和功能；生殖器官的名称和位置。

3. 了解：附睾、输精管和射精管的位置；附属腺和外生殖器；精液的组成及其排出途径；子宫的固定装置、阴道的形态；女性外生殖器；乳房的位置、形态和组织结构。

生殖系统分男性生殖系统和女性生殖系统，二者均由内生殖器和外生殖器两部分构成。内生殖器多位于盆腔内，包括生殖腺、生殖管道和附属腺，外生殖器则显露于体表。生殖系统的功能：产生生殖细胞，繁殖新个体；分泌性激素，形成并保持第二性征。

第一节 男性生殖系统

男性内生殖器由生殖腺（睾丸）、输精管道（附睾、输精管、射精管、男性尿道）和附属腺（精囊腺、前列腺、尿道球腺）组成。男性外生殖器包括阴茎和阴囊（图7-1）。

一、内生殖器

（一）睾丸

睾丸为男性生殖腺，具有产生精子和分泌雄激素的功能。

1. 睾丸的位置和形态　睾丸位于阴囊内，左、右各一，呈扁椭圆形，表面光滑，分前、后两缘，上、下两端和内、外两侧面。后缘有血管、神经和淋巴管出入，上端被附睾头遮盖（图7-2）。

睾丸除后缘外都被覆有鞘膜。鞘膜分脏、壁两层，在睾丸后缘相互移行，围成密闭的鞘膜腔，内含少量浆液，起润滑作用。

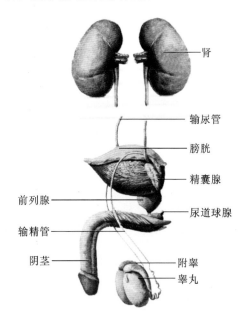

图 7-1 男性泌尿、生殖系统概观

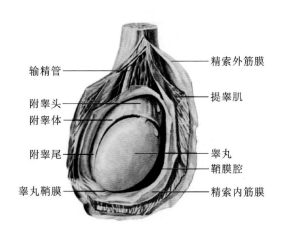

图 7-2 右侧睾丸及附睾

2. 睾丸的结构 睾丸表面有一层致密结缔组织膜，称为白膜。白膜在睾丸后缘增厚并凸入睾丸内形成睾丸纵隔。从纵隔发出许多睾丸小隔伸入睾丸实质，将睾丸实质分为 100～200 个锥体形的睾丸小叶。每个小叶内含有 1～4 条盘曲的精曲小管，其上皮能产生精子。精曲小管向睾丸纵隔方向集中并汇合成精直小管，小管之间为睾丸间质。精直小管进入睾丸纵隔后交织成睾丸网。从睾丸网发出 12～15 条睾丸输出小管进入附睾（图 7-3）。

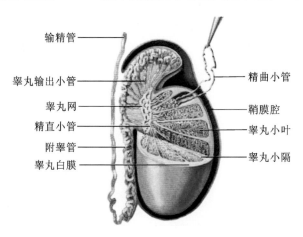

图 7-3 睾丸及附睾的结构

知识链接

睾丸鞘膜积液

正常时鞘膜腔仅有少量浆液,若鞘膜的分泌与吸收功能失去平衡,如分泌过多或吸收过少,则可形成鞘膜积液。可分为原发性和继发性,前者原因不明,后者由炎症、外伤、肿瘤和丝虫病等引起,积液可为混浊、血性或乳糜状。婴儿的鞘膜积液常可自行吸收消退,不需手术治疗。成人的睾丸鞘膜积液,如积液量少,无任何症状,亦不需手术治疗。若积液量多,体积大伴明显的症状,则应施行睾丸鞘膜翻转术。

(1)精曲小管 是产生精子的场所,管腔上皮称生精上皮,由支持细胞和生精细胞组成,上皮外有较厚的基膜。支持细胞呈不规则的高柱状或长锥形,基部紧贴基膜。相邻支持细胞间镶嵌着各级生精细胞。生精细胞包括精原细胞、初级精母细胞、次级精母细胞、精子细胞和精子,从基膜侧向管腔侧依次排列(图 7-4)。精子形似蝌蚪,全长约 60 μm,分头、尾两部(图 7-5)。头部有一个高度浓缩的细胞核,尾部细长,是精子的运动装置。

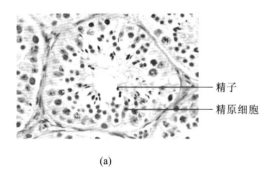

(a)

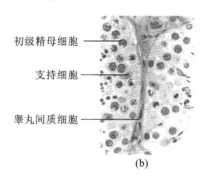

(b)

图 7-4 精曲小管的组织结构

(2)睾丸间质 为精曲小管之间的疏松结缔组织,含大量能分泌雄激素的间质细胞。雄激素有促进男性生殖器官的发育、激发并维持第二性征等作用。

（二）附睾

附睾紧贴于睾丸的后上方,可分为附睾头、附睾体、附睾尾三部分。头部由睾丸输出小管组成,输出小管的末端连接着一条附睾管,构成体部和尾部。附睾尾的末端续于输精管。附睾有储存精子和输送精子的功能,其分泌的液体还能促进精子发育成熟。

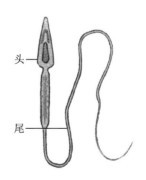

图 7-5 精子的形态

（三）输精管和射精管

输精管连于附睾尾,长约 50 cm,管壁较厚,活体触摸时呈细的圆索状。输精管行程较长,全程可分为睾丸部、精索部、腹股沟管部和盆部,其末段膨大称输精管壶腹。在膀胱底的后面,壶腹末端变细,与精囊的排泄管合成射精管。射精管斜穿前列腺实质,开口于男性尿道前列腺部。

从睾丸上端延至腹股沟管内口,有一对柔软的圆索状结构,称精索,它由输精管、睾丸动脉、蔓状静脉丛、神经、淋巴管等结构外包被膜构成。蔓状静脉丛的扩张、迂曲可影响精子的产生和精液的质量，是男性不育症的因素之一。输精管精索部位于睾丸上端与腹股沟管皮下环之间，位置表浅，容易触及，临床上常在精索部行输精管结扎术，从而达到男性绝育的目的，结扎部位在阴囊根部。

课堂讨论

    小王打算去做输精管结扎手术，但又担心手术后影响性功能和男性性征。讨论以下问题并对小王做出解释说明：

    1. 男性输精管结扎术后，还有没有精液排出体外？是否影响雄激素的产生？

    2. 男性输精管结扎术后，对男性性征和性功能有影响吗？

（四）附属腺

1. 精囊腺   精囊腺又称精囊，为扁椭圆形囊状器官，左右各一，位于膀胱底后方、输精管壶腹的外侧，其排泄管与输精管末端合成射精管（图7-6）。

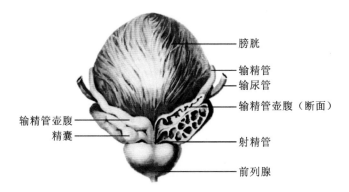

图 7-6   精囊腺、前列腺和尿道球腺（后面观）

2. 前列腺   前列腺位于膀胱下方，后临直肠，呈栗子形，后面有一纵形前列腺沟，前列腺内有尿道穿过（图7-7）。前列腺腺组织分泌前列腺液，是精液的主要成分，通过前列腺排泄管进入尿道前列腺部。

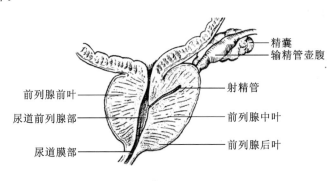

图 7-7   前列腺（纵切面）

小儿的前列腺甚小,青春期腺组织迅速生长,老年时腺组织退化萎缩。如腺内结缔组织增生,则形成前列腺肥大,可压迫尿道,引起排尿困难,活体直肠指检可发现前列腺沟变浅甚至消失。

知识链接

前列腺炎

前列腺腺体较小而分泌功能强、管道狭窄,使前列腺容易充血和分泌物淤积,从而为感染的发生创造了条件,易导致前列腺炎。性生活过频、手淫过频,久坐,骑车、骑马、酗酒、过食辛辣、感冒受凉等都可以成为其诱发因素。临床上表现为盆骶疼痛,排尿异常和性功能障碍,统称为前列腺炎症候群,直肠指诊可发现前列腺肿大,压痛明显,局部温度增高,按摩前列腺可获得前列腺液用于实验室检查。

3. 尿道球腺　尿道球腺是一对豌豆大的球形腺体,位于尿生殖膈内、尿道膜部的两侧。尿道球腺的排泄管开口于尿道球部。

精囊腺、前列腺、尿道球腺和生殖管道均能产生分泌物,这些分泌物与精子混合形成精液。精液为乳白色的黏稠液体。正常成年男性一次射精 2~5 mL,含 3 亿~5 亿个精子。

精液的产生及排出途径见图 7-8。

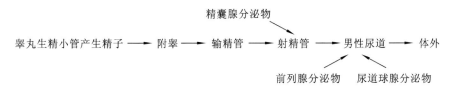

图 7-8　精液的产生及排出途径

知识链接

精液异常导致男性不育症

睾丸和附属腺的异常和病变都有可能导致精液异常,是男性不育症的常见病因。为了预防不育症,男性应当了解自身生理特征和保健知识,以及时发现睾丸异常;要改变不良的习惯,戒烟戒酒,不要吃过于油腻的东西,这些都有可能影响精子的质量;要培养良好的个人卫生习惯,以预防各种危害男性生殖器官的传染病;睾丸适宜的最佳工作温度要比人的体温低 2 ℃左右,如果温度高,就会影响精子的产生,所以应尽量避免使睾丸温度升高的因素,如长时间骑自行车、泡热水澡、穿牛仔裤等,建议多穿透气散热良好的内裤,使阴囊处于通风透气散热的环境中。

二、外生殖器

(一)阴囊

阴囊位于阴茎后下方,呈囊袋状。阴囊壁由皮肤和肉膜组成。阴囊的皮肤薄而柔软,颜色深暗。肉膜为浅筋膜,内含有平滑肌,可随外界温度的变化而舒缩,以调节阴囊内的温度,有利于精子的发育与生存。阴囊被阴囊中隔分为左、右两腔,分别容纳左、右睾丸和附睾。

(二) 阴茎

阴茎位于耻骨联合前下方,固定于耻骨下支和坐骨支,呈圆柱形,可分为阴茎头、阴茎体和阴茎根三部分,阴茎头的尖端有尿道外口(图 7-9)。

阴茎主要由两条阴茎海绵体和一条尿道海绵体组成,外包筋膜和皮肤(图 7-10)。阴茎海绵体位于阴茎的背侧,左、右各一。尿道海绵体位于阴茎海绵体的腹侧,尿道贯穿其全长。海绵体内部由许多海绵体小梁和腔隙构成,腔隙与血管相通,当腔隙充血时,阴茎即变粗变硬而勃起。三个海绵体的外面共同包有深、浅筋膜和皮肤。

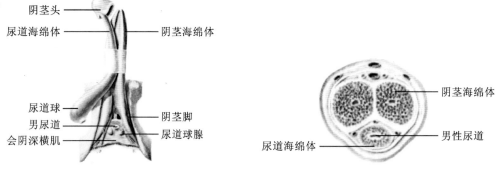

| 图 7-9 阴茎的外形和构造 | 图 7-10 阴茎水平切面 |

阴茎的皮肤在阴茎颈的前方形成双层环形皱襞,称为阴茎包皮,包绕阴茎头。阴茎包皮与阴茎头的腹侧中线处连有一条皮肤皱襞,称包皮系带。幼儿的包皮包着整个阴茎头,随年龄增长,阴茎头逐渐显露于外。如果至成年以后包皮不能退缩暴露阴茎头,则称为包皮过长或包茎,包皮腔内易存留污物而导致炎症,也可能成为阴茎癌的诱发因素。因此,包皮过长或包茎者应行包皮环切术。手术时需注意勿伤及包皮系带,以免影响阴茎正常的勃起。

三、男性尿道

男性尿道兼有排尿和排精的功能。起自膀胱的尿道内口,止于阴茎头的尿道外口,成人尿道长 16~22 cm。男性尿道可分为前列腺部、膜部和海绵体部三部分。临床上将前列腺部和膜部称为后尿道,海绵体部称为前尿道。

(一) 前列腺部

前列腺部为尿道穿过前列腺的部分,长约 5 cm,是尿道中最宽和最易扩张的部分。后壁上有射精管口和前列腺排泄管的开口。

(二) 膜部

膜部为尿道穿过尿生殖膈的部分,长约 2 cm,是三部中最短的部分,其周围有尿道外括约肌环绕,有控制排尿的作用。膜部位置比较固定,当骨盆骨折时,易损伤此部。

(三) 海绵体部

海绵体部为尿道穿过尿道海绵体的部分,长约 15 cm。尿道球内的尿道最宽,称尿道球部。

男性尿道有三个狭窄和两个弯曲。三个狭窄分别位于尿道内口、尿道膜部和尿道外口,以外口最窄。尿道结石常易嵌顿在这些狭窄部位。阴茎自然悬垂时,尿道有耻骨下弯和耻骨前弯两个弯曲。耻骨下弯位于耻骨联合下方,凹向上,此弯曲恒定不变。耻骨前弯位于耻骨联合前下方,凹向下,将阴茎向上拉起与腹壁成 60°角时,此弯曲可消失(图 7-11)。临床上给患者膀胱镜检查或导尿时,应注意男性尿道的长度、狭窄和弯曲,避免损伤尿道壁。

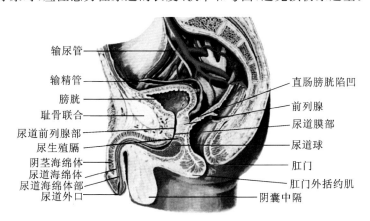

图 7-11　男性盆腔

第二节　女性生殖系统

女性生殖系统包括内生殖器和外生殖器两部分,内生殖器由生殖腺(卵巢)、输送管道(输卵管、子宫和阴道)以及附属腺(前庭大腺)组成;外生殖器即女阴。

一、内生殖器

(一)卵巢

卵巢是女性生殖腺,其功能是产生卵细胞、分泌雌激素和孕激素。

1. 卵巢的位置和固定装置　卵巢左右各一,位于盆腔侧壁髂内、外动脉夹角处下方的卵巢窝内(图 7-12)。卵巢在盆腔内的正常位置主要靠卵巢悬韧带、卵巢固有韧带等韧带维持。

2. 卵巢的形态　卵巢呈扁卵圆形,略呈灰红色。卵巢的大小和形状随年龄增长呈现差异:幼女的卵巢较小,表面光滑;性成熟期卵巢最大,以后由于多次排卵,卵巢表面出现瘢痕,显得凹凸不平;35～40 岁卵巢开始缩小;50 岁以后随月经停止而逐渐萎缩。

3. 卵巢的组织结构　卵巢的表面覆盖有一层浆膜,包括上皮和白膜两层。浆膜深部为实质,分为浅层的皮质和深层的髓质。皮质内含有发育不同阶段的卵泡(图 7-13)。

1)卵泡及其发育过程　卵泡在生长发育过程中,其结构发生一系列变化,一般可分为原始卵泡、生长卵泡和成熟卵泡三个阶段。

(1)原始卵泡　出生时已有的卵泡,位于皮质的浅层,体积较小,数量多。原始卵泡中央是一个较大的初级卵母细胞,周围是一层小而扁平的细胞,称卵泡细胞。

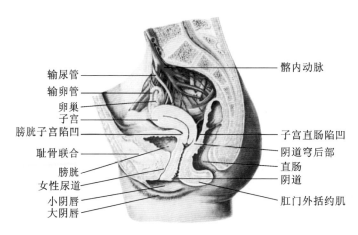

图 7-12　女性盆腔正中矢状切面

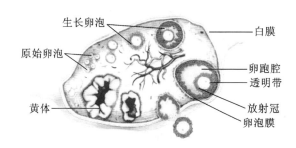

图 7-13　卵巢的组织结构

（2）生长卵泡　从青春期开始,原始卵泡开始生长发育。卵泡细胞由扁平形变为方形或柱状,并由单层逐渐分裂增生为多层;初级卵母细胞不断增大,在卵母细胞与卵泡细胞之间出现透明带。随着卵泡细胞的分裂增生,卵泡细胞之间出现卵泡腔,卵泡腔内含有卵泡液。随着卵泡腔增大,卵母细胞及其周围的卵泡细胞突入卵泡腔内,形成卵丘,位于卵泡腔外围的卵泡细胞构成卵泡壁,结缔组织形成卵泡膜。靠近透明带的卵泡细胞呈放射状排列,称放射冠。

（3）成熟卵泡　生长卵泡发育到最后阶段成为成熟卵泡。此时卵泡细胞停止增殖,但是卵泡腔增大,卵泡液增多,卵泡壁变薄并突向卵巢表面。排卵前初级卵母细胞经过第一次减数分裂变为次级卵母细胞。

生长卵泡和成熟卵泡的卵泡细胞和卵泡膜内层细胞能分泌雌激素。雌激素能促进女性生殖器官的发育、激发并维持女性第二性征。

2）排卵　随着卵泡液的增加,卵泡腔内的压力增大,导致卵泡壁破裂,卵细胞、透明带、放射冠随同卵泡液一起排入腹膜腔,称排卵。

3）黄体的形成和退化　排卵后,卵泡壁塌陷,发育成一个富含毛细血管的内分泌细胞团,新鲜时呈黄色,称黄体。排卵后若未受精,黄体维持14天左右即萎缩退化,称月经黄体。若受精,黄体可维持6～7个月才逐渐退化,称妊娠黄体。黄体可分泌孕酮和小量雌激素。孕酮能在雌激素作用的基础上,促进子宫内膜进一步增生及子宫腺的分泌,使子宫内膜维持在分泌期。黄体退化后被结缔组织代替,形成白体。

知识拓展

女性出生时两侧卵巢内有30万～40万个原始卵泡。青春期,在垂体促性腺激素的作用下,一般每月有15～20个卵泡开始生长发育,但是通常只有一个卵泡发育成熟。在女子一生中,有30～40年生育史,两侧卵巢仅有400～500个最终发育成熟,其余均在不同年龄先后退化为闭锁卵泡。卵巢主要担负着两个方面的工作,生产卵子,完成女性的孕育使命;分泌多种激素和生长因子,保持着人体系统和多个部位的年轻、和谐状态。一旦卵巢功能出现异常,它就会导致各种病症的产生,还会导致人体各部位的快速衰老。因此,卵巢也被称为女性健康、美丽的"生命之源"。

(二)输卵管

1. 输卵管的位置 输卵管左、右各一,由卵巢上端连于子宫底的两侧,位于子宫阔韧带的上缘内。其内侧端以输卵管子宫口与子宫腔相通,外侧端以输卵管腹腔口开口于腹膜腔(图7-16)。

输卵管和卵巢在临床上被称为子宫附件。

2. 输卵管的形态和分部 输卵管为输送卵子的肌性管道,细而弯曲,长10～14 cm,由内侧向外侧分为四部(图7-14)。

(1)输卵管子宫部 为输卵管穿过子宫壁的部分,直径最细,约1 mm,以输卵管子宫口通子宫腔。

(2)输卵管峡 短而直,管腔狭窄,是输卵管结扎术的常选部位。

(3)输卵管壶腹 约占输卵管全长的2/3,管径粗而弯曲,卵子在此受精。

(4)输卵管漏斗 为输卵管外侧端膨大的部分,呈漏斗状。漏斗末端有输卵管腹腔口开口于腹膜腔,卵子即由此进入输卵管。腹腔口周围,输卵管末端的边缘形成许多细长的指状突起,称为输卵管伞,是手术时识别输卵管的标志。

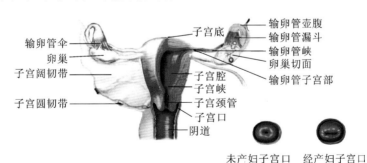

图7-14 女性内生殖器

(三)子宫

子宫是精子到输卵管的通道,也是孕育胎儿的场所,同时,子宫也是产生月经的部位。

1. 子宫的形态和分部 成人未孕子宫呈倒置的梨形,前后稍扁,长7～9 cm。子宫分为子宫底、子宫体、子宫颈三部分(图7-15)。子宫底为输卵管子宫口以上的部分,宽而圆凸。子宫颈为下端较窄而呈圆柱状的部分,其下1/3突入阴道,称子宫颈阴道部,炎症和宫颈癌好

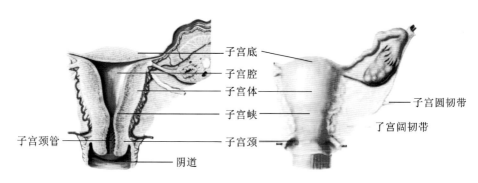

图 7-15 子宫的分部与固定装置

发于此部位,上 2/3 称子宫颈阴道上部。子宫底与子宫颈之间为子宫体。子宫体与子宫颈之间较为狭细的长约 1 cm 部分称子宫峡,在妊娠末期峡壁逐渐变薄,产科常在此处进行剖宫术。

子宫内的腔隙称子宫内腔,包括子宫腔和子宫颈管两部分。子宫腔在上部,由子宫底和子宫体围成,呈前后略扁的倒三角形。子宫颈管在下部,为子宫颈内的腔,呈梭形,其下口称子宫口,与阴道相通。未产妇的子宫口为光滑圆形,经产妇子宫口为横裂状。

2. 子宫的位置　子宫位于小骨盆中央,膀胱与直肠之间,下端接阴道,两侧有输卵管和卵巢。未妊娠时,子宫底位于骨盆上口平面以下。当膀胱空虚时,成年女子子宫呈轻度的前倾前屈位。前倾是指整个子宫向前倾斜,子宫的长轴与阴道的长轴形成一个向前开放的钝角;前屈是指子宫体的轴线与子宫颈的轴线形成的一个向前开放的夹角。膀胱和直肠的充盈程度可影响子宫的位置。

3. 子宫的固定装置　子宫的正常位置依赖于盆底肌的承托及周围韧带的牵引和固定,如果子宫的固定装置薄弱或受损伤,可导致子宫位置异常。固定子宫的主要韧带如下。

(1)子宫阔韧带　自子宫两侧延伸至盆侧壁和盆底,为双层腹膜构成,可限制子宫向两侧移动。

(2)子宫圆韧带　由结缔组织和平滑肌构成,呈扁索状。起于子宫与输卵管连接处前下方,止于大阴唇皮下,是维持子宫前倾的主要结构。

(3)子宫主韧带　位于子宫阔韧带的下部,从子宫颈两侧缘延至盆侧壁。子宫主韧带由纤维结缔组织和平滑肌纤维构成,较强韧,它是固定子宫颈、防止子宫下垂的重要结构。

(4)骶子宫韧带　连于子宫颈与骶骨之间,向后上牵引子宫颈,维持子宫的前屈位。

4. 子宫壁的结构　子宫壁很厚,从内向外可分为子宫内膜、子宫肌层和子宫外膜三层。

(1)子宫内膜　即子宫黏膜,由单层柱状上皮和固有层构成。固有层较厚,含有管状子宫腺和螺旋动脉。根据子宫内膜的功能特点,可将其分为浅层的功能层和深层的基底层。自青春期至绝经期,功能层发生周期性脱落形成月经。基底层不发生脱落,有增生并修复功能层的作用。

(2)子宫肌层　子宫肌层很厚,由分层排列的平滑肌构成。在妊娠期,平滑肌纤维受卵巢激素的作用,可显著增长,肌层增厚,分娩后则可逐渐恢复。

(3)子宫外膜　子宫底和子宫体外表面是浆膜,为腹膜的脏层,其余为纤维膜。

　　子宫位置的差异也会影响其受孕的概率。这一点已得到了学术界的广泛认同,妇女子宫在盆腔内的位置可分为前位子宫、中位子宫和后位子宫。正常情况下子宫为前倾前屈位,而子宫后位,就是子宫的纵轴不变,整个子宫向后方倾倒,容易使子宫颈呈上翘状态,中位子宫的位置则介于前位子宫与后位子宫的位置之间。一般来说,前位子宫受孕的机会多,后位子宫受孕的机会少。若子宫从正常位置沿阴道下降,宫颈外口达坐骨棘水平以下,甚至子宫全部脱出于阴道口,则称子宫脱垂,为病理现象,常因难产、慢性便秘、咳嗽、肥胖及先天发育异常造成。

5. 子宫内膜的周期性变化及其与卵巢周期性变化的关系　　自青春期到绝经期,在卵巢分泌的雌激素和孕激素的周期性作用下,子宫内膜呈现周期性变化,每28天左右发生一次内膜脱落与出血及修复和增生,脱落的内膜由阴道流出称为月经,这种周期性变化称为月经周期。在时间上为上次月经到来时开始,到下次月经到来时结束。根据子宫内膜的变化将月经周期分为月经期、增生期和分泌期。子宫内膜周期性变化与卵巢的周期性变化有密切关系(图7-16,表7-1)。

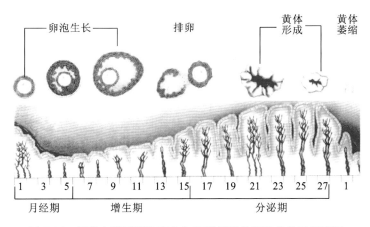

图 7-16　子宫内膜周期性变化与卵巢周期性变化的关系示意图

表 7-1　子宫内膜周期性变化与卵巢周期性变化的关系

月经周期	月 经 期	增 生 期	分 泌 期
时间	第1～4天	第5～14天	第15～28天
卵巢周期性变化	黄体退化,白体形成	卵泡生长趋于成熟并排卵	黄体形成
激素变化	雌激素和孕激素水平下降	雌激素量分泌逐渐增多	雌激素量继续增多,孕激素量增多达高峰
子宫内膜周期性变化	脱落出血	修复增厚	进一步增生,腺体分泌

(四) 阴道

　　阴道为连接子宫和外生殖器的肌性管道,是女性的性交器官,也是排出月经和娩出胎儿的通道。

1. **阴道的位置与形态**　阴道位于小骨盆中央,前有膀胱和尿道,后邻直肠。阴道的上端宽阔,包绕子宫颈阴道部,两者之间的环形凹陷称阴道穹。阴道穹分为前部、后部和侧部,以阴道穹后部最深,与直肠子宫陷凹之间仅隔以阴道后壁和腹膜。临床上可经阴道后穹穿刺以引流直肠子宫陷凹内的积液或积血,进行诊断和治疗。

阴道上接子宫,下端以阴道口开于阴道前庭,阴道口周围有处女膜附着,处女膜破裂后,阴道口周围留有处女膜痕。

2. **阴道黏膜的结构特点**　阴道壁由黏膜、肌层和外膜组成,富于伸展性。阴道黏膜形成许多横行皱襞,黏膜上皮为非角化的复层扁平上皮。阴道上皮与子宫内膜一样,受雌激素影响,发生周期性改变。雌激素分泌量增高时,阴道上皮角化细胞增多。因此,对脱落的阴道上皮细胞进行涂片染色检查,是了解卵巢功能的方法之一。

二、外生殖器

女性外生殖器,即女阴,包括阴阜、大阴唇、小阴唇、阴蒂和阴道前庭等结构(图 7-17)。

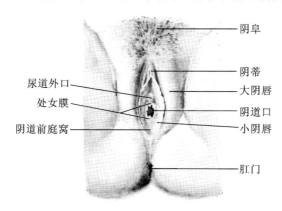

图 7-17　女性外生殖器

阴阜为耻骨联合前方的皮肤隆起,性成熟期以后,生有阴毛。大阴唇为一对纵长隆起的皮肤皱襞。小阴唇位于大阴唇的内侧,为一对较薄的皮肤皱襞,位于两侧小阴唇之间的裂隙称阴道前庭。阴道前庭的前部有尿道外口,后部有阴道口,两侧各有一个前庭大腺导管的开口。临床上给女性患者导尿时应注意阴道前庭、尿道外口和阴道外口之间的关系。

第三节　乳房和会阴

一、乳房

女性乳房为哺乳器官,也是女性重要的第二性征。男性乳房不发达,但乳头的位置较为恒定。

（一）乳房的位置和形态

乳房位于胸前部，胸大肌的表面，成年未产妇女的乳房呈半球形，紧张而有弹性（图7-18）。乳房中央有乳头，在第4肋间隙或第5肋与锁骨中线相交处。乳头顶端有输乳管的开口。乳头周围的皮肤色素较多，形成乳晕。乳头和乳晕的皮肤较薄，易受损伤而感染。女性乳房于青春期开始发育生长，妊娠和哺乳期有分泌活动。

（二）乳房的结构

乳房由皮肤、皮下脂肪、纤维组织和乳腺构成。纤维组织包绕并嵌入乳腺内，将腺体分割成15~20个乳腺叶，叶又分为若干乳腺小叶。一个乳腺叶有一个输乳管，开口于乳头。乳腺叶和输乳管均以乳头为中心呈放射状排列，乳腺手术时宜做放射状切口，以减少对乳腺叶和输乳管的损伤。乳腺周围的纤维组织还发出许多小的纤维束，向深面连于胸筋膜，向浅面连于皮肤和乳头，对乳房起支持和固定作用，称为乳房悬韧带或Cooper韧带（图7-19）。当乳腺癌侵及此韧带时，纤维组织增生，韧带缩短，牵引皮肤向内凹陷，致使皮肤表面出现许多点状小凹，类似橘皮，称橘皮样变，是乳腺癌早期常见的体征。

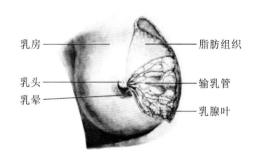

图7-18　女性乳房的构造模式图

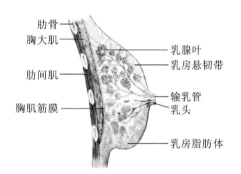

图7-19　女性乳房的矢状切面

二、会阴

会阴是指封闭小骨盆下口的所有软组织，呈菱形（图7-20）。以两侧坐骨结节的连线为界，可将会阴分为前、后两个三角形的区域。前方的是尿生殖区，男性有尿道通过，女性有尿道和阴道通过；后方的是肛区，其中央有肛管通过。

狭义的会阴即产科会阴，是指肛门与外生殖器之间狭小区域的软组织。由于分娩时此区

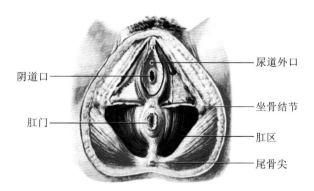

图7-20　会阴的境界和分区

承受的压力较大,易发生撕裂,助产时应注意保护此区。

生殖系统小结

男性生殖系统包括内生殖器(生殖腺-睾丸,生殖管道-附睾、输精管、射精管、男性尿道,附属腺-前列腺、精囊、尿道球腺)和外生殖器(阴囊、阴茎)。

睾丸左右成对,具有产生精子和分泌雄激素的功能。附睾位于睾丸后上方,具有储存、营养精子,并促使其成熟的功能。输精管可分为睾丸部、精索部、腹股沟管部和盆部。输精管末端与精囊排泄管合并形成的射精管,穿经前列腺实质,开口于尿道前列腺部。睾丸上端至腹股沟管内口之间的圆索状结构称精索,其主要内容为输精管、睾丸、动脉、蔓状静脉丛等。精囊位于膀胱底后方、输精管壶腹处侧,其排泄管与输精管末端汇合为射精管。前列腺为不成对的实质性器官,位于膀胱与尿生殖膈之间,后有前列腺沟。尿道球腺位于尿生殖膈内,排泄管开口于尿道球部。

阴囊位于阴茎后下方。阴茎由三条海绵体外包皮肤、筋膜而成,分为根、体、头。男性尿道具有排尿和排精的双重功能。全程分为前列腺部、膜部和海绵体部。男性尿道有三个狭窄(尿道内口、床道膜部和尿道外口)两个弯曲(耻骨下弯、耻骨前弯)。

女性生殖系统包括内生殖器(生殖腺-卵巢、生殖管道-输卵管、子宫、阴道,附属腺-前庭大腺)及外生殖器。

卵巢成对,位于卵巢窝,具有产生卵子和分泌女性激素的功能。卵泡发育经历原始卵泡、生长卵泡和成熟卵泡,排卵后卵泡位置生成黄体,黄体退化变成白体。输卵管连于子宫底两侧,分为子宫部、峡部、壶腹部和漏斗部,末端有输卵管伞。输卵管壶腹部常为受精部位。成人子宫呈倒置梨形,分为底、体、颈。子宫位于盆腔的中央部,介于膀胱与直肠之间。正常成年女性子宫位置呈前倾前屈位。子宫正常位置主要依赖盆底肌的承托及周围韧带的牵引和固定。阴道下端借阴道口开口于阴道前庭,前邻膀胱和尿道,后邻直肠,下部穿尿生殖膈。

外阴包括阴阜、大阴唇、小阴唇、阴道前庭、阴蒂、前庭球。

直通执考

一、单项选择题

1. 男性生殖腺是(　　)。
A. 前列腺　　　　B. 尿道球腺　　　　C. 精囊　　　　D. 睾丸

2. 关于睾丸说法,不正确的描述是(　　)。
A. 为成对的生殖腺　　　　B. 能产生精液
C. 呈扁椭圆形　　　　D. 后缘是血管、神经和淋巴出入部位

3. 有关精囊的说法,正确的是(　　)。
A. 位于膀胱的后方　　　　B. 开口于尿道海绵体部
C. 是储存精子的囊袋　　　　D. 位于输精管末端内侧

4. 关于前列腺的说法正确的是(　　)。
A. 位于盆腔内　　　　B. 位于尿生殖膈内
C. 位于膀胱颈下方　　　　D. 腺管开口于尿道膜部

5. 关于男性尿道的描述,错误的是(　　)。

A. 起于膀胱底   B. 终于阴茎头的尿道外口

C. 有三个狭窄和两个弯曲   D. 分前列腺部、膜部和海绵体部

6. 关于女性内生殖器组成,下列哪项是正确的?（　　　）

A. 子宫、附件、输卵管   B. 阴道、子宫、附件

C. 阴道、子宫、卵巢   D. 子宫、输卵管、阴道

7. 月经黄体维持的时间为（　　　）。

A. 28 天   B. 14 天   C. 6 个月   D. 1～4 天

8. 关于输卵管的说法,正确的是（　　　）。

A. 外侧端游离以输卵管腹腔口与卵巢相通

B. 常在输卵管壶腹部行结扎术

C. 女性腹膜腔经输卵管、子宫、阴道与外界相通

D. 输卵管子宫部是卵细胞受精的部位

9. 临床上识别输卵管的标志是（　　　）。

A. 输卵管子宫部   B. 输卵管壶腹   C. 输卵管峡   D. 输卵管伞

10. 有关子宫的选项正确的是（　　　）。

A. 为实质性器官   B. 位于膀胱上方

C. 位于膀胱与直肠之间   D. 后方贴近骶骨

二、名词解释

1. 精索 2. 排卵 3. 子宫峡 4. 产科会阴

三、简答题

1. 精子自睾丸产生后,依次经过哪些器官和结构排出体外?

2. 男性尿道分哪几部? 长度是多少? 其狭窄位于何处,有什么临床意义?

3. 输卵管分为哪几部? 受精、输卵管结扎的部位在何处?

4. 子宫的形态结构和位置如何?

5. 何谓阴道穹? 有何临床意义?

6. 什么是产科会阴? 其临床意义如何?

（崔文亮）

第八章 脉管系统

🏥 学习目标

1. 掌握:脉管系统组成,血液循环的途径,心的位置、外形,心腔的结构和心的体表投影。

2. 熟悉:心的传导系统、心的血管,体循环的动脉、静脉,肝门静脉的组成、收集范围及其与上、下腔静脉的吻合途径;淋巴器官。

3. 了解:淋巴管道。

第一节 概　　述

脉管系统主要由一系列封闭的连续管道组成,包括心血管系统和淋巴系统,分布于全身各处,完成物质运输和免疫应答。血液在心血管系统中循环流动;淋巴在淋巴系统中向心流动,最终注入到心血管系统。因此淋巴系统被看作是心血管系统的辅助系统。

脉管系统的主要功能是将营养物质和氧等运输到全身各器官、组织和细胞,同时将组织和细胞代谢产物运送到肺、肾、皮肤等器官排出体外,以维持身体内环境理化特性的相对稳定。

心血管系统由心、动脉、毛细血管、静脉等组成(图8-1)。

心是血液循环的动力器官,分左、右心房和左、右心室四个腔,心房之间有房间隔,心室之间有室间隔,同侧的心房、心室经房室口相通。

动脉是运送血液离心的管道,动脉在行程中不断分支,愈分愈细。

毛细血管是连于小动脉和小静脉之间呈网状的微细管道,除软骨、角膜、晶状体、毛发、牙釉质外,遍布全身各处,它是血液与组织进行物质交换的场所。

静脉是输送血液回心的管道,在行程中不断接受属支,渐次汇合,管径逐渐变粗。

血液由心射出,在心血管系统中沿一定的方向周而复始地流动称为血液循环(图8-1,图8-2)。淋巴液经淋巴管道循环不断注入到静脉的过程,称为淋巴循环。

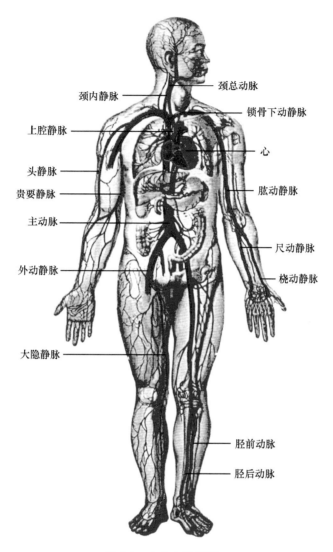

图 8-1　全身血液循环

颈总动脉
锁骨下动静脉
心
肱动静脉
尺动静脉
桡动静脉
胫前动脉
胫后动脉

颈内静脉
上腔静脉
头静脉
贵要静脉
主动脉
外动静脉
大隐静脉

血液循环根据其循环途径不同可分为两部分:体循环和肺循环。两个循环相互连续同时进行。

体循环(大循环):血液由左心室(动脉血)射入主动脉,经主动脉各级分支流向全身毛细血管,在此与组织、细胞进行物质和气体交换,再经各级静脉(静脉血)回流,最后经上、下腔静脉返回右心房。特点:流程长、流经范围广,营养全身各部,并将全身各部的代谢产物和二氧化碳运回心,血液由动脉血变成静脉血。

肺循环(小循环):血液由右心室(静脉血)射入肺动脉干,经肺动脉干各级分支到达肺部毛细血管,进行气体交换,再经肺静脉(动脉血)汇入左心房。特点:流程短,只经肺,血液由静脉血变成动脉血。

大小循环的路径,可归纳为图 8-3。

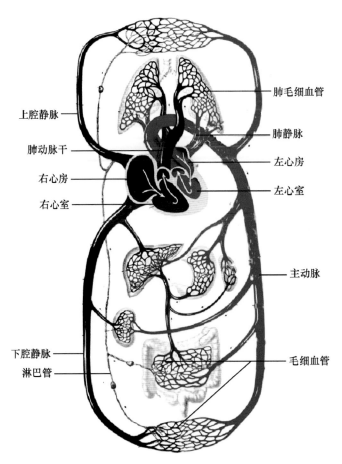

图 8-2　血液循环示意图

上腔静脉

肺毛细血管

肺静脉

肺动脉干

左心房

右心房

左心室

右心室

主动脉

下腔静脉

淋巴管

毛细血管

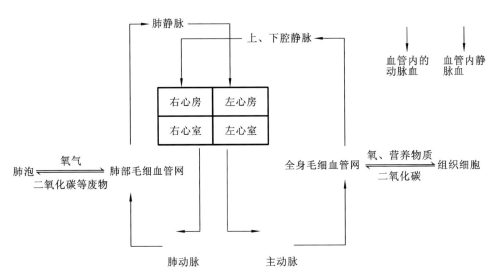

图 8-3　血液循环路径

第二节　心血管系统

一、心

心是血液循环的动力器官,其作用犹如"动力泵",它收纳由静脉回心的血液,同时又把血液射入动脉,推动血液循环(图8-4)。

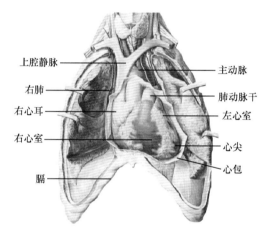

图8-4　心的位置

(一)位置

心位于胸腔的中纵隔内,约2/3在正中线的左侧,1/3位于正中线的右侧,上方是出入心的大血管,下方是膈,两侧借纵隔胸膜与肺相邻,前面大部分被肺和胸膜所遮盖,后方临近左主支气管、食管、左迷走神经和胸导管。

(二)外形

心呈前后略扁倒置的圆锥形。一般略大于本人的拳头,具有一尖、一底、两面、三缘及三沟(图8-5,图8-6)。

一尖:心尖朝向左前下方,在左第5肋间隙与左锁骨中线内侧1~2 cm处,可摸到心尖的搏动。

一底:心底朝向右后上方,与出入心的大血管相连。

两面:心的前面又称胸肋面,与胸骨体和肋软骨相邻;下面又称膈面,与膈相临。

三缘:心的右缘主要由右心房构成,左缘主要由左心室构成,下缘主要由右心室和心尖构成。

三沟:心的表面有一几乎成环形的冠状沟,是心房与心室在心表面的分界。心的胸肋面和膈面各有一条自冠状沟延伸到心尖稍右侧的浅沟,分别称为前室间沟和后室间沟,两沟是左、右心室在心表面的分界。

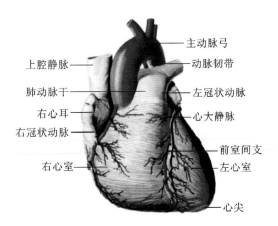

图 8-5　心的血管和外形（前面）

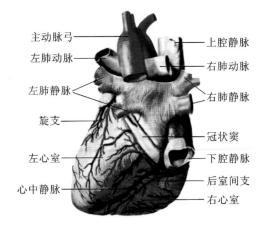

图 8-6　心的血管和外形（后面）

（三）心各腔的结构

心有四个腔室,借房间隔和室间隔分为左心和右心,每侧心又分心房、心室,同侧的心房、心室借房室口相通。

1. 右心房　壁薄腔大,位于心的右后上部（图 8-7）。右心房有三个入口和一个出口。三个入口中上方的为上腔静脉口,下方的为下腔静脉口,分别导入从人体上半身和下半身回流的静脉血,在下腔静脉口与右房室口之间为冠状窦口,心壁的静脉血主要经此口流回右心房。右心房的出口为右房室口,位于右心房的前下部,通右心室。在房间隔的下部有一浅窝,称卵圆窝,是胎儿卵圆孔闭锁后的遗迹。此处是房间隔缺损的好发部位。

2. 右心室　位于右心房的左前下方（图 8-8）。右心室有一个入口和一个出口,入口即右房室口,周缘有三片略成三角形的瓣膜,称三尖瓣（右房室瓣）。瓣膜的基底附于右房室口周围的纤维环,尖端向下突入右心室。心室内壁的心肌形成乳头状的突起,称乳头肌。每个乳状肌的尖端,均有数条腱索,分别连于相邻两片瓣膜游离缘及其心室面。当心室收缩时,血液推动三尖瓣相互对合,关闭房室口。由于乳头肌的收缩和腱索的牵制,瓣膜不会翻入右心房,从而防止血液逆流。出口为肺动脉口,与肺动脉干相通。肺动脉口处,有三个袋口向上的半月形瓣膜,称肺动脉瓣。当心室舒张时,由于肺动脉干内血液的回冲压力,使肺动脉瓣互相紧贴而封闭肺动脉口,防止血液逆流。

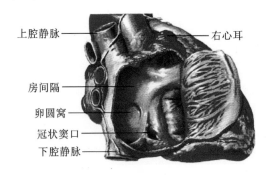

图 8-7　右心房

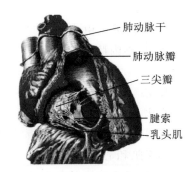

图 8-8　右心室

3. 左心房　左心房构成心底的大部,向右前方的突出部分称左心耳,位于右心房的左后方,有四个入口和一个出口。入口为肺静脉口,左右各一对,导入由肺回流的动脉血。出口是左房室口,位于左心房的前下部,与左心室相通(图8-9)。

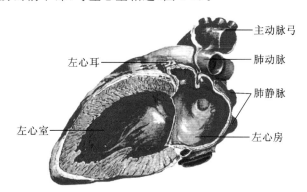

图8-9　左心房和左心室

4. 左心室　左心室前下部构成心尖,大部分位于右心室的左后下方,呈圆锥形(图8-10)。有一个入口和一个出口,入口即左房室口,口的周围有两片三角形瓣膜,称二尖瓣(左房室瓣),瓣膜的游离缘及其心室面借腱索与乳头相连(图8-11)。出口为主动脉口,通主动脉。主动脉口处有主动脉瓣,其形态和功能与肺动脉瓣相同。

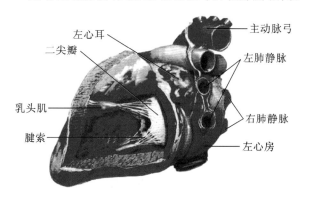

图8-10　左心室

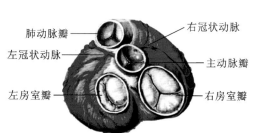

图8-11　心脏的瓣膜

(四) 心壁的结构

心壁由内向外依次为心内膜、心肌层和心外膜三层(图8-12)。

1. 心内膜　由内皮及其深面的结缔组织构成的光滑薄膜,心内膜折叠形成心瓣膜,并与血管内膜相延续。

2. 心肌层　心壁最厚的一层,由心肌纤维构成。心室肌比心房肌厚;左心室肌是右心室肌厚度的3倍。在房室口和动脉口周围都有致密结缔组织构成的纤维环。心房肌和心室肌分别附于纤维环上,互不连续。因此,心房肌纤维的兴奋不能直接传递给心室肌纤维。

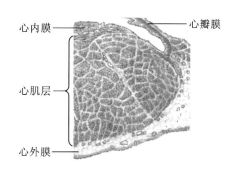

图8-12　心壁的微细结构

室间隔较厚,下部主要由心肌构成,称为肌部;上部有一缺乏心肌卵圆形区域,称为膜部,是室间隔缺损好发部位。

3. 心外膜 被覆于心肌外的一层浆膜,其浅层为间皮,深层有少量结缔组织,内有血管和神经等。

（五）心的传导系统

心的传导系统由特殊分化的心肌纤维构成,包括窦房结、房室结、房室束及其分支(图8-13)。其有产生兴奋、传导冲动、维持心正常节律性搏动的功能。

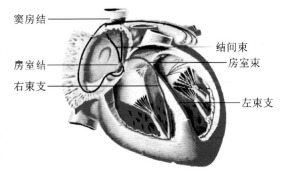

图 8-13 心的传导系统

1. 窦房结 位于上腔静脉与右心房交界处心外膜深面,是心的正常起搏点。

2. 房室结 位于冠状窦口与右房室口的心内膜深面,呈扁椭圆形。其主要作用是将窦房结传来的冲动传向心室。

3. 房室束及其分支 房室束由房室结发出,沿室间隔膜部下降,至肌部的上缘分为左、右束支,分别沿室间隔两侧心内膜的深面下降,最后分散为细小的浦肯野纤维,分布于左右心室肌。

（六）心的血管

1. 心的动脉 营养心的动脉是左、右冠状动脉,均起自于升主动脉的根部(图8-14)。右冠状动脉主要分布于右心房、右心室、左心室的后壁、室间隔的后下部、窦房结和房室结等处。左冠状动脉至冠状沟,分为前室间支和旋支:前室间主要分布于左心室前壁、右心室前壁的一小部分及室间隔的前上部;旋支主要分布于左心室的侧壁和后壁,以及左心房等处。

2. 心的静脉 多与动脉伴行,最后在冠状沟处汇合形成冠状窦,借冠状窦口开口于右心房(图8-14)。

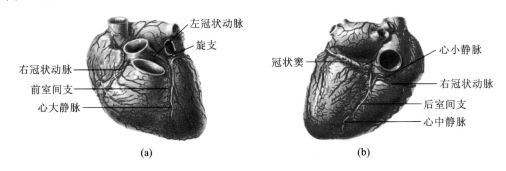

(a)   (b)

图 8-14 心的血管

（七）心包

心包是包裹心和出入心的大血管根部的膜性囊,分为纤维心包和浆膜心包(图8-15)。

1. 纤维心包 为坚韧的结缔组织囊,其上方与出入心的大血管外膜相续,下方附着于膈的中心腱。

2. 浆膜心包 分脏、壁两层。脏层即心外膜;壁层紧贴纤维心包的内面。脏、壁两层在大血管根部相互移行,形成心包腔,内含少量浆液,起润滑作用。

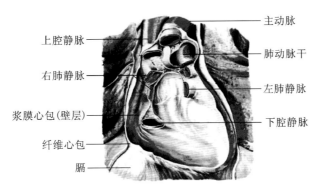

图 8-15　心包

(八) 心的体表投影

心在胸前壁的体表投影,在成人一般可用下列四点的连线来表示(图 8-16)。

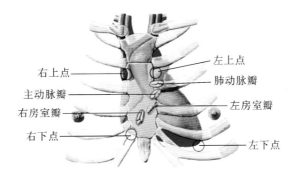

图 8-16　心的体表投影

(1) 左侧第 2 肋软骨下缘,距胸骨左缘约 1.2 cm 处。

(2) 上缘右侧第 3 肋软骨,距胸骨右缘约 1 cm 处。

(3) 右侧第 6 胸肋关节处。

(4) 左侧第 5 肋间隙,距前正中线 7~9 cm 处。

二、血管

(一) 血管的概述

1. 血管的吻合及侧支循环　体内中、小血管尤其是毛细血管之间的相互吻合现象十分广泛,无论在器官内或器官外,几乎到处都存在。毛细血管普遍吻合成毛细血管网,动脉之间有动脉网和动脉弓,静脉之间有静脉网和静脉丛,小动脉和小静脉之间有动静脉吻合等。血管吻合对保证器官的血液供应,维持血液循环的正常进行,都有重要作用。

此外,较大的动脉主干在其行径中常发出与主干大致平行的细小的侧支,与同一主干或另一主干的侧支相吻合,在正常情况下,侧支的管径都较细小,但当主干血液受阻(如结扎或堵塞)时,侧支即逐渐变粗,代替主干运送血液,形成侧支循环(图 8-17),故侧支循环具有重要的临床意义。

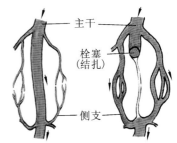

图 8-17　侧支循环

2. 血管的组织结构　血管分动脉、静脉和毛细血管三类。

（1）动脉　动脉管壁较厚，管腔横断面为圆形，具有一定的弹性，可随心的舒缩、血压的高低而搏动。在人体不少表浅处的动脉可以触摸到它的搏动，可据此作为诊脉点和止血部位。动脉可分为大动脉、中动脉、小动脉和微动脉四级。虽然各级动脉的管腔大小不同，但其管壁的组织结构都可分为内膜、中膜、外膜，尤以中动脉的结构最典型。

（2）静脉　与各级相应的动脉比较，静脉的管径较大，管壁较薄。静脉的管壁也分内膜、中膜和外膜，但三层的分界不明显。内膜最薄，由内皮和结缔组织构成；中膜稍厚，有数层分布稀疏的环行平滑肌；外膜较厚，由结缔组织构成，内有血管和神经。大静脉的外膜厚，内有大量纵行平滑肌束。

（3）毛细血管　分布最广的血管，分支很多，相互连成网状。毛细血管的管腔很细，只允许1～2个血细胞单行通过。管壁结构简单，主要由内皮和基膜构成。内皮细胞很薄，细胞之间有10～20 nm宽的间隙。有的毛细血管，其内皮细胞有小孔，这些特点有利于血液与周围组织进行物质交换。分布于肝、脾、骨髓和某些内分泌腺中的毛细血管腔大壁薄，粗细不均，称为血窦。

（4）微循环　一般组织器官内的微动脉和微静脉之间的血液循环称为微循环，微循环是血液循环的基本功能单位，能调节局部血流，对组织细胞的代谢和功能活动有很大影响。微循环的组成包括微动脉、中间微动脉、真毛细血管、直捷通路、动静脉吻合和微静脉等六个部分（图 8-18）。

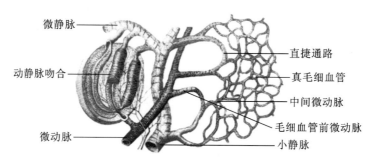

图 8-18　微循环

（二）肺循环的血管

1. 肺循环动脉　主干为肺动脉干，短而粗，起自右心室，向左后上方斜行，至主动脉弓下方分为左肺动脉和右肺动脉，分别经左、右肺门入肺。左、右肺动脉在肺实质内反复分支，最后形成肺泡毛细血管网。在肺动脉干分叉处与主动脉弓下缘之间有一条短的纤维结缔组织索，称动脉韧带，是胎儿出生后的动脉导管闭锁的遗迹。若出生6个月后动脉导管尚未闭锁，即为一种先天性心脏病，临床上称动脉导管未闭。

2. 肺循环静脉　起自肺泡毛细血管网，在肺内逐级汇合，最后形成左、右各两条肺静脉，出肺门后，注入左心房。

（三）体循环的动脉

体循环动脉在行程和分布方面具有以下特点：大多数动脉的分布对称；胸部、腹部和盆部的动脉分壁支和脏支；大、中动脉常走行于身体的屈侧或深部等较安全的部位；动脉常与静脉、神经伴行；动脉的配布形式与器官的形态、功能相关，动脉管径的大小与器官功能相适应。

1. 主动脉　主动脉为体循环的动脉主干，是全身最粗大的动脉，起于左心室，向右上方斜行,再弓形弯向左后,沿脊柱左前方下行,穿膈的主动脉裂孔入腹腔,至第 4 腰椎体下缘水平分为左、右髂总动脉。主动脉可分为升主动脉、主动脉弓和降主动脉(图 8-19)。

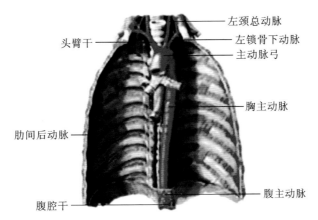

左颈总动脉
左锁骨下动脉
主动脉弓
头臂干
胸主动脉
肋间后动脉
腹主动脉
腹腔干

图 8-19　主动脉

(1)升主动脉　位于胸骨后方,是主动脉向右前上方上行的一段,起始处发出左、右冠状动脉,营养心。

(2)主动脉弓　位于胸骨柄的后方,呈弓形弯向左后方,至第 4 胸椎体下缘移行为降主动脉。在主动脉弓的凸侧,自右向左依次发出头臂干、左颈总动脉和左锁骨下动脉三个分支。头臂干向右上方行至右胸锁关节后方,分为右颈总动脉和右锁骨下动脉。主动脉弓壁内有压力感受器,具有调节血压的作用。主动脉弓下方,靠近动脉韧带处有 2～3 个粟粒状小体,称主动脉小球,是化学感受器,参与呼吸的调节。

(3)降主动脉　主动脉下行段,以膈为界,又分为胸主动脉和腹主动脉。

2. 颈总动脉和头颈部的动脉　颈总动脉是头颈部的动脉主干。右颈总动脉起自头臂干,左颈总动脉起自主动脉弓。两侧颈总动脉在胸锁关节的后方沿食管、气管和喉的外侧上行,至甲状软骨上缘平面分为颈内动脉和颈外动脉。颈总动脉位置表浅,可触及搏动,在平环状软骨高度的位置,向后内将颈总动脉压向第 6 颈椎横突,进行压迫止血(图 8-20(a))。

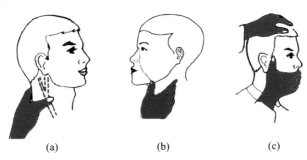

(a)　　　　　　　(b)　　　　　　　(c)

图 8-20　头颈部的压迫止血部位

在颈总动脉分叉处,有两个重要结构。

(1)颈动脉窦　颈总动脉末端和颈内动脉起始部的膨大部分。窦壁内有压力感受器。当血压升高时,可反射性地引起心跳减慢、血管扩张,使血压回降。

(2)颈动脉小球　在颈总动脉分叉处后方有一扁椭圆形小体,为化学感受器,能感受血液中氧分压、二氧化碳分压的变化。当血液中氧分压降低,或二氧化碳分压升高时,反射性地引起呼吸加深加快。

1）颈内动脉　在颈部无分支,自颈总动脉发出,上升到颅底经颈动脉管入颅,营养脑和视器。

2）颈外动脉　自颈总动脉发出后,向上进入腮腺实质,并在腮腺内分为颞浅动脉和上颌动脉两终支。颈外动脉的分支有甲状腺上动脉、面动脉、颞浅动脉和上颌动脉等(图8-21)。

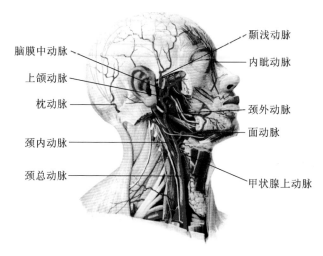

图 8-21　头颈部的动脉

（1）甲状腺上动脉　在颈外动脉的起始部发出,分支分布于甲状腺和喉。

（2）面动脉　平舌骨大角稍上方,由颈外动脉发出,经下颌下腺深面至咬肌前缘,绕过下颌骨下缘至面部,沿鼻唇沟至内眦,易名为内眦动脉。面动脉分支营养下颌下腺、面部等。

面动脉在咬肌前缘绕下颌骨下缘处,位置表浅,活体上可触及搏动,是面部出血时的压迫止血点(图8-20(b))。

（3）颞浅动脉　经耳屏前方上行至颞部皮下,分支营养腮腺、颞部、颅顶等。在外耳门前方可触及颞浅动脉的搏动,此处是头前外侧部出血时的压迫止血点(图8-20(c))。

（4）上颌动脉　分支营养上、下颌牙、牙龈、咀嚼肌、颊、腭扁桃体等。其重要分支有脑膜中动脉,入颅内营养颅骨和硬脑膜,它的前支经过翼点内面,颞骨骨折易损伤此动脉,引起硬膜外血肿。

3. 锁骨下动脉和上肢的动脉

1）锁骨下动脉　左侧起自主动脉弓,右侧起自头臂干,经胸廓上口到颈根部行向外侧,至第1肋外缘,移行为腋动脉。锁骨下动脉的主要分支有椎动脉、胸廓内动脉、甲状颈干等,分布于胸部、背部和颈部等处(图8-22)。椎动脉由锁骨下动脉上壁发出,向上穿6个颈椎横突孔,经枕骨大孔进入颅腔,分布于脑和脊髓。

当上肢出血时,可在锁骨中点上方的锁骨上窝处,向后下将锁骨下动脉压向第1肋,进行压迫止血(图8-23(a))。

2）上肢的动脉

（1）腋动脉　锁骨下动脉的延续,经腋窝至臂部移行为肱动脉,主要分支分布于肩部、背部、胸壁和乳房等处(图8-24)。

（2）肱动脉　腋动脉的延续,沿肱二头肌内侧缘下行至肘窝深部,分为桡动脉和尺动脉

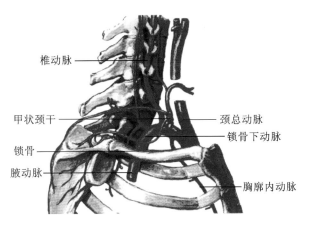

图 8-22　锁骨下动脉

椎动脉

甲状颈干

锁骨

腋动脉

颈总动脉

锁骨下动脉

胸廓内动脉

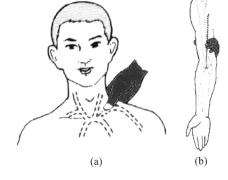

(a)　　　　(b)

图 8-23　上肢的压迫止血部位

（图 8-24）。肱动脉分支分布于臂部及肘关节。当前臂和手部大出血时,可在臂中部的内侧将肱动脉压向肱骨,进行止血(图 8-23(b))。

（3）桡动脉和尺动脉　由肱动脉分出后,分别沿前臂前群肌的桡侧、尺侧下行,经腕部到达手掌,分支分布于前臂和手。当手部出血时,可在桡腕关节上方的两侧,同时压迫桡动脉、尺动脉进行止血。

（4）掌浅弓和掌深弓　桡动脉与尺动脉的终支到手掌,互相吻合,形成掌浅弓和掌深弓(图 8-25)。掌浅弓和掌深弓的分支分布于手掌和手指。其分布于手指的分支沿手指掌面的两侧向远端到指尖。手指出血时,可在手指根部的两侧压迫止血。

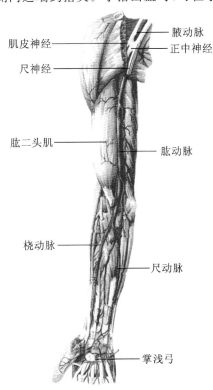

肌皮神经

尺神经

肱二头肌

桡动脉

腋动脉

正中神经

肱动脉

尺动脉

掌浅弓

图 8-24　上肢的动脉

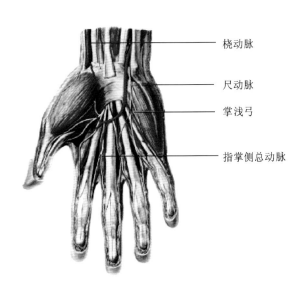

桡动脉

尺动脉

掌浅弓

指掌侧总动脉

图 8-25　手的动脉

4. 胸主动脉　胸主动脉是胸部的动脉主干,分支有脏支和壁支两类。

(1)脏支　较细小,主要有支气管支、食管支和心包支,分布于支气管、食管和心包等处。

(2)壁支　有肋间后动脉和肋下动脉。肋间后动脉共9对,走行在第3～11肋间隙中,主要分布到胸、腹壁的肌和皮肤等(图8-26)。肋下动脉行于第12肋下缘。

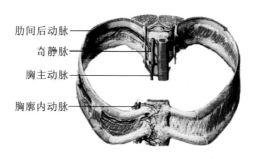

肋间后动脉

奇静脉

胸主动脉

胸廓内动脉

图 8-26　胸壁的动脉

5. 腹主动脉　腹主动脉是腹部的动脉主干,也分壁支和脏支,在膈的裂孔处续于胸主动脉,沿脊柱左前方下行,在第4腰椎下缘分为左、右髂总动脉(图8-27)。

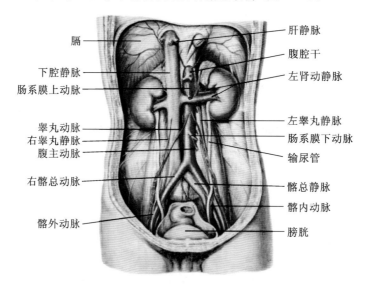

膈

下腔静脉

肠系膜上动脉

睾丸动脉

右睾丸静脉

腹主动脉

右髂总动脉

髂外动脉

肝静脉

腹腔干

左肾动静脉

左睾丸静脉

肠系膜下动脉

输尿管

髂总静脉

髂内动脉

膀胱

图 8-27　腹部的血管

1)壁支　较细小,主要是4对腰动脉,横行向外,分布于脊髓、腹后壁和腹前外侧壁。

2)脏支　数量多且粗大,分为不成对和成对两类。不成对的脏支有三条,即腹腔干、肠系膜上动脉和肠系膜下动脉;成对的脏支有肾上腺中动脉、肾动脉和睾丸(或卵巢)动脉。

(1)腹腔干　粗而短,在主动脉裂孔稍下方由腹主动脉前壁发出,随即分为胃左动脉、肝总动脉和脾动脉三支(图8-28)。

胃左动脉:先向左上方至胃的贲门部,然后沿胃小弯向右走行,分支分布于胃小弯侧的胃壁和食管的下段。

肝总动脉:行向右前方,于十二指肠上部的上方分为肝固有动脉和胃十二指肠动脉(图8-29)。肝固有动脉在起始处发出胃右动脉,其终支与胃左动脉吻合;在肝十二指肠韧带内上行达肝门处,发出胆囊动脉。胃十二指肠动脉在十二指肠上部的后方下行,分为数支,其中主

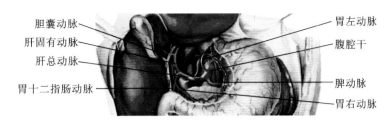

图 8-28 腹腔干

要的是胃网膜右动脉,其终支与胃网膜左动脉吻合。

脾动脉 最粗,沿胰的上缘左行至脾门入脾,沿途发出分支分布于胰,在脾门附近,还发出胃短动脉和胃网膜左动脉(图 8-29)。

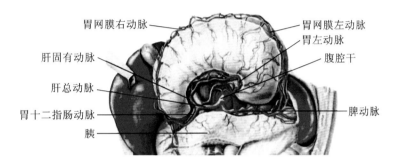

图 8-29 腹腔干(肝总动脉、脾动脉)

(2)肠系膜上动脉 在腹腔干稍下方由腹主动脉的前壁发出,在胰头后方下行,进入小肠系膜内(图 8-30)。分支分布到胰、十二指肠至结肠左曲的肠管。

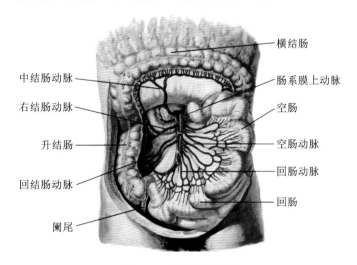

图 8-30 肠系膜上动脉

(3)肠系膜下动脉 约平第 3 腰椎高度由腹主动脉前壁发出。在壁腹膜深面行向左下方,主要分支有左结肠动脉、乙状结肠动脉和直肠上动脉(图 8-31)。

(4)肾上腺中动脉 在平对第 1 腰椎平面由腹主动脉侧壁发出,向上外行,分布于肾上腺。

(5)肾动脉 较粗,左右各一。约在平对第 2 腰椎体水平位置起自腹主动脉的侧壁,经肾

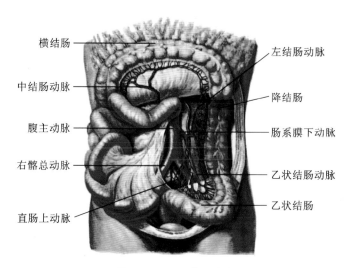

图 8-31　肠系膜下动脉

门入肾。

（6）睾丸（或卵巢）动脉　细长，左右各一。在肾动脉起始处的稍下方起自腹主动脉的前壁，分布于睾丸和附睾。在女性此动脉称卵巢动脉，分支分布于卵巢和输卵管。

6. 髂总动脉和盆部、下肢的动脉　髂总动脉左、右各一，在平第 4 腰椎高度自腹主动脉分出，沿腰大肌内侧行向外下方，至骶髂关节的前方分为髂内动脉和髂外动脉。

1）髂内动脉　粗而短，是盆部动脉主干，沿盆腔侧壁下行，发出脏支和壁支，分布于盆腔脏器和盆壁（图 8-32）。

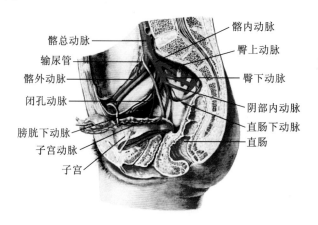

图 8-32　女性盆腔动脉

（1）脏支　主要有膀胱下动脉、直肠下动脉、子宫动脉和阴部内动脉等。

膀胱下动脉：沿盆腔侧壁下行，分布于膀胱和前列腺等处。

直肠下动脉：分布于直肠下部，并与直肠上动脉和肛动脉吻合。

子宫动脉：走行于子宫阔韧带内，在子宫颈外侧 2 cm 处越过输尿管的前方，沿子宫颈上行，分布于阴道、子宫、输卵管和卵巢等处。在子宫切除术结扎子宫动脉时，应注意该动脉与输尿管的关系，以免损伤输尿管。

阴部内动脉：自梨状肌下孔出盆腔，进入会阴深部，分支分布于肛区和外生殖器；分布于肛区的分支称为肛动脉。

（2）壁支　主要有闭孔动脉、臀上动脉和臀下动脉等。

闭孔动脉：沿骨盆侧壁行向前下，经闭孔出盆腔，分布于大腿内侧部及髋关节。

臀上动脉和臀下动脉：分别经梨状肌上、下孔出骨盆，分支分布于臀小肌、臀中肌和臀大肌。

2）髂外动脉　沿腰大肌内侧缘下行，经腹股沟韧带中点的深面至股前部移行为股动脉。腹壁下动脉是髂外动脉的重要分支，进入腹直肌鞘内，分布于腹直肌。

3）下肢的动脉

（1）股动脉　髂外动脉的延续，在股三角内下行并逐渐转向背侧，进入腘窝，移行为腘动脉（图 8-33（a））。分支分布于大腿肌和髋关节。在腹股沟韧带中点稍内侧的下方，股动脉位置表浅，可触及其搏动。当下肢发生大出血时，可在此向后外方把股动脉压向耻骨，进行止血（图8-34（a））。

（2）腘动脉　行于腘窝深部，至腘窝下缘处分为胫前动脉和胫后动脉（图 8-33（b））。分支分布于膝关节和邻近诸肌。

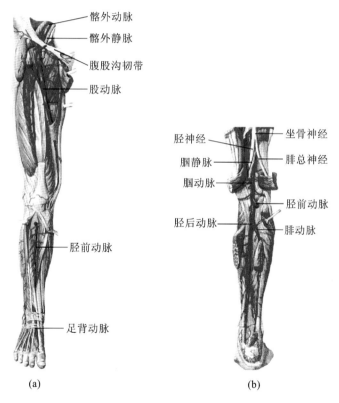

图 8-33　下肢的动脉

（3）胫前动脉　从腘动脉发出后，向前至小腿前面，在小腿前群肌之间下行，至踝关节前方移行为足背动脉。胫前动脉和足背动脉分布于小腿肌前群和足背、足趾。

（4）胫后动脉　走行在小腿肌后群浅、深两层之间至足底，分为足底内侧动脉和足底外侧动脉。分支分布于小腿肌后群、外侧群和足底肌。足底外侧动脉与足背动脉的分支吻合成足底弓，由弓发出分支分布于足趾。

当足部出血时，可在踝关节前方，内外踝连线的中点处，向下将足动脉压向足背，进行压迫止血（图 8-34（b））。

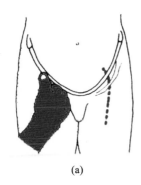 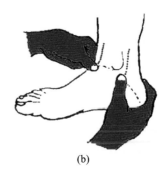

(a)   (b)

图 8-34 下肢的压迫止血部位

体循环动脉的主要分支,可归纳为图 8-35。

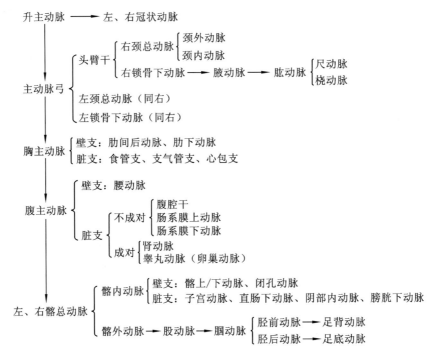

图 8-35 体循环动脉的主要分支

知识链接

1. 心内注射术是将急救药品通过在心前区穿刺注入右心室,从而尽快恢复患者的心跳,是临床上抢救心跳停搏常用的方法之一。注射部位为心前区,在左侧第 4 肋间隙、胸骨左缘 0.5～1 cm 处,沿肋骨上缘垂直刺入右心室。

2. 在肘窝内上方,可触到肱动脉的搏动,此处是测量血压时听诊的部位。

3. 桡动脉在腕部比较表浅,可触及搏动,是临床上触摸脉搏的常用部位。

(四) 体循环的静脉

体循环的静脉始于全身毛细血管,在向心汇集的过程中不断接受属支,逐渐变粗,最后注入右心房。

体循环的静脉与动脉在结构和配布上有许多相似之处。体循环的静脉有以下特点。①与伴行的动脉相比,数量多、管腔大、管壁薄而柔软、弹性小。②静脉管壁内有半月形向心开放的静脉瓣(图8-36),可防止血液逆流,大静脉、肝门静脉及头颈部的静脉一般没有静脉瓣。③静脉依其位置可分浅、深两类。浅静脉位于皮下浅筋膜内,又称皮下静脉,不与动脉伴行,最后注入深静脉。浅静脉为临床上进行静脉穿刺的常用部位;深静脉位于深筋膜深面或体腔内,多与同名动脉伴行,收集静脉血范围与伴行动脉的分布范围大体一致。④静脉的吻合比较丰富,浅静脉之间、深静脉之间及浅静脉与深静脉之间,都存在着丰富的交通支。在某些部位或器官周围常形成静脉网或静脉丛,如手背静脉网、膀胱静脉丛等。⑤存在特殊结构的静脉,如硬脑膜窦。

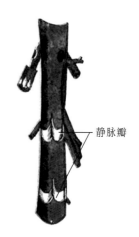

图8-36 静脉瓣

体循环的静脉包括上腔静脉系、下腔静脉系(包括肝门静脉系)和心静脉系(见心的静脉)。

1. 上腔静脉系 上腔静脉系的主干为上腔静脉,是一粗大的静脉干,由左、右头臂静脉在右侧第1胸肋关节的后方汇合而成,沿升主动脉右侧垂直下行,注入右心房。上腔静脉在注入右心房前有奇静脉注入(图8-37)。

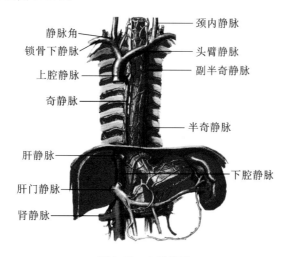

图8-37 上腔静脉

头臂静脉左、右各一,由同侧的颈内静脉和锁骨下静脉在胸锁关节的后方汇合而成,汇合处的夹角称静脉角,为淋巴导管的注入部位。上腔静脉收集头颈部、上肢、胸部(心和肺除外)等上半身的静脉血。

1) 头颈部的静脉 主要有颈内静脉、颈外静脉和锁骨下静脉等(图8-38)。

(1)颈内静脉 在颈静脉孔处连接颅内乙状窦,于颈根部与锁骨下静脉合成头臂静脉。颈内静脉的属支有颅内支和颅外支,颅内支收集脑膜、脑、视器等处的静脉血,颅外支主要收集面部、颈部等处的静脉血。其主要属支为面静脉。

面静脉起自内眦静脉,与面动脉伴行,收集面前部软组织的静脉血。面静脉通过内眦静脉、眼静脉与颅内海绵窦相交通。面静脉在口角以上的部分一般无静脉瓣。因此,面部尤其以鼻根至两侧口角的三角区内(危险三角)发生化脓性感染时,若处理不当(如挤压等)则有导致

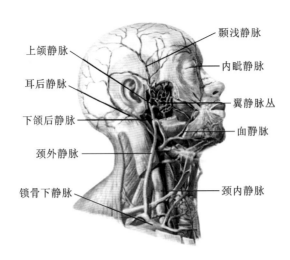

图 8-38 头颈部的静脉

颅内感染的可能。

（2）颈外静脉 颈部最大的浅静脉，在下颌角平面起于腮腺下方，沿胸锁乳突肌浅面下行，注入锁骨下静脉。颈外静脉主要收集枕部和颈浅部的静脉血。

（3）锁骨下静脉 在第1肋的外缘续于腋静脉，伴锁骨下动脉走行，与颈内静脉在胸锁关节的后方汇合成头臂静脉。

2）上肢的静脉

（1）上肢的深静脉 与同名动脉相伴行，最后经腋静脉上续为锁骨下静脉。

（2）上肢的浅静脉 浅静脉一般有三条，即头静脉、贵要静脉和肘正中静脉（图8-39）。

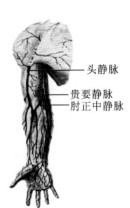

头静脉：起自手背静脉网的桡侧份，沿前臂的桡侧缘和臂的外侧面上行，最后注入腋静脉。

贵要静脉：起自手背静脉网的尺侧份，沿前臂的尺侧缘和臂的内侧面上行，到臂的中部，注入肱静脉。

肘正中静脉：位于肘窝部的皮下，通常是连接贵要静脉和头静脉的一条粗短血管，位置较固定。

图 8-39 上肢浅静脉

3）胸部的静脉

（1）奇静脉 位于胸后壁的小静脉，沿脊柱胸段的右前方上行，至第4胸椎体平面，转而向前，绕过右肺根上方注入上腔静脉。奇静脉收集右肋间后静脉、食管和主支气管等脏器，以及半奇静脉、副半奇静脉内的静脉血。

（2）椎静脉丛 位于椎管内外，是沟通上、下腔静脉系和颅内、外静脉的重要通道之一。

2. 下腔静脉系 由下腔静脉及其各级属支构成，收集下半身的静脉血，其主干为下腔静脉。下腔静脉是全身最大的静脉干，在第5腰椎的右前方由左、右髂总静脉汇合而成，沿腹主动脉右侧上行，穿膈的腔静脉孔进入胸腔，注入右心房。

1）盆部的静脉 盆腔器官的静脉在各脏器周围构成丰富的静脉丛，如直肠静脉丛、子宫静脉丛和膀胱静脉丛等，再汇入髂内静脉。

2）下肢的静脉

（1）下肢的深静脉　与同名动脉伴行，收集伴行动脉分布区的静脉血，主要有腘静脉、股静脉等。股静脉位于股动脉内侧，临床上常用作静脉穿刺。

（2）下肢的浅静脉　主要有大隐静脉、小隐静脉。

大隐静脉：在足背的内侧缘起自足背静脉网，经内踝前方，沿小腿及股的内侧面上升，在腹股沟韧带的下方注入股静脉（图 8-40）。临床上常在内踝前上方进行大隐静脉穿刺或切开输液。

小隐静脉：在足背的外侧缘起自足背静脉网，经外踝后方，沿小腿的后面上升，到腘窝处注入腘静脉（图 8-41）。

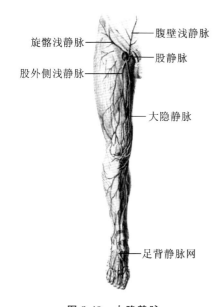

图 8-40　大隐静脉

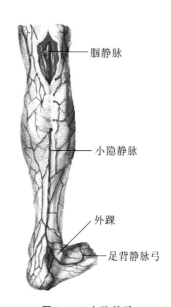

图 8-41　小隐静脉

3）腹部的静脉　绝大多数直接或间接地注入下腔静脉。壁支有 4 对腰动脉；脏支主要有肾静脉、睾丸（卵巢）静脉、肝静脉、肝门静脉系。

（1）肾静脉　与同名动脉伴行，注入下腔静脉。左肾静脉略长。

（2）睾丸（卵巢）静脉　起自睾丸和附睾，右睾丸静脉以锐角注入下腔静脉；左睾丸静脉以直角注入左肾静脉。睾丸静脉易发生曲张，左侧尤为常见。在女性，此静脉为卵巢静脉，流注关系与男性相同。

（3）肝静脉　肝内的小叶下静脉逐步汇合，有 2～3 条，包埋于肝实质内，在肝的后缘注入下腔静脉。

（4）肝门静脉系　由肝门静脉及其属支组成。肝门静脉是一条粗短的静脉干，由肠系膜上静脉和脾静脉在胰头后方汇合而成，肠系膜下静脉通常注入脾静脉（图 8-42）。肝门静脉收集腹腔内不成对器官（除肝外）的静脉血，如食管腹段、胃、小肠、大肠（除直肠下部）、胰、胆囊和脾等的静脉血。

肝门静脉的主要属支如下。

肠系膜上静脉：与同名动脉伴行，主要收集同名动脉分布区的静脉血。

脾静脉：与同名动脉伴行，除收集同名动脉分布区的静脉血外，还收集肠系膜下静脉的静脉血。

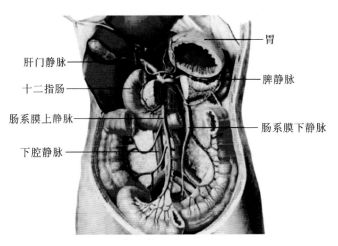

图 8-42　肝门静脉及属支

肠系膜下静脉：与同名动脉伴行，收集同名动脉分布区的静脉血，注入脾静脉。

胃左静脉：与同名动脉伴行，收集同名动脉分布区的静脉血，注入肝门静脉。

胃右静脉：接受幽门前方的幽门前静脉，幽门前静脉细小，无伴行动脉。

附脐静脉：无伴行动脉，为数条细小静脉，起于脐周静脉网，沿肝圆韧带走行，注入肝门静脉。

肝门静脉系与上、下腔静脉系之间的吻合主要有三处：经食管静脉丛与上腔静脉系吻合；经直肠静脉丛与下腔静脉系吻合；经脐周静脉网分别与上、下腔静脉系吻合（图 8-43）。

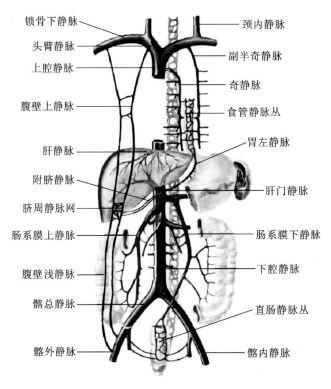

图 8-43　肝门静脉与上、下腔静脉的吻合

在正常情况下,肝门静脉系与上、下腔静脉系之间的吻合支都较细小,血流量也较少。当肝门静脉血液回流受阻时(如肝硬化引起的门脉高压),流经肝门静脉的血液便可逆流,经上述吻合支由上、下腔静脉回流入心。吻合支便逐渐扩大,引起食管静脉丛、直肠静脉丛和脐周围静脉网的静脉曲张。一旦食管、直肠等处曲张的静脉破裂,则可出现呕血或便血。

体循环静脉的主要属支,可归纳为图 8-44。

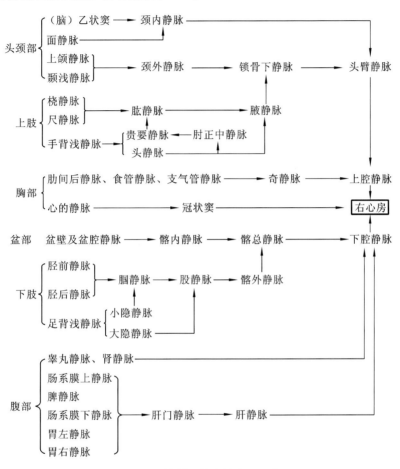

图 8-44 体循环静脉的主要属支

知识链接

1. 颈外静脉管腔大,位置表浅,常用于静脉穿刺和插管。

2. 手背静脉网是临床上静脉注射的常用部位。

3. 肘正中静脉较粗,常作为临床注射、输血和采血部位。

4. 股静脉在腹股沟韧带稍下方位于股动脉内侧,临床上常在此处做静脉穿刺插管。

5. 大隐静脉在内踝前方位置表浅且恒定,临床上常在此处进行大隐静脉穿刺或切开术。大隐静脉是浅静脉曲张的好发部位。

第三节 淋巴系统

淋巴系统由淋巴管、淋巴组织和淋巴器官组成(图 8-45)。当血液流经毛细血管动脉端时,水和营养物质经毛细血管壁进入组织间隙,形成组织液。组织液与细胞进行物质交换后,大部分经毛细血管静脉端重新吸收入静脉,小部分则进入毛细淋巴管形成淋巴。

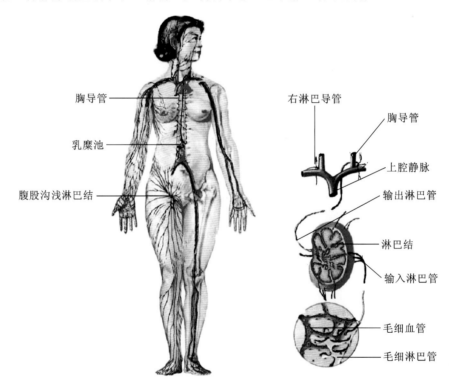

图 8-45 淋巴系统模式图

一、淋巴管道

(一)毛细淋巴管

毛细淋巴管是淋巴管道的起始部分。以膨大的盲端起始于组织间隙,吻合成网,管壁由单层扁平细胞构成。毛细淋巴管的通透性较大,蛋白质、癌细胞和细菌等较易进入。毛细淋巴管分布较广,除脑、脊髓及无血管的结构外,几乎遍布全身。

(二)淋巴管

淋巴管由毛细淋巴管汇合而成,结构与静脉相似,有丰富的瓣膜,可防止淋巴逆流。淋巴管在向心的行程中,一般都经过一个或多个淋巴结,淋巴结有滤过淋巴的作用。

淋巴管分为浅淋巴管和深淋巴管。浅淋巴管走行于皮下,深淋巴管与深部的血管伴行,二者之间有小支相交通。

(三)淋巴干

全身淋巴管经过一系列淋巴结逐渐汇合成较大的淋巴干。全身共有九条淋巴干:左、右颈干,左、右锁骨下干,左、右支气管纵隔干,左、右腰干和一条肠干(图 8-46)。

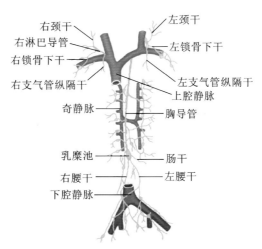

右颈干
右淋巴导管
右锁骨下干
右支气管纵隔干
奇静脉
乳糜池
右腰干
下腔静脉

左颈干
左锁骨下干
左支气管纵隔干
上腔静脉
胸导管
肠干
左腰干

图 8-46　淋巴干和淋巴导管

(四)淋巴导管

九条淋巴干最后汇成两条大的淋巴导管,即胸导管和右淋巴导管。

1. 胸导管　胸导管是全身最大的淋巴管道,长 30～40 cm,通常在第 1 腰椎前方由肠干和左、右腰干汇合而成。其起始部膨大,称乳糜池。经膈的主动脉裂孔入胸腔,上行到左颈根部,接纳左颈干、左锁骨下干和左支气管纵隔干,收集下半身及左侧上半身的淋巴,注入左静脉角。

2. 右淋巴导管　长约 1.5 cm,由右颈干、右锁骨下干和右支气管纵隔干汇合而成,收集右侧上半身的淋巴,注入右静脉角。

二、淋巴器官

淋巴器官主要由淋巴组织构成,包括淋巴结、脾和胸腺等。

(一)淋巴结

1. 淋巴结的形态　淋巴结一般为灰红色的圆形或椭圆形小体,大小不等,是淋巴管向心行程中必经的器官。淋巴结一侧较凸,有输入淋巴管进入;另一侧微凹,称淋巴结门,有血管、神经和输出淋巴管走行。

2. 淋巴结的组织结构　淋巴结表面覆盖有结缔组织构成的被膜,被膜向实质内伸出许多条索状的小梁。淋巴结实质可分为皮质、髓质和淋巴窦三部分。

(1)皮质　位于表层,呈球形或椭圆形,称淋巴小结,主要由 B 淋巴细胞构成。该细胞受抗原刺激时分化成浆细胞。淋巴小结中心区有分裂分化形成 B 淋巴细胞的能力,称生发中心;深层为弥散的淋巴组织,由 T 淋巴细胞构成,称副(深)皮质区。

(2)髓质　淋巴组织呈条索状并交织成网,又称髓索,主要含 B 淋巴细胞、浆细胞和巨噬细胞等。

(3)淋巴窦　淋巴结内淋巴流经的通路,分为皮质淋巴窦和髓质淋巴窦(髓窦),分别位于皮质和髓质内,窦内含有巨噬细胞等。淋巴经输入淋巴管进入淋巴窦时流速缓慢,有利于巨噬细胞对异物的清除,同时淋巴细胞也可进入淋巴窦并经输出淋巴管离开淋巴结。

3. 淋巴结的功能

(1)滤过淋巴 当淋巴流经淋巴结时,淋巴窦内的巨噬细胞可将异物、病菌吞噬清除,对机体有重要的防御和保护作用。

(2)产生淋巴 淋巴结内的淋巴细胞,可以分裂繁殖,产生新的淋巴细胞。

(3)参与机体的免疫 淋巴结是产生抗体和 T 效应细胞的重要免疫器官。

4. 淋巴结群 人体内淋巴结多沿血管成群分布于较隐蔽的部位,并接受一定器官或部位的淋巴。因此,局部的炎症和肿瘤可引起相应淋巴结群的肿大和疼痛。因此,了解淋巴结的位置和引流途径,对疾病的诊断和治疗具有重要的意义(图 8-47 至图 8-51)。

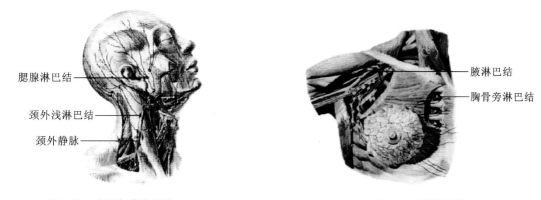

图 8-47 头颈部浅淋巴结　　　　　　图 8-48 腋淋巴结

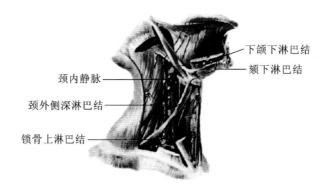

图 8-49 头颈部深淋巴结

（二）脾

脾是人体最大的淋巴器官,位于左季肋区,第 9～11 肋的深面,其长轴与第 10 肋一致,正常情况下左肋弓下不应触及脾。脾表面光滑,呈暗红色,质软而脆,左季肋区受暴力打击易致脾破裂。

脾可分为膈、脏两面和上、下两缘(图 8-52)。脏面凹陷,近中央处有脾门,是血管、神经等进出脾的部位。膈面平滑隆凸,与膈相邻。上缘前部有 2～3 个脾切迹,是临床上触诊的重要标志。

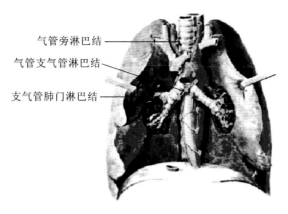

图 8-50 气管、支气管及肺门淋巴结

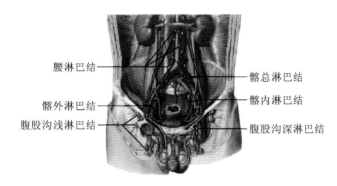

图 8-51 腹部的淋巴结

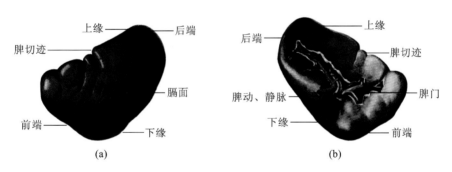

(a)

(b)

图 8-52 脾的形态

（三）胸腺

胸腺位于胸骨柄后方，上纵隔的前部。胸腺有明显的年龄变化，新生儿和幼儿的胸腺相对较大，性成熟后最大，以后逐渐萎缩，被结缔组织替代。

直通执考

一、单项选择题

1. 下列属于右心房结构的是（　　）。

A. 上腔静脉口　　　　　　　　B. 肺动脉口　　　　　　　　C. 肺静脉口

D. 主动脉口   E. 乳头肌

2. 左房室口周缘有（   ）。

A. 二尖瓣   B. 三尖瓣   C. 主动脉瓣

D. 肺动脉瓣   E. 静脉瓣

3. 心脏正常起搏点位于（   ）。

A. 房室结   B. 窦房结   C. 房室束

D. 左右束支   E. 浦肯野纤维

4. 属于主动脉的分支是（   ）。

A. 右颈总动脉   B. 右锁骨下动脉   C. 左锁骨下动脉

D. 椎动脉   E. 胸廓内动脉

5. 运血入肺,起营养作用的是（   ）。

A. 支气管动脉   B. 胸主动脉   C. 胸廓内动脉

D. 肺动脉   E. 肺静脉

6. 上唇感染引起颅内感染的患者,其脓栓进入颅腔的途径是（   ）。

A. 经面静脉、内眦静脉、眼静脉   B. 经面静脉、颈外静脉、眼静脉

C. 经颈外静脉、颈内静脉、眼静脉   D. 经面静脉、颈内静脉、眼静脉

E. 以上都不是

7. 关于头静脉的说法正确的是（   ）。

A. 起自于手背静脉网内侧份   B. 行于前臂内侧

C. 在臂部行于肱二头肌内侧沟   D. 注入腋静脉

E. 注入头臂静脉

8. 小隐静脉注入（   ）。

A. 股静脉   B. 大隐静脉   C. 腘静脉

D. 胫前静脉   E. 胫后静脉

9. 不直接注入下腔静脉的血管是（   ）。

A. 肾静脉   B. 右睾丸静脉   C. 肝静脉

D. 肝门静脉   E. 右肾上腺静脉

二、名词解释

1. 血液循环   2. 动脉韧带   3. 颈动脉窦   4. 颈动脉小球   5. 静脉角   6. 危险三角

7. 淋巴器官

三、简答题

1. 简述心的位置、心尖的体表投影。

2. 试述肝门静脉的组成、属支和吻合。

（商   奇）

第九章 感觉器官

学习目标

1. 掌握:眼球壁的层次、各层的分部及形态结构特点;眼球内容物的名称和作用;房水的循环途径;咽鼓管的形态、功能及小儿咽鼓管的特点和临床意义;皮肤的层次、各层的分部及形态结构特点。

2. 熟悉:泪器的组成和鼻泪管的开口部位;眼外肌的名称和作用;鼓膜的位置、形态和分部;中耳的组成及鼓室各壁的名称。

3. 了解:视器的组成;前庭蜗器的组成;皮肤的附属结构。

感觉器官由感受器和附属器组成,包括眼、耳等。

感受器是机体感受内外环境各种刺激的结构,是认识世界的物质基础。感受器感受到刺激后,能把刺激转化为神经冲动,神经冲动沿感觉神经传至中枢,产生相应的感觉。根据其发育和分化程度,通常把感受器分为一般感受器和特殊感受器。一般感受器结构简单,主要配布于皮肤、脏器、血管、肌腱及关节等处。特殊感受器结构复杂,有专门的感受细胞,还有附属器。

本章主要介绍视器、前庭蜗器和皮肤等。

第一节 视 器

视器又称为眼,由眼球及眼副器两部分组成,能感受光的刺激。

一、眼球

眼球位于眼眶内,近似球形,后部借视神经连于视交叉。眼球由眼球壁及其内容物组成(图 9-1)。

(一)眼球壁

眼球壁由外、中、内三层膜构成。

1. 外膜 外膜又称纤维膜,由致密结缔组织组成,具有维持眼球外形和保护眼球内容物的作用,分为角膜和巩膜两部分。

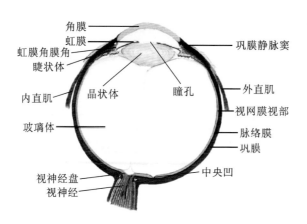

图 9-1 眼球

（1）角膜 占外膜的前 1/6，无色透明，屈度大，有折光作用。角膜无血管，但有丰富的神经末梢，感觉灵敏。角膜再生能力强，角膜外伤可引起白斑，影响视力。

（2）巩膜 占外膜的 5/6，呈乳白色，不透明。巩膜与角膜相交处的深面有一环形的小管，称为巩膜静脉窦。

2. 中膜 中膜因含丰富的血管及色素细胞又称血管膜，有营养眼球壁和遮光作用。中膜由前向后分为虹膜、睫状体和脉络膜三部分。

（1）虹膜 位于中膜的最前部，冠状位，椭圆形，中央有一网孔，称为瞳孔。虹膜的颜色因人种而有差异，中国人的虹膜多呈棕色。虹膜内含有两种排列方向不同的平滑肌，在瞳孔周围呈环形排列，称为瞳孔括约肌，收缩时使瞳孔缩小；由瞳孔周缘向外呈放射状排列的称为瞳孔开大肌，收缩时使瞳孔开大。瞳孔的开大与缩小可调节进入眼球光线的量。

（2）睫状体 位于角膜与巩膜移行部的深面。睫状体前面有许多呈放射状排列的突起，称为睫状突。睫状体内的平滑肌，称为睫状肌，此肌收缩或舒张，能增加或减少晶状体的屈度。

（3）脉络膜 占中膜的后 2/3，外面与巩膜结合较松。

3. 内膜 内膜又称视网膜，贴附于中膜的内面。视网膜分两部分：贴附于虹膜和睫状体内面、无感光作用的称为盲部；贴附于脉络膜内面、有感光作用的称为视部。视网膜后部的中央稍偏鼻侧处，有一白色的圆盘状隆起，称为视神经盘，此处由节细胞轴突集中而成，不能感光，所以生理学上称为盲点。在视神经盘颞侧 3～4 mm 处，有一黄色小斑，称为黄斑。黄斑的中央略凹陷，称为中央凹，是视物最清晰、辨色能力最强的部位。

视网膜视部分为两层，外层称为色素上皮层，内层称为神经层。色素上皮层为单层上皮，细胞内含有黑色素，能吸收光线，使感光细胞免受强光刺激。神经层由三层细胞构成，由外向内分别为视细胞层、双极细胞层和节细胞层，三层细胞之间有突触。视细胞层包括视锥细胞和视杆细胞，视锥细胞有感受强光和辨别颜色的能力，视杆细胞能感受弱光，无辨色能力。双极细胞层的神经元有联系视细胞层和节细胞层的作用。节细胞属多极神经元，其轴突向视神经盘处汇集，形成视神经。

（二）眼球内容物

眼球内容物包括房水、晶状体和玻璃体三部分。

1. 房水 房水是充满眼房内的无色透明的液体。眼房是指位于角膜后方及晶状体前方的不规则腔隙，眼球前房和眼球后房借瞳孔相通。眼球前房的边缘，虹膜与角膜相交处形成的夹角,称为虹膜角膜角,又称前房角。房水由睫状体产生,由眼球后房经瞳孔流入眼球前房,再经虹膜角膜角渗入巩膜静脉窦,最后汇入眼静脉。房水有营养晶状体和角膜、折光和维持正常眼压的功能。

2. 晶状体 晶状体位于虹膜的后方,无色透明且有弹性,不含神经和血管,呈双凸透镜状(图9-2)。晶状体由晶状体纤维构成,外面包被透明而且有弹性的薄膜,称为晶状体囊,周缘借睫状小带与睫状突相连。晶状体的曲度,可随睫状肌的舒缩而改变。视远物时,睫状肌舒张,睫状小带被拉紧,晶状体变扁,折光力减弱;视近物时,睫状肌收缩,睫状小带松弛,晶状体由于本身的弹性回缩而变凸,折光力增强。通过晶状体折光力的调节,使从不同距离的物体反射出来的光线都能聚集于视网膜上,形成清晰的物像。

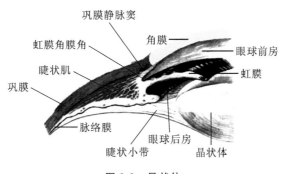

图 9-2 晶状体

3. 玻璃体 玻璃体充满于晶状体与视网膜之间,为无色透明的胶状物质,约占球内容积的 4/5。玻璃体有折光和支撑视网膜的作用。当玻璃体因炎症或外伤出现不透明时,临床上称为玻璃体混浊。

角膜、房水、晶状体和玻璃体均为无血管、无色透明,具有折光作用,故称为眼的折(屈)光系统。

二、眼副器

眼副器包括眼睑、结膜、泪器和眼球外肌等,有保护、支持和运动眼球的功能(图9-3)。

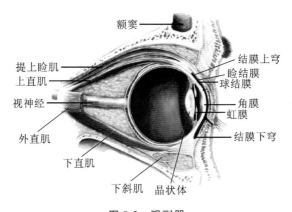

图 9-3 眼副器

（一）眼睑

眼睑位于眼球前方,分为上眼睑和下眼睑两部分,具有保护眼球的作用。眼睑的游离缘称为睑缘。睑缘生有睫毛，睫毛的根部有睫毛腺。上、下睑缘之间的裂隙，称为睑裂；睑裂的外侧端较锐，称为外眦；内侧端钝圆，称为内眦。近内眦的上、下睑缘各有一小孔，称为泪点，泪点是泪小管的入口。

眼睑的构造由外向内依次为皮肤、皮下组织、肌层、睑板和睑结膜。

睑的皮肤薄而柔软，皮下组织疏松无脂肪，低蛋白血症或局部炎症时易出现水肿。肌层主要由眼轮匝肌、提上睑肌和平滑肌构成，能使睑裂开大或缩小。睑板由致密结缔组织构成，为半月形，其内有睑板腺，该腺体与睑缘垂直排列，开口于睑缘。睑板腺分泌脂性液体，有润滑睑缘和阻止泪液外溢的作用。

（二）结膜

结膜是一层薄而透明的黏膜。覆盖于巩膜（前部）外面、止于角膜缘的结膜部分为球结膜，球结膜透明，故巩膜出血或胆汁黄染易被发现；位于上下眼睑内面的结膜部分，称为睑结膜，可透见其深面的毛细血管。上下睑结膜与球结膜转折移行部，分别形成结膜上穹和结膜下穹，关闭睑裂时全部结膜围成一囊状腔隙，称为结膜囊。

（三）泪器

泪器包括泪腺和泪道两部分（图9-4）。

1. 泪腺　泪腺位于眶上壁的泪腺窝内，以10～20条排泄小管开口于结膜上穹外侧部。泪腺分泌泪液，泪液有湿润、清洁角膜和结膜囊的作用，另外，泪液尚含有溶菌酶，具有灭菌的作用。

2. 泪道　泪道包括泪点、泪小管、泪囊和鼻泪管。

（1）泪小管　起于泪点，上下各一，先分别向上、下垂直走行，后向内侧汇合，开口于泪囊。

（2）泪囊　位于泪囊窝，上为盲端，向下接鼻泪管。

（3）鼻泪管　位于骨性鼻泪管内，开口于下鼻道。泪腺分泌泪液，于瞬目时分布于眼球表面，经泪点、泪小管、泪囊及鼻泪管流入下鼻道。泪道堵塞可引起溢泪症。

（四）眼球外肌

眼球外肌分布于眼球周围，共7块，包括运动眼球的6块肌和提上睑肌（图9-5）。运动眼球的肌分别为：内直肌，使瞳孔转向内侧；外直肌，使瞳孔转向外侧；上直肌，使瞳孔转向内上；下直肌，使瞳孔转向内下；上斜肌，使瞳孔转向下方；下斜肌，使瞳孔转向外上方。提上睑肌收缩时上提上睑，重症肌无力患者可出现上睑下垂。

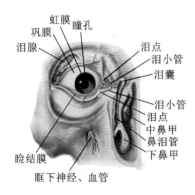

图9-4　泪器

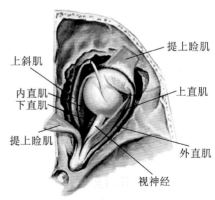

图9-5　眼球外肌

三、眼的血管

（一）眼的动脉

眼的血液供应主要来自于眼动脉。眼动脉由颈内动脉发出，分支供应眼球、眼睑、泪腺及眼球外肌等。其中，眼动脉最主要的分支是视网膜中央动脉，它可营养视网膜。

（二）眼的静脉

视网膜中央静脉及其属支与同名动脉伴行，注入眼静脉，再汇入海绵窦。眼静脉向前与内眦静脉相交通，故面部感染可经眼静脉侵入颅内，引起海绵窦炎症。

第二节　前庭蜗器

前庭蜗器又称耳，包括外耳、中耳和内耳三部分（图9-6）。外耳和中耳有收集和传导声波的作用，内耳有听觉感受器和位觉感受器。

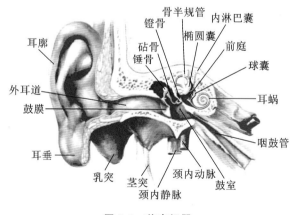

图 9-6　前庭蜗器

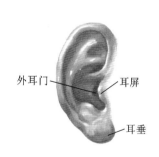

图 9-7　外耳

一、外耳

外耳包括耳廓、外耳道和鼓膜三部分（图9-7）。

（一）耳廓

耳廓位于头部两侧。耳廓以弹性软骨为支架，表面被覆以皮肤。下部仅有皮肤和皮下脂肪，称为耳垂。耳廓外面深凹的底部有外耳门，外耳门前方的突起，称为耳屏。

（二）外耳道

外耳道是由外耳门至鼓膜的弯曲管道，外侧1/3为软骨部，内侧2/3为骨部，两部分结合的部位较狭窄，异物易滞留此处。软骨部朝向后内上方，骨部朝向前内下方，故观察鼓膜时，须将耳廓向后上方牵拉。婴儿因颞骨尚未骨化，其外耳道几乎全由软骨支持。婴儿外耳道短而直,鼓膜近似水平位,故观察婴儿的鼓膜时,须将耳廓向后下方牵拉。外耳道皮肤薄,皮下组织少且与软骨膜及骨膜紧密结合,故外耳道发生疖肿时疼痛剧烈。外耳道的皮肤内有皮脂腺和耵聍腺,耵聍腺分泌黏稠液体,干后为耵聍,有保护外耳道的作用,若积存过多形成耵聍栓塞,可影响听力。

（三）鼓膜

鼓膜是位于外耳道与鼓室之间的半透明薄膜,外侧面向前下方倾斜,与外耳道下壁约成45°。鼓膜呈椭圆形,中心略向内凹陷,称鼓膜脐(图9-8)。鼓膜的前上 1/4 部分,称为松弛部,其余 3/4 为紧张部。活体检查鼓膜时,可观察到紧张部呈灰白色,松弛部呈浅红色,鼓膜脐前下部的三角形反光区,称为光锥,鼓膜内陷时光锥可变小或消失。

二、中耳

中耳包括鼓室、咽鼓管和乳突小房三部分。

（一）鼓室

鼓室为颞骨岩部内不规则的含气小腔,位于鼓膜和内耳之间,内有听小骨、血管及神经等。鼓室内覆盖的黏膜与咽鼓管和乳突窦的黏膜相延续。

1. 鼓室的壁鼓室有 6 个壁　①上壁,又称盖壁,即鼓室盖,是分隔鼓室及颅中窝的薄骨板。②下壁,又称颈静脉壁,是将鼓室与颈内静脉起始部隔开的薄骨板。③前壁,为颈动脉壁,即颈动脉管的后壁,壁的上部有咽鼓管的开口。④后壁,为乳突壁,上部有乳突窦的开口,经乳突窦通乳突小房。⑤外侧壁,即鼓膜壁,由鼓膜构成。⑥内侧壁,又称迷路壁,即内耳的外侧壁,此壁后上部卵圆形的孔称为前庭窗,附有镫骨底,后下部的圆形孔称为蜗窗,被第二鼓膜封闭。

2. 听小骨　听小骨每侧有三块,由外向内依次为锤骨、砧骨和镫骨,三块骨依次以关节相连形成一听骨链(图9-9)。锤骨有一头一柄,柄紧附于鼓膜内面。镫骨底借韧带附于前庭窗的周缘。当声波振动鼓膜时,引起听骨链运动,使镫骨底在前庭窗上摆动,将声波传入内耳。

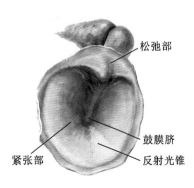

图 9-8　鼓膜　　　　　　　　　　　图 9-9　听小骨

（二）咽鼓管

咽鼓管是连通鼻咽部和鼓室的管道,近鼓室的 1/3 为骨部,近鼻咽部的 2/3 为软骨部。小儿的咽鼓管短而平直,管腔较大,故咽部的感染易沿此管侵入鼓室引起中耳炎。咽鼓管的作用是使鼓室的气压与外界的大气压相等,以保持鼓膜内外两面的压力平衡。

(三)乳突小房

乳突小房为颞骨乳突内许多相互连通的含气小腔,前部借乳突窦通鼓室。乳突小房内面所衬黏膜与鼓室黏膜相续,如中耳炎不及时治疗,可引起乳突炎。

三、内耳

内耳位于颞骨岩部内,鼓室内侧壁与内耳道底之间,由构造复杂的管道组成,故又称为迷路,分为骨迷路和膜迷路两部分。骨迷路为骨性管道;膜迷路位于骨迷路内,是封闭的膜性小管,内含内淋巴。骨迷路与膜迷路之间的腔隙内充有外淋巴。内、外淋巴互不相通。

(一)骨迷路

骨迷路由前内向后外依次是耳蜗、前庭和骨半规管(图 9-10)。

1. 耳蜗　耳蜗形似蜗牛壳,底朝向内耳道底,称为蜗底,尖朝向前外侧,称为蜗顶。耳蜗由蜗螺旋管环绕蜗轴 2.75 周而成。蜗轴发出骨螺旋板伸入蜗螺旋管腔内,其游离端连蜗管,将螺旋管分成上、下两半,上半部为前庭阶,下半部为鼓阶(图 9-11)。前庭阶和鼓阶在蜗顶处借蜗孔相通。鼓阶起始部的外侧壁有蜗窗,由第二鼓膜封闭;前庭阶起始部的外侧壁有前庭窗,由镫骨底封闭。

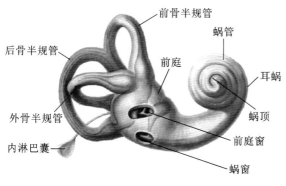

图 9-10　骨迷路

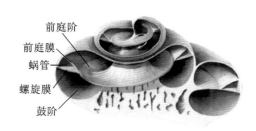

图 9-11　耳蜗

2. 前庭　前庭是位于骨半规管与耳蜗之间的球状膨大部,前部有一大孔通向耳蜗,向后有 5 个小孔与 3 个骨半规管相连,其外侧壁上的孔即前庭窗。

3. 骨半规管　骨半规管由 3 个互相垂直的半环形小管组成,根据它们的位置,分别称为前骨半规管、后骨半规管和外骨半规管,每管都有两个骨脚,分别称为壶腹骨脚和单骨脚,前后半规管的单骨脚合称总骨脚。

(二)膜迷路

膜迷路是骨迷路内的膜性小管和小囊,由前内向后外分为蜗管、球囊、椭圆囊和膜半规管(图 9-12)。

1. 蜗管　蜗管位于耳蜗内,横切面呈三角形。蜗管上壁为前庭膜,与前庭阶分开;下壁为基底膜,与鼓阶分开。基底膜上有听觉感受器,称为螺旋器。

2. 球囊和椭圆囊　球囊和椭圆囊是位于前庭内相互连通的两个膜性小囊。球囊和椭圆囊的囊壁向内的斑状隆起,分别称为球囊斑和椭圆囊斑,两者均为位觉感受器,感受直线变速运动及静态头位置的刺激。

3. 膜半规管　膜半规管是骨半规管内的膜迷路,但管径较细。每个膜半规管有膨大的膜

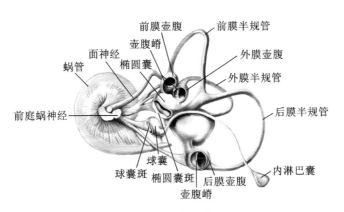

图 9-12 膜迷路

壶腹,内有壶腹嵴。壶腹嵴是位觉感受器,能感受头部旋转变速运动的刺激,迷路水肿表现为眩晕综合征。

声波的传导途径:声波经外耳门、外耳道振动鼓膜,引起听骨链运动,镫骨的摆动使前庭阶内的外淋巴及蜗管内的内淋巴波动,从而使基底膜上的螺旋器兴奋,产生神经冲动,经蜗神经传至大脑皮质的听觉中枢,产生听觉。

第三节 皮 肤

皮肤是人体最大的器官,成人约占体重的 16%,总面积达 1.2～2 m²,有屏障、保护、感觉、调节体温、吸收和参与免疫应答等作用。皮肤由表皮和真皮构成,其内有毛发、皮脂腺、汗腺和指(趾)甲等附属器官。

一、表皮

表皮由角化的复层扁平上皮构成。根据表皮细胞的形态特点,表皮由深至浅分为五层结构,即基底层、棘层、颗粒层、透明层和角质层(图 9-13)。

(一)基底层

基底层位于表皮的最深层,由一层低柱状或立方形细胞组成,称为基底细胞。基底细胞分裂增殖能力活跃,新生细胞可不断地向浅层移动,分化为各层的细胞并逐渐角化。基底细胞在皮肤创伤愈合中有重要的再生修复作用,故基底层又称生发层。

(二)棘层

棘层位于基底层浅面,由 4～10 层多边形细胞组成,因细胞表面伸出许多细而短的棘状小突,故称为棘细胞。

(三)颗粒层

颗粒层位于棘层浅面,由 3～5 层扁平的细胞组成,细胞核已趋于萎缩退化,细胞质内充满

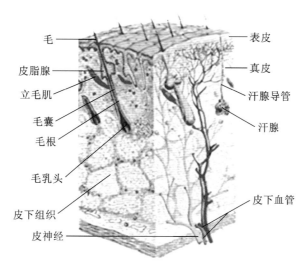

毛

皮脂腺

立毛肌

毛囊

毛根

毛乳头

皮下组织

皮神经

表皮

真皮

汗腺导管

汗腺

皮下血管

图 9-13 表皮

许多强嗜碱性的透明角质颗粒,故称为颗粒层。

(四)透明层

透明层位于颗粒层浅面,细胞间界限不清,在 HE 染色中呈均匀透明状,嗜酸性,细胞核和细胞器退化消失。

(五)角质层

角质层位于表皮最浅层,由多层角质细胞嵌合组成,细胞核和细胞器完全退化、消失,细胞质内有大量角蛋白。角质层能阻止体外物质入侵机体并防止体内物质的流失,是人体体表浅层的一道重要的天然屏障。

表皮的角化是细胞不断增殖分化,并向表层逐渐推移的结果,也是细胞内角蛋白逐渐形成的过程。人类的表皮细胞 3~4 周更新一次。

二、真皮

真皮由致密结缔组织构成,分为乳头层和网状层。

(一)乳头层

乳头层紧接表皮,结缔组织突出形成真皮乳头,增加了表皮与真皮的接触面。

(二)网状层

网状层是真皮的主要组成部分,胶原纤维和弹性纤维穿行其中,使皮肤具有较大的韧性和弹性。此层内还有较大的血管、淋巴管、神经纤维及环层小体、汗腺、皮脂腺及毛囊等。

皮下组织(浅筋膜)不属于皮肤,位于真皮深面,可使皮肤与深部组织相连,由疏松结缔组织和脂肪组织构成。皮下组织厚度因个体、年龄、性别和部位而异,腹部、臂部的皮下组织较厚,眼睑、阴囊及阴茎等处最薄,且不含脂肪组织。

三、皮肤的附属结构

皮肤的附属结构由表皮衍生而来,包括毛发、皮脂腺、汗腺和指(趾)甲等结构。

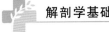

（一）毛发

毛发露在皮肤外，称为毛干，埋在皮肤内的，称为毛根，毛根和毛囊末端膨大，称为毛球，毛球是毛发的生长点。

（二）皮脂腺

皮脂腺位于毛囊与立毛肌之间，开口于毛囊，有润滑毛发和皮肤的作用。

（三）汗腺

汗腺为单曲管状腺，由分泌部和导管组成。汗腺分为小汗腺和大汗腺两种。小汗腺遍布全身，分泌部位于真皮深层和皮下组织内，开口于体表；大汗腺主要分布于腋窝、会阴、肛门周围等处，分泌部粗大，盘曲成团，导管开口于毛囊，分泌物较黏稠，经细菌分解后产生特殊的气味，称为狐臭。大汗腺在青春期发达，分泌旺盛。

（四）指（趾）甲

指（趾）甲由多层紧密排列的角质细胞构成，呈扁平板状。露在外面者为甲体，包埋于皮肤内的为甲根，甲体深面的皮肤为甲床，甲根附着处的甲床特别厚，称为甲母质，是甲的生长点。甲体周缘的皮肤称为甲襞，甲体与甲襞之间为甲沟。

直通执考

一、单项选择题

1. 眼的屈光系统包括（   ）。

A. 角膜、晶状体和视网膜　　　　　B. 晶状体、玻璃体和视网膜

C. 角膜、晶状体和玻璃体　　　　　D. 角膜、玻璃体和睫状体

2. 下列有关虹膜的叙述，正确的是（   ）。

A. 属于眼球的外膜结构　　　　　　B. 能产生房水

C. 可调节晶状体的曲度　　　　　　D. 中央有一圆形瞳孔

3. 有关视网膜的叙述，正确的是（   ）。

A. 后部偏鼻侧处有视神经盘　　　　B. 由视细胞、双极细胞构成

C. 富含血管和色素细胞　　　　　　D. 全层都有感光功能

4. 下列有关黄斑的叙述，正确的是（   ）。

A. 感光作用强，无辨色能力　　　　B. 位于视神经盘颞侧约 4 mm 处

C. 由节细胞汇集而成　　　　　　　D. 有营养眼球的作用

5. 人体最大的器官是（   ）。

A. 皮肤　　　　　B. 肝脏　　　　　C. 股四头肌　　　　　D. 股骨

6. 听觉感受器是（   ）。

A. 椭圆囊斑　　　　B. 螺旋器　　　　C. 球囊斑　　　　D. 膜壶腹嵴

二、名词解释

1. 巩膜静脉窦　2. 瞳孔　3. 视神经盘　4. 黄斑　5. 中央凹

三、简答题

1. 眼球壁有哪几个层次？各层的分部有哪些？

2. 房水的产生部位及循环途径是什么?
3. 简述鼓室的位置,各壁的结构。
4. 简述咽鼓管的形态、功能及临床意义。
5. 声波是如何传导的?

（李胜军）

第十章 神经系统

1. 掌握：神经系统常用术语；脊髓的位置及外形；脑的分部；脑干的分部；基底核和纹状体的概念及其功能；内囊的概念、分部、走行结构及临床意义；硬膜外隙、蛛网膜下隙的概念；脑脊液的循环途径。

2. 熟悉：脊髓的内部结构；间脑分部及各部的功能；大脑皮质的主要功能区；脑的动脉供应；脊神经的组成和主要分支分布；各脑神经的序号、名称、性质、连脑部位和分布；交感神经的低级中枢部位以及交感干。

3. 了解：小脑、脑干内部结构；脊髓的血管；脑和脊髓的传导通路。

第一节 概 述

神经系统由脑、脊髓以及与脑和脊髓相连的遍布全身的周围神经组成，是人体内结构和功能最复杂的系统。神经系统通过全身感受器不断接受机体内、外环境的各种刺激，经传入神经传至中枢（脑和脊髓）的不同部位，经过整合后发出相应的神经冲动，经传出神经传至相应的效应器，产生各种适应性反应，以此来调节和控制人体各器官系统的功能活动，使之相互影响、相互协调，完成统一的生理功能，借以维持人体内环境的相对稳定和适应外环境的变化，保证生命活动的正常进行。

经过漫长的生物进化以及人类长期的生产劳动、语言功能和思维活动的推动，人类的神经系统，特别是脑得到了高度发展，达到了非常复杂和高级的程度。人脑作为高级神经活动，特别是思维和意识的器官，反过来又进一步促进了劳动和语言的发展，使人类远远超越了一般动物的范畴，不仅能适应和认识世界，而且能主动改造世界，使自然界为人类服务。因此，神经系统是人体内起主导作用的系统。

神经系统的这种复杂功能，是由于组成神经系统的神经细胞具有感受刺激和传导兴奋能力的结果。神经细胞以特殊的方式连接起来，使神经系统组合成具有高度整合机能的结构形式并同时把全身的组织器官联系在一起。在此基础上，通过各种反射，使机体进行多种多样的复杂活动。

一、神经系统的区分

神经系统在结构和功能上是一个不可分割的整体,为了叙述的方便,将其分为中枢神经系统和周围神经系统两部分。中枢神经系统包括脑和脊髓,分别位于颅腔和椎管内(图 10-1)。周围神经系统依据其分布部位的不同可分为躯体神经和内脏神经。躯体神经分布于体表、骨、关节和骨骼肌,包括 31 对脊神经和 12 对脑神经;内脏神经分布于内脏、心血管和腺体。躯体神经和内脏神经中都含有感觉纤维和运动纤维。感觉纤维,又称传入纤维,它将神经冲动由感受器传向中枢神经系统;运动纤维,又称传出纤维,它将神经冲动由中枢神经系统传向周围效应器。内脏神经中的运动纤维又组合成自主神经系统,支配不受人的主观意志所控制的心肌、平滑肌和腺体的活动。依其功能不同,自主神经系统又分为交感神经和副交感神经两部分。

二、神经系统的活动方式

神经系统的基本活动方式是反射。所谓反射是指在中枢神经系统的参与下,机体对内、外环境的刺激作出的适宜反应。完成反射活动的形态学基础称为反射弧,包括感受器→传入神经→中枢→传出神经→效应器五部分(图 10-2)。反射弧任何一部分损伤,反射即出现障碍。因此,临床上常用检查反射的方法来协助诊断神经系统疾病。

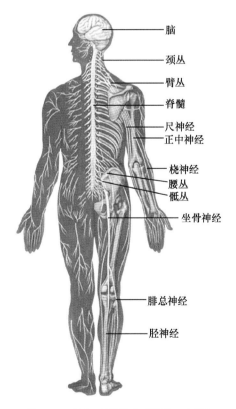

图 10-1　神经系统的构成图(示意图)

脑
颈丛
臂丛
脊髓
尺神经
正中神经
桡神经
腰丛
骶丛
坐骨神经
腓总神经
胫神经

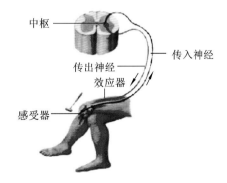

图 10-2　反射弧示意图

中枢
传入神经
传出神经
效应器
感受器

三、神经系统的常用术语

组成神经系统的基本结构单位是神经元,而神经元有胞体和突起之分,神经系统不同部位的胞体和突起有不同的集聚方式,故用不同的术语表示。

1. 灰质和皮质　中枢神经系统内,神经元胞体和树突聚集的部位,因富含血管在新鲜标本上色泽灰暗,称为灰质。在大脑和小脑表面成层配布的灰质,称为皮质。

2. 白质和髓质　中枢神经系统内,神经纤维集聚的部位,因髓鞘含类脂质而色泽白亮,称为白质。位于大脑和小脑皮质深面的白质,称为髓质。

3. 神经核和神经节　在中枢神经系统内,形态和功能相似的神经元胞体聚集形成团块状结构,称为神经核;在周围神经系统内,则称为神经节。

4. 纤维束和神经　在中枢神经系统内,起止、行程和功能相同的神经纤维聚集成束,称为纤维束(又名传导束)。在周围神经系统内,神经纤维聚集成束并被结缔组织包裹形成粗细不等的条索状结构,称为神经。

5. 网状结构　在中枢神经系统内,神经纤维交织成网状,灰质团块散在其中,形成灰质和白质混杂排列的结构,称为网状结构,是神经系统中较古老的结构。

第二节　中枢神经系统

中枢神经系统包括位于椎管内的脊髓和位于颅腔内的脑,是反射活动的中心部位,两者通过枕骨大孔相连续。

一、脊髓

(一) 脊髓的位置和外形

脊髓位于椎管内(图 10-3),上端在枕骨大孔处与延髓相接,下端在成人约平第 1 腰椎体下缘(新生儿可达第 3 腰椎下缘平面),全长 42~45 cm,实际上脊髓仅占据椎管的上 2/3。

脊髓呈扁圆柱形,全长粗细不等,有两处膨大,即颈膨大和腰骶膨大。颈膨大平第 5、6 颈椎水平,其两侧连有分布到上肢的神经;腰骶膨大平第 12 胸椎水平,两侧连有分布到下肢的神经。腰骶膨大以下脊髓逐渐变细,呈圆锥状,称为脊髓圆锥(图 10-4,图 10-5)。脊髓圆锥向下延为一条约 20 cm 长的无神经组织的细丝,称为终丝,止于尾骨的背面,起固定脊髓的作用。

在脊髓表面有 6 条纵行的沟或裂,分别是脊髓前面正中的前正中裂,后面正中的后正中沟以及两侧对称的前、后外侧沟。在脊髓的前、后外侧沟内分别连有脊神经的前根纤维和后根纤维(图 10-6)。

脊髓两侧连有 31 对脊神经,每一对脊神经所连的一段脊髓,称为一个脊髓节段,故脊髓相应地分为 31 个节段,包括 8 个颈节、12 个胸节、5 个腰节、5 个骶节和 1 个尾节(图 10-3)。在脊髓圆锥的下方,连接在脊髓腰、骶、尾段两侧的脊神经根纤维围绕终丝形成马尾(图 10-5)。

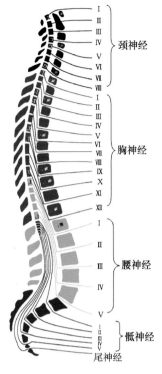

图 10-3　脊髓的位置(侧面观)

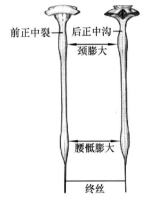

图 10-4　脊髓的外形

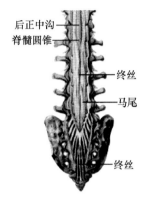

图 10-5　脊髓圆锥与马尾

在成人由于第 1 腰椎体以下的椎管内只有马尾而无脊髓,所以临床上常选择第 3、4 或第 4、5 腰椎棘突之间进行穿刺或麻醉,以避免损伤脊髓。

　　(二) 脊髓的内部结构

　　脊髓由灰质和白质两部分构成。其中,灰质位于脊髓的中央,白质位于脊髓的外周(图 10-7)。

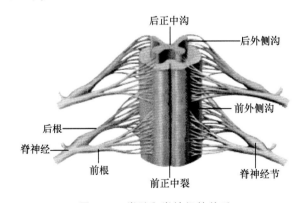

图 10-6　脊髓和脊神经的关系

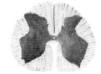

图 10-7　脊髓横切面

　　1. 灰质　在脊髓横切面上(图 10-7),可见中央有一细小的中央管,纵贯脊髓全长,内含脑脊液。灰质围绕中央管成 H 形。每侧灰质的前部扩大,称为前角;后部狭长,称为后角,脊髓灰质的前、后角纵贯脊髓全长形成柱状,又分别称为前柱和后柱。在脊髓胸 1 至腰 3 节段的前、后角之间,灰质向外侧突出形成侧角,又称侧柱。

　　(1) 前角　主要由运动神经元组成。在配布上分为内、外侧两群:内侧群见于脊髓全长,支配颈肌和躯干肌；外侧群在脊髓的两个膨大处最发达，支配四肢肌。

知识链接

脊髓前角受损：主要伤及前角运动神经元，表现为这些细胞所支配的骨骼肌呈弛缓性瘫痪，肌张力低下，腱反射消失，肌萎缩，但感觉无异常。如脊髓灰质炎（小儿麻痹症）患者。

（2）后角　由联络神经元组成，主要接受脊神经后根的传入纤维。

（3）侧角　仅见于脊髓胸1至腰3节段，由交感神经元组成，是交感神经的低级中枢。在脊髓骶2至骶4节段，相当于侧角的部位，有骶副交感核存在，是副交感神经的低级中枢。

2. 白质　位于灰质的周围，主要由大量纵行的纤维束构成，这些纤维束既包括联络脑和脊髓的长距离的上行纤维束和下行纤维束，又包括联络脊髓各节段的短距离的固有束（完成脊髓节段间的反射）。脊髓白质借脊髓表面的6条沟裂分为左右对称的3个索：前正中裂与前外侧沟之间为前索，后正中沟与后外侧沟之间为后索，前、后外侧沟之间为外侧索。

1）上行纤维束　主要包括薄束、楔束和脊髓丘脑束（图10-8）。

（1）薄束和楔束　分别位于后索的内侧和外侧。薄束传导同侧下半身的本体感觉（肌、腱和关节的感受器产生的位置觉、运动觉和振动觉）和皮肤的精细触觉（对接触物体的形状、软硬、纹理粗细等性状进行判断而产生的感觉），楔束传导同侧上半身的本体感觉和精细触觉。薄束和楔束沿脊髓后索上行将同侧的本体感觉和精细触觉传至延髓。当脊髓后索病变时，本体感觉和精细触觉的信息不能向上传入大脑皮质，在患者闭目时，不能确定自己肢体所处的位置，站立时身体摇晃倾斜，也不能辨别物体的形状、纹理粗细等。

（2）脊髓丘脑束　位于外侧索的前半和前索内，分为脊髓丘脑侧束和脊髓丘脑前束，分别传导对侧躯干和四肢的痛觉、温度觉和粗触觉（只感知有物接触，但不能感知接触物体的性质）。脊髓丘脑束沿脊髓上行，经过脑干至背侧丘脑。当一侧脊髓丘脑束损伤时，损伤平面以下的对侧出现的痛、温觉减退或消失，但对触觉影响不大（后索传递精细触觉的存在）。

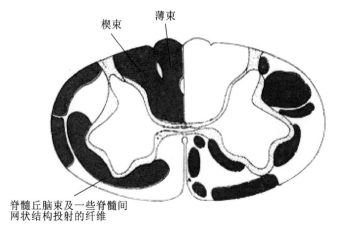

图10-8　脊髓白质各纤维束示意图

2）下行纤维束

（1）皮质脊髓束　位于脊髓外侧索和前索内，按位置不同可分为皮质脊髓侧束和皮质脊髓前束。皮质脊髓侧束较长,可达脊髓骶段,一侧皮质脊髓侧束管理同侧上、下肢骨骼肌的随意运动。皮质脊髓前束较短,一般只到达脊髓中胸部以上,一侧皮质脊髓前束管理双侧躯干肌的随意运动。所以,当一侧皮质脊髓束损伤时,出现同侧损伤平面以下的肢体骨骼肌瘫痪,而躯干肌不瘫痪。

(2)其他下行纤维束 包括红核脊髓束、前庭脊髓束、网状脊髓束、顶盖脊髓束等,有调节肌张力和躯体平衡、协调运动等功能。

知识链接

脊髓横贯性损伤

当外伤导致脊髓突然完全横断时,横断平面以下全部感觉和运动丧失,反射消失,处于无反射状态,称为脊髓休克。数周至数月后,各种反射可逐渐恢复,但离断平面以下的感觉和运动不能恢复。

(三)脊髓的功能

1. 传导功能 来自于躯干、四肢各种感受器的传入信息,经脊神经后根进入脊髓,然后经上行纤维束将感觉信息传至大脑皮质;同时,脊髓又通过下行纤维束接受高级中枢的调控,将高级中枢的信息通过脊神经传至躯干和四肢。由此可见,脊髓是脑与躯干和四肢联系的重要通路。

2. 反射功能 脊髓灰质内有多种反射中枢,如腱反射(膝反射、跟腱反射、肱二头肌反射)、竖毛反射、膀胱排尿反射、直肠排便反射等。正常情况下,脊髓的反射活动始终在脑的控制下进行。

二、脑

脑位于颅腔内,由端脑、间脑、中脑、脑桥、延髓和小脑六部分组成(图10-9,图10-10)。通常把中脑、脑桥、延髓三部分合称脑干。脑的形态、结构和功能比脊髓更为复杂。成年人,脑的平均重量约为1400 g。

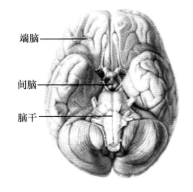

图10-9 脑的底面

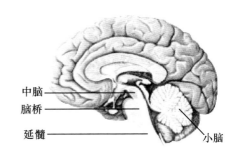

图10-10 脑的正中矢状切面

(一)脑干

脑干位于颅后窝前部,介于脊髓和间脑之间,自下而上由延髓、中脑和脑桥三部分组成。其中,延髓在枕骨大孔处与脊髓相接,中脑向上与间脑相接,延髓和脑桥的后面与小脑相连。

在脑干上连有第 3～12 对脑神经。

1. 脑干的外形

1）腹侧面（图 10-11）

（1）延髓　呈倒置的锥体形，下连脊髓，上端与脑桥之间以横行的延髓脑桥沟分界。在延髓腹侧面有与脊髓相延的同名沟和裂，即前正中裂和前外侧沟。在前正中裂两侧的纵行隆起，称为锥体，其内有皮质脊髓束通过。锥体内的大部分纤维在延髓下端左右交叉，形成锥体交叉。锥体外侧的卵圆形隆起称为橄榄，其内有下橄榄核。在锥体与橄榄之间的前外侧沟内有舌下神经根出脑。在橄榄的后方，自上而下依次有舌咽神经、迷走神经和副神经的根丝出入。

（2）脑桥　位于脑干中部，其腹侧面宽阔膨隆的部分称为脑桥基底部，基底部正中纵行的浅沟，称为基底沟，其内有基底动脉通过。脑桥基底部向后外延伸变窄，称为脑桥臂（小脑中脚）。在脑桥基底部与脑桥臂移行处有粗大的三叉神经根出入。在脑桥下缘的延髓脑桥沟内，自内向外有外展神经根、面神经根和前庭蜗神经根出入。

（3）中脑　腹侧面有一对粗大的柱状隆起，称为大脑脚，两脚之间的凹陷称为脚间窝。在大脑脚底的内侧有动眼神经根出脑。

2）背侧面（图 10-12）

（1）延髓　背侧面下半部形似脊髓。在后正中沟的外侧依次有薄束结节和楔束结节两个隆起，其深面有薄束核和楔束核。背侧面的上半部构成菱形窝的下半部。

（2）脑桥　背侧面构成菱形窝的上半部。

（3）中脑　有两对圆形隆起，上方的一对称为上丘，与视觉反射有关；下方的一对称为下丘，是听觉传导路的重要核团。在下丘的下方有滑车神经根出脑，是唯一从脑干背侧面出脑的脑神经。

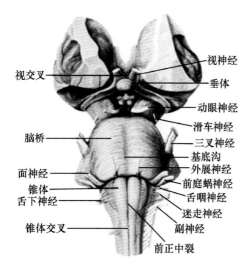
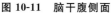

图 10-11　脑干腹侧面

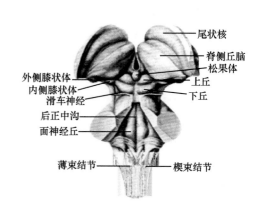

图 10-12　脑干背侧面

2. 脑干的内部结构　脑干的内部结构较脊髓复杂，由灰质、白质和网状结构三部分构成。

1）灰质：脑干内的灰质以神经核的形式存在，分为脑神经核和非脑神经核两类。

（1）脑神经核（图 10-13）　脑干内与第Ⅲ～Ⅻ对脑神经相连的神经核。脑神经核的名称和位置大致和相应的脑神经一致，总共 4 类 18 对核团。

①躯体运动核：8 对，分别为动眼神经核、滑车神经核、三叉神经运动核、外展神经核、面神

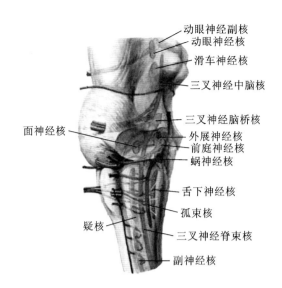

动眼神经副核
动眼神经核
滑车神经核
三叉神经中脑核
三叉神经脑桥核
外展神经核
前庭神经核
蜗神经核
面神经核
舌下神经核
孤束核
疑核
三叉神经脊束核
副神经核

图 10-13　脑神经核在脑干背面的投影

经核、疑核、副神经核和舌下神经核。

②内脏运动核:4 对,分别为动眼神经副核、上泌涎核、下泌涎核和迷走神经背核。

③躯体感觉核:5 对,分别为三叉神经中脑核、三叉神经脑桥核、三叉神经脊束核、前庭神经核和蜗神经核。

④内脏感觉核:1 对,为孤束核。

(2)非脑神经核　不直接与脑神经相连的神经核,参与各种传导通路或反射通路,主要包括延髓内的薄束核和楔束核,中脑内的红核和黑质等。

知识链接

　　中脑内的黑质,仅见于哺乳类动物,人类最发达。黑质的细胞内含黑色素,故呈黑色;同时还含有多巴胺。多巴胺是一种神经递质,经其传出纤维释放到大脑的新纹状体,来调节肌张力,协调肌群运动,黑质是一个调节运动的重要中枢。临床上黑质病变,可致多巴胺减少,出现运动障碍,表现为震颤、肌张力过高,随意运动减少,面部表情呆板等,称为 Parkinson 病(帕金森病)。

2)白质:由上、下行纤维束构成。主要包括上行的内侧丘系、脊髓丘系和三叉丘系和下行的锥体束。

(1)内侧丘系(图 10-58)　由薄束核和楔束核发出的纤维,呈弓形绕过中央管的腹侧,左右交叉称为内侧丘系交叉,交叉后组成内侧丘系继续上行,终于背侧丘脑腹后外侧核。传导来自对侧躯干和上、下肢的本体感觉和精细触觉。

(2)脊髓丘系(图 10-59)　延髓内的脊髓丘脑侧束和脊髓丘脑前束上行至脑干后合并,称为脊髓丘系或脊髓丘脑束,沿脑干上行,终于背侧丘脑腹后外侧核。传导来自对侧躯干和上、下肢的痛温觉和粗略触觉。

(3)三叉丘系(图 10-60)　由三叉神经脑桥核和三叉神经脊束核发出的纤维交叉至对侧,组成三叉丘系,沿脑干上行,终于背侧丘脑腹后内侧核。传导来自对侧头面部的痛温觉、粗略触觉和压觉。

（4）锥体束　是大脑发出的控制骨骼肌随意运动的下行纤维束，包括皮质脊髓束和皮质核束，前者止于脊髓前角运动神经元，后者止于脑干内的躯体运动核（图 10-62，图 10-63）。

3）网状结构　在脑干内，除了边界清楚的脑神经核、非脑神经核和长的纤维束外，还有一些边界不清、神经纤维交错排列、其间散在有大小不等的神经细胞团块的区域，称为网状结构。

3. 脑干的功能

（1）传导功能　联系大脑、间脑、小脑与脊髓之间的上、下行纤维束，均必须经过脑干。

（2）反射功能　脑干内有多个反射的低级中枢，如中脑内有瞳孔对光反射中枢，脑桥内有角膜反射中枢，延髓内有调节心血管反射和呼吸运动的中枢，合称为"生命中枢"。所以，延髓一旦受损，可使心跳、呼吸停止，而危及生命。

（3）网状结构的功能　网状结构参与中枢神经系统内上、下行信息的整合，参与觉醒、睡眠的周期节律，参与躯体、内脏各种感觉和运动的调节，并与脑的学习、记忆等高级功能有关。

（二）小脑

小脑位于颅后窝，延髓和脑桥的后方。小脑、延髓和脑桥之间的室腔为第四脑室。

1. 小脑的外形（图 10-14）　小脑上面平坦，下面中间凹陷，两侧膨隆，其中间缩窄的部分称为小脑蚓，两侧膨隆的部分称为小脑半球。小脑半球下面靠近枕骨大孔处的膨出部分，称为小脑扁桃体。当颅内压增高时，小脑扁桃体可嵌入枕骨大孔，压迫延髓，使"生命中枢"受累，危及生命，称为枕骨大孔疝或小脑扁桃体疝。

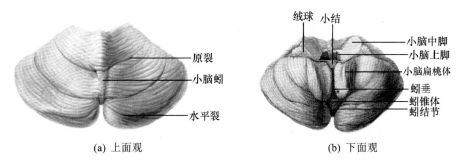

(a) 上面观　　　　　　　　　(b) 下面观

图 10-14　小脑上、下面观

2. 小脑的内部结构（图 10-15）　小脑灰质大部分集中在表面，称为小脑皮质，白质在深

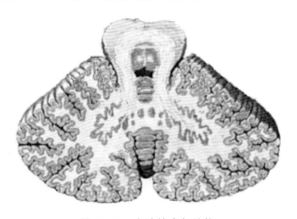

图 10-15　小脑的内部结构

面,称为小脑髓质。在小脑髓质内埋藏的灰质核团,称为小脑核,共 4 对,分别是顶核、球状核、栓状核和齿状核。

3. 小脑的功能　小脑是一个重要的运动调节中枢,有维持身体姿势平衡、调节肌张力和协调骨骼肌运动的功能。

4. 第四脑室　位于延髓、脑桥和小脑之间的室腔,形似帐篷,底为菱形窝,顶突向小脑,其内有脑脊液流过。第四脑室上通中脑水管,下通脊髓中央管,借第四脑室外侧孔和正中孔与蛛网膜下隙相通。

知识链接

肌 张 力

　　正常人体的骨骼肌纤维,经常发生轮流交替的收缩,使骨骼肌处于一种轻度的持续收缩状态,产生一定张力,称为肌张力。肌张力对于维持躯体的姿势非常重要。全身骨骼肌的肌张力不同而又相互配合,才能使人体保持某种姿势。当部分骨骼肌的肌张力发生变化时,姿势也将随着改变。当骨骼肌的持续性收缩增强时,肌张力增高;反之,肌张力则下降。正常情况下,在睡眠时,全身肌张力显著下降。在直立姿势(抬头、挺胸、伸腰、直腿)时,肌张力增高。

(三) 间脑

间脑位于中脑和端脑之间,其两侧和背面被大脑半球所掩盖,仅腹侧部的视交叉、视束、灰结节、漏斗、垂体和乳头体外露于脑底。间脑分为背侧丘脑、上丘脑、下丘脑、后丘脑和底丘脑五部分。

1. 背侧丘脑(图 10-16)　又称丘脑,是位于间脑背侧的一对卵圆形灰质团块,被"Y"形的白质内髓板分隔成三个核群,分别是前核群、内侧核群和外侧核群。前核群位于内髓板分叉处的前上方,与内脏活动有关。内侧核群居内髓板内侧,是躯体和内脏感觉冲动的整合中枢。外侧核群位于内髓板的外侧,分为背侧部和腹侧部两部分。腹侧部又称腹侧核群,自前向后又分为腹前核、腹外侧核(又称腹中间核)和腹后核。腹后核又分为腹后内侧核和腹后外侧核,前者接受三叉丘系和味觉纤维,后者接受内侧丘系和脊髓丘系。

2. 后丘脑(图 10-16)　位于背侧丘脑后端的外下方,包括一对内侧膝状体和一对外侧膝状体。其中内侧膝状体与听觉冲动传导有关,是听觉传导通路中的最后一个中继站;外侧膝状体与视觉冲动传导有关,是视觉传导通路中的最后一个中继站。

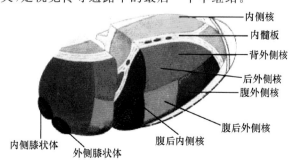

图 10-16　右侧丘脑核团的立体示意图

3.下丘脑(图10-17) 位于背侧丘脑的前下方,包括视交叉、灰结节、漏斗、垂体和乳头体。在下丘脑内有许多神经核团,重要的有视上核和室旁核。视上核位于视交叉的上方,可分泌抗利尿激素;室旁核位于视上核的上方,可分泌催产素,这两种激素经漏斗运输至垂体储存,当机体需要时释放入血发挥其作用(详见内分泌系统)。下丘脑具有重要的调节作用,是调节内脏活动的较高级中枢,是调节内分泌活动的重要中枢,对体温、摄食、生殖、水盐平衡等起重要的调节作用,参与睡眠和情绪反应活动。

4.第三脑室 第三脑室是位于两侧背侧丘脑和下丘脑之间的狭窄腔隙。前方借左、右室间孔与两侧大脑半球内的侧脑室相通,后方借中脑水管与第四脑室相通。

(四)端脑

端脑由两侧大脑半球借胼胝体连接而成,是脑的最发达部分。左、右大脑半球之间的纵行裂隙称为大脑纵裂,大脑纵裂底部连接左、右大脑半球的横行纤维,称为胼胝体(图10-18)。左、右大脑半球与小脑之间以大脑横裂与小脑分界。

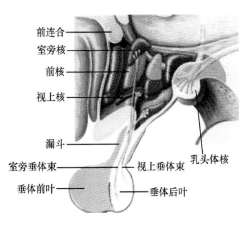

图10-17 下丘脑结构示意图

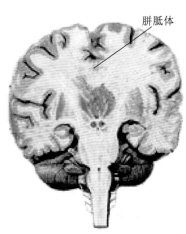

图10-18 脑的冠状切面

1.大脑半球的外形和分叶 大脑半球表面凹凸不平,布满沟裂,称为大脑沟,沟间隆起的部分称为大脑回。每侧半球有三个面,即上外侧面、内侧面和下面。

大脑半球以三条大脑沟为标记,分为五个大脑叶。

(1)三条沟 ①中央沟:起自半球上缘中点稍后方,向前下行于半球上外侧面。②外侧沟:起自半球下面,沿上外侧面行向后上方。③顶枕沟:位于大脑半球内侧面的后部,由前下向后上方延伸,越过半球上缘延至半球上外侧面。

(2)五个大脑叶(图10-19) ①额叶:中央沟之前,外侧沟之上的部分。②顶叶:中央沟之后,顶枕沟之前,外侧沟之上的部分。③枕叶:顶枕沟之后较小的部分。④颞叶:枕叶的前方,外侧沟之下的部分。⑤岛叶:隐藏于外侧沟的深面,被额、顶、颞叶所掩盖的部分。

2.大脑半球的重要沟回

(1)上外侧面(图10-19) ①额叶:中央沟之前与之平行的沟为中央前沟,二者间的部分为中央前回。中央前沟向前分出两条沟,分别称为额上沟和额下沟。额上沟以上的部分为额上回,额上、下沟之间的部分为额中回,额下沟和外侧沟之间的部分为额下回。②顶叶:中央沟之后与之平行的沟为中央后沟,二者间的部分为中央后回。在中央后沟中部向后发出与上缘平行的沟称为顶内沟,此沟将中央后回之后的顶叶分为上、下两部,上部称为顶上小叶,下部称

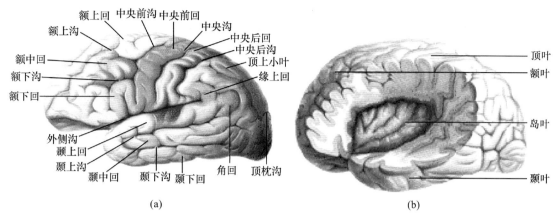

图 10-19　大脑半球上外侧面

为顶下小叶。顶下小叶又分为两部,围绕在外侧沟末端的部分称为缘上回;围绕颞上沟末端的部分称为角回。③颞叶:颞叶内有与外侧沟大致平行的颞上沟和颞下沟,两沟将颞叶分为颞上回、颞中回和颞下回。颞上回转入外侧沟下壁形成的横行脑回,称为颞横回。④枕叶:有不恒定的沟回。⑤岛叶:有长短不等的沟回。

（2）内侧面（图 10-20）　额、顶、枕、颞四叶在半球内侧面均可见到。在间脑上方有联络两半球的胼胝体,胼胝体上方与之并行的脑回为扣带回。在扣带回中部上方,由中央前、后回延伸至半球内侧面的部分称为中央旁小叶。在胼胝体的后方,从顶枕沟前下向枕极延伸的沟为距状沟。

（3）底面（图 10-9）　在额叶底面有纵行的嗅束,嗅束前端膨大为嗅球,后端扩大为嗅三角。嗅球、嗅束与嗅觉冲动传导有关。

3. 大脑半球的内部结构　大脑半球表面覆盖的灰质称为大脑皮质,皮质深面的白质称为大脑髓质,髓质内包埋的灰质核团,称为基底核,大脑半球内部的室腔称为侧脑室。

1）侧脑室（图 10-21）　位于大脑半球内部的室腔,左、右各一,内含脑脊液,分为中央部、前角、后角和下角四部。中央部位于顶叶内,前角是中央部伸入到额叶的部分,后角是中央部伸入到枕叶的部分,下角是中央部伸入到颞叶的部分。左、右侧脑室的前角借室间孔与第三脑室相通。

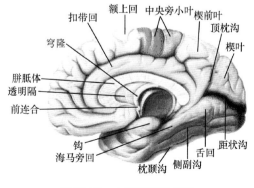

图 10-20　大脑半球内侧面

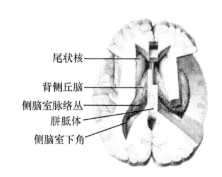

图 10-21　侧脑室上面观

2）基底核　4 对,位于白质内,靠近脑底,包括尾状核、豆状核、屏状核和杏仁体（图 10-22）。

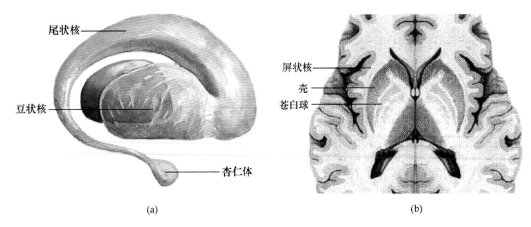

尾状核

豆状核

杏仁体

屏状核

壳

苍白球

(a)　　　　　　　　　　　　(b)

图 10-22　基底核模式图

（1）尾状核　位于背侧丘脑外侧，呈"C"形弯曲，围绕豆状核和背侧丘脑，分为头、体、尾三部分。

（2）豆状核　位于岛叶深面，背侧丘脑的外侧。在大脑半球的水平切面上呈三角形，被穿行其中的白质板分为三部分。外侧最大，称为壳，内侧两部分合称苍白球。

尾状核和豆状核合称为纹状体。在种系发生上，尾状核与壳发生较晚，称为新纹状体，苍白球较为古老，称为旧纹状体。纹状体的主要功能是调节肌张力和协调肌群的运动。近年来研究发现苍白球与机体的学习记忆功能有关。

（3）杏仁体　连于尾状核的尾部，与调节内脏活动和情绪的产生有关。

（4）屏状核　位于顶叶深面和豆状核之间的薄层灰质，其功能不明。

3）大脑髓质　由大量的神经纤维组成，分为三类：联络纤维、连合纤维和投射纤维。

（1）联络纤维　联系同侧半球各部之间的纤维（图 10-23）。

（2）连合纤维　连接左、右大脑半球皮质的纤维，如胼胝体等（图 10-18）。

（3）投射纤维　联系大脑皮质和皮质下结构（包括基底核、间脑、脑干、小脑和脊髓）的上、下行纤维。这些上、下行纤维绝大部分经过尾状核、豆状核和背侧丘脑之间，形成宽厚的白质纤维板，称为内囊。内囊在大脑半球的水平切面上呈向外开放的"＞＜"形，分为前肢、膝和后肢三部分（图 10-23）。内囊前肢位于尾状核和豆状核之间，有额桥束、丘脑前辐射通过；内囊后肢位于豆状核和背侧丘脑之间，主要有皮质脊髓束、皮质红核束、顶枕颞桥束、丘脑中央辐射、视辐射和听辐射通过；内囊膝位于前、后肢相交处，有皮质核束通过（图 10-24）。

内囊是投射纤维高度集中的区域，所以此处的病灶即使不大，亦可导致严重的后果。例如营养一侧内囊的小动脉破裂（通称脑出血）或栓塞时，内囊膝和后肢受损，导致对侧半身深、浅感觉障碍、对侧半身随意运动障碍、双眼对侧半视野偏盲，临床上称"三偏"综合征。

4）大脑皮质　大脑皮质是脑的最重要部分，是高级神经活动如语言、意识、思维等的物质基础。人类在长期进化过程中，大脑皮质的不同部位逐渐形成了接受某些刺激、完成某些反射活动的相对集中区即功能区，称为大脑皮质的功能定位。大脑皮质的主要功能区（图 10-19，图10-20）如下。

（1）躯体运动区（躯体运动中枢）　位于中央前回和中央旁小叶的前部。一侧躯体运动区管理对侧骨骼肌的随意运动，但一些与联合运动有关的骨骼肌则受两侧躯体运动区的管理，如眼球外肌、咽喉肌、咀嚼肌、呼吸肌、会阴肌等。

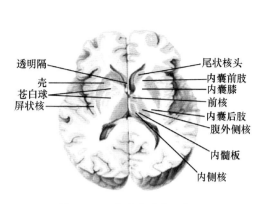

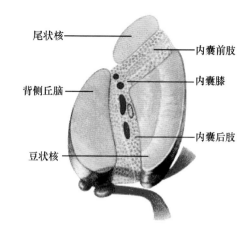

图 10-23　大脑半球水平切面

图 10-24　内囊模式图

（2）躯体感觉区（躯体感觉中枢）　位于中央后回和中央旁小叶的后部。一侧躯体感觉区管理对侧半身的深、浅感觉。

（3）视区（视觉中枢）　位于距状沟上、下方的枕叶皮质。一侧视区管理双眼对侧半视野。

（4）听区（听觉中枢）　位于颞横回。一侧听区管理两耳的听觉信息。

（5）语言区（语言中枢）　人类大脑皮质特有的功能区，包括书写、说话、听话、阅读四个区。大多数人的语言中枢（图 10-25）位于左侧半球，只有少部分人的语言中枢位于右侧半球，所以左侧半球被认为是语言中枢的"优势半球"。

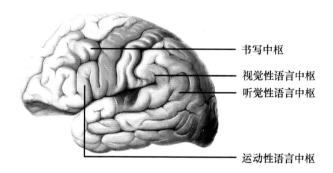

图 10-25　语言中枢

①书写中枢：位于额中回后部。如果此区受损，手的运动功能虽然正常，但写字、绘图等精细动作不能完成，临床称为失写症。

②运动性语言中枢（说话中枢）：位于额下回的后部。如果此区受损，患者能发音，却不能说出有意义的语言，也就是丧失了说话的能力，临床上称为运动性失语症。

③听觉性语言中枢（听话中枢）：位于颞上回的后部。如果此区受损，患者听觉正常，但不能理解别人讲话的意思，也不理解自己讲话的意义，往往答非所问，临床上称为感觉性失语症。

④视觉性语言中枢（阅读中枢）：位于角回。如果此区受损，患者视觉正常，但不能理解文字符号的意义，临床称为失读症。

知识链接

大脑半球的不对称性

在长期的进化和发育过程中,大脑皮质的结构和功能都得到了高度的分化。而且,左、右大脑半球的发育情况不完全相同,呈不对称性。左侧大脑半球与语言、意识、数学分析等密切相关,因此语言中枢主要在左侧大脑半球;右侧大脑半球则主要感知非语言信息,音乐、图形和时空概念。左、右大脑半球各有优势,它们相互协调和配合完成各种高级神经精神活动。

三、脑和脊髓的被膜、血管和脑脊液循环

(一) 脑和脊髓的被膜

脑和脊髓的表面由外向内都包有硬膜、蛛网膜和软膜三层被膜,有支持、保护脑和脊髓的作用。

1. 脊髓的被膜 由外向内为硬脊膜、脊髓蛛网膜和软脊膜(图10-26)。

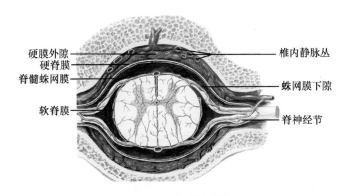

图 10-26 脊髓的被膜

（1）硬脊膜 由致密结缔组织构成,厚而坚韧。上端附于枕骨大孔边缘,与硬脑膜相延续。下端在第2骶椎水平逐渐变细,包裹终丝末端附于尾骨,全长包绕脊髓和马尾。硬脊膜与椎管内面的骨膜之间的间隙,称为硬膜外隙,内含疏松结缔组织、脂肪组织、椎内静脉丛、淋巴管,有脊神经根通过。临床上进行的硬膜外麻醉就是将药物注入该间隙,以阻滞脊神经根内的神经传导。

（2）脊髓蛛网膜 紧贴于硬脊膜的内面,为半透明的结缔组织薄膜,向上与脑的蛛网膜相延续,向下包绕脊髓和马尾,达第2骶椎平面。蛛网膜向内发出许多结缔组织小梁与软脊膜相连,蛛网膜因此而得名。蛛网膜和软脊膜之间有宽阔的间隙,称为蛛网膜下隙,隙内充满脑脊液。蛛网膜下隙在脊髓下端与第2骶椎水平之间扩大,称为终池。终池内无脊髓,只有马尾神经、终丝和脑脊液,临床上常在此处进行腰椎穿刺,抽取脑脊液(图10-36),而不会损伤脊髓。

（3）软脊膜 是一层薄而透明、富含血管的结缔组织膜,紧贴于脊髓表面,并伸入到脊髓表面的沟裂中,在脊髓下端延续为终丝。

2. 脑的被膜 由外向内为硬脑膜、脑蛛网膜和软脑膜。

1）硬脑膜 坚韧有光泽,与硬脊膜相比较有如下特点。

（1）硬脑膜由外层的颅骨内膜和内层的硬膜合成。两层之间有硬脑膜的血管和神经通行。一般硬脑膜与颅盖骨连接疏松，因而颅盖外伤硬脑膜血管破裂时，易在颅骨和硬脑膜之间形成硬膜外血肿；硬脑膜与颅底骨结合紧密，当颅底骨折时，易将硬脑膜和蛛网膜同时撕裂，造成脑脊液外漏。

（2）硬脑膜内层折叠，伸入到大脑纵裂和大脑横裂内形成板状结构，分别称为大脑镰和小脑幕，对脑有固定和承托作用（图10-27）。

（3）硬脑膜的内、外两层在某些部位分开，内面衬以内皮细胞，构成特殊的颅内静脉管道，输送颅内静脉血，称为硬脑膜窦（图10-27）。窦内无瓣膜，窦壁无平滑肌，不能收缩，故硬脑膜窦损伤，出血较多。主要的硬脑膜窦有上矢状窦、下矢状窦、直窦、横窦和海绵窦。其中海绵窦（图10-28）腔内有许多纤维小梁相互交织，形似海绵，故名，窦内有颈内动脉、动眼神经、滑车神经、眼神经、上颌神经和外展神经通过。硬脑膜窦的血液最终流入颈内静脉。

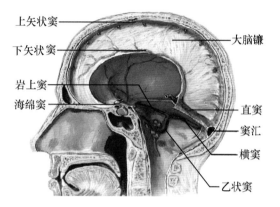

图 10-27　硬脑膜和硬脑膜窦

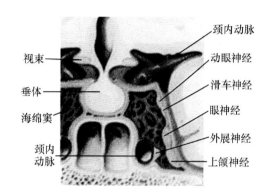

图 10-28　海绵窦

硬脑膜窦内的血液流向：

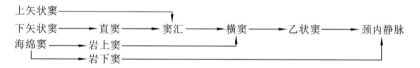

2）脑蛛网膜　与脊髓的蛛网膜相延续，包绕整个脑，与深面软脑膜之间有蛛网膜下隙存在，其内含脑脊液和较大的血管，在枕骨大孔处与脊髓蛛网膜下隙相通。脑蛛网膜在上矢状窦两侧突入窦内，形成颗粒状突起，称为蛛网膜粒（图10-29），是脑脊液渗入上矢状窦的结构。

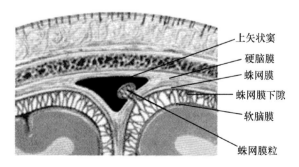

图 10-29　上矢状窦和蛛网膜粒

3）软脑膜　薄而富有血管和神经，紧贴脑的表面，并伸入脑的沟裂内。在脑室附近，软脑膜、毛细血管和室管膜上皮共同突入脑室形成脉络丛（图 10-36），是产生脑脊液的结构。

（二）脑和脊髓的血管

1. 脊髓的血管

（1）脊髓的动脉（图 10-30）　有两个来源：一是椎动脉发出的脊髓前动脉和脊髓后动脉；二是节段性动脉，为劲升动脉、肋间后动脉和腰动脉发出的脊髓支，伴随脊神经进入椎管，与脊髓前、后动脉发生吻合，共同营养脊髓。

（2）脊髓的静脉　脊髓的静脉分布大致和动脉相同，回收静脉血后注入硬膜外隙内的椎内静脉丛，再转注入椎外静脉丛返回心脏。

2. 脑的血管

1）脑的动脉　来自颈内动脉和椎动脉（图 10-31）。前者供应大脑半球前 2/3 和部分间脑。后者供应大脑半球后 1/3、部分间脑、小脑和脑干。二者都发出皮质支和中央支。皮质支供应大脑皮质、小脑皮质和浅层髓质；中央支供应间脑、基底核及内囊等。

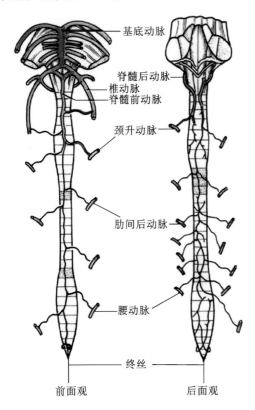

图 10-30　脊髓的动脉

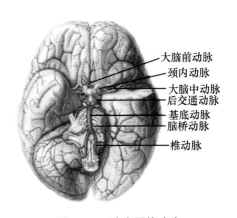

图 10-31　脑底面的动脉

（1）颈内动脉　起自颈总动脉，自颈总动脉管入颅后，穿经海绵窦至视交叉外侧，分为大脑前动脉、大脑中动脉、眼动脉和后交通动脉等分支。

①大脑前动脉：斜经视交叉上方，进入大脑纵裂内，沿胼胝体上方向后行。皮质支分布于顶枕沟以前的半球内侧面和半球背外侧面上缘部分（图 10-32，图 10-33）。中央支分布于豆状核、尾状核前部和内囊前肢。左、右大脑前动脉在进入大脑纵裂前有横支相连，称为前交通动脉。

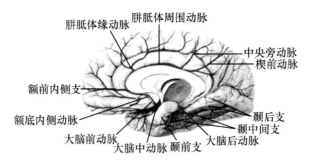

图 10-32 大脑半球内侧面的动脉

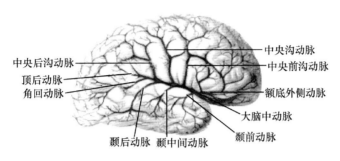

图 10-33 大脑半球背外侧面的动脉

②大脑中动脉：颈内动脉的直接延续，进入大脑外侧沟向后行，沿途发出皮质支分布于大脑半球背外侧面的大部分（顶枕沟前）和岛叶。其起始处发出一些细小的中央支垂直向上进入脑实质，分布于内囊膝、内囊后肢、纹状体和背侧丘脑。动脉硬化和高血压的患者，这些中央支动脉容易破裂，可导致严重的脑出血（中风），故有"出血动脉"之称（图 10-34）。

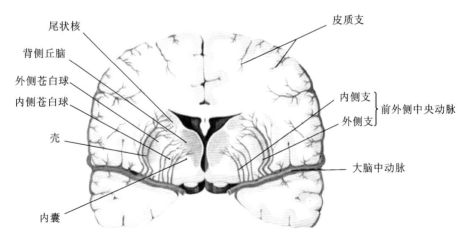

图 10-34 大脑中动脉的中央支和皮质支

大脑中动脉粗大，占大脑半球血流量的 80%，其皮质支供应许多重要中枢，如躯体运动、躯体感觉和语言中枢，而中央支又供应内囊等处，一旦栓塞或破裂，都可产生严重的临床症状。

③眼动脉：自颈内动脉发出后，经视神经管入眶。

④后交通动脉：自颈内动脉发出，向后与大脑后动脉吻合，将颈内动脉和椎-基底动脉系联系在一起。

（2）椎动脉 起自锁骨下动脉，向上穿过第 6 至第 1 颈椎的横突孔，向内弯曲经枕骨大孔入颅腔,在延髓脑桥沟内左、右椎动脉汇合形成基底动脉,通常将这两段动脉合称椎-基底动脉(图 10-31)。基底动脉沿脑桥基底沟上行,至脑桥上缘分为左、右大脑后动脉。

大脑后动脉是基底动脉的终支,其皮质支颞叶底面、半球内侧面和枕叶,中央支供应丘脑、下丘脑和后丘脑等处。

此外,基底动脉沿途发支供应小脑下面前部、小脑上面、脑桥和内耳等处。椎动脉沿途发支供应延髓、小脑下面后部,还发出脊髓前、后动脉营养脊髓。

(3)大脑动脉环 又称 Willis 环,由前交通动脉、大脑前动脉、颈内动脉、后交通动脉和大脑后动脉吻合而成(图 10-31)。该环围绕在视交叉、灰结节和乳头体周围,将颈内动脉系与椎-基底动脉系联系在一起,也使左、右大脑半球的动脉相联合。当构成此环的某一动脉血流减少或被阻断时,通过动脉环的调节,血流重新分配,以补偿缺血部分,借以维持脑的营养和功能活动。据研究,大脑动脉环完全者约占 52%,国人约 48%的大脑动脉环发育不全,变异较多,如后交通动脉左右不对称或一侧缺如,前交通动脉缺如或粗大等,在这些情况下若大脑动脉环某一处动脉血流减少或障碍,就会发生严重的脑缺血。不正常的动脉环易出现动脉瘤,其中前交通动脉和大脑前动脉的连接处是动脉瘤的好发部位。

2)脑的静脉 不与动脉伴行,分浅、深两组。

(1)浅静脉 主要有大脑上、中、下静脉,收集皮质及皮质下髓质的静脉血,注入邻近的硬脑膜窦(图 10-35)。

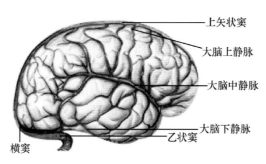

上矢状窦
大脑上静脉
大脑中静脉
大脑下静脉
乙状窦
横窦

图 10-35 大脑浅静脉

(2)深静脉 收集大脑髓质、基底核、间脑、内囊和脑室脉络丛的静脉血,注入大脑大静脉,再注入直窦。

知识链接

脑的血管

脑是体内代谢最旺盛的部位,因而血液供应十分丰富。脑的平均重量仅占体重的 2%,但脑的血流量占心搏出量的 1/6(约 17%),而耗氧量却占全身耗氧量的 20%。因此脑细胞对缺血、缺氧非常敏感,脑血流阻断 5 s 即可引起意识丧失,阻断 5 min 可导致脑细胞不可逆的损害。当供应脑的血管发生病变致使脑血流量减少或中断时,可导致脑细胞的缺氧、水肿和坏死。

(三)脑脊液及其循环

脑脊液是充满于脑室和蛛网膜下隙的无色透明液体,成人总量约 150 mL,处于不断产生、循环和回流的相对平衡状态。脑脊液的循环途径（图10-36）：左、右侧脑室脉络丛产生的脑脊液经室间孔入第三脑室；汇同第三脑室脉络丛产生的脑脊液，经中脑水管入第四脑室；再汇同第四脑室脉络丛产生的脑脊液，经第四脑室正中孔和外侧孔入蛛网膜下隙，经蛛网膜粒渗入上矢状窦归入静脉。脑脊液循环障碍，可引起脑积水和颅内压增高，使脑组织受压移位，甚至出现脑疝而危及生命。

脑脊液的作用：一是运输营养物质、带走代谢产物；二是缓冲压力、减少震荡，保护脑与脊髓。正常脑脊液有恒定的化学成分和细胞数，脑的某些疾病可引起脑脊液成分的改变，因此临床上检验脑脊液可协助诊断。

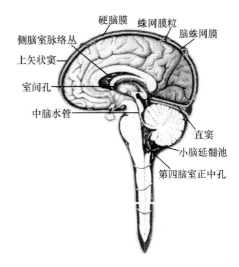

图 10-36　脑脊液循环模式图

第三节　周围神经系统

周围神经系统是指除中枢神经系统以外，分布于全身各处的神经结构和神经组织。为了叙述的方便，一般将周围神经系统分为脊神经、脑神经和内脏神经三部分来讲述。脊神经与脊髓相连，总共 31 对，主要分布于躯干和四肢；脑神经与脑相连，总共 12 对，主要分布于头颈部；内脏神经，作为脊神经或脑神经的纤维成分，分别与脊髓和脑相连，分布于内脏、心血管和腺体。

一、脊神经

脊神经，共 31 对，包括颈神经 8 对，胸神经 12 对，腰神经 5 对，骶神经 5 对及尾神经 1 对。

每对脊神经均由与脊髓相连的前根和后根在椎间孔处合并而成（图10-37）。其中，前根为运动性，后根为感觉性。后根在近椎间孔处有一椭圆形膨大，称为脊神经节，节内含有假单极神经元的胞体，其中枢突组成后根进入脊髓，周围突加入脊神经。脊神经在椎间孔内，前邻椎间盘和椎体，后邻关节突关节的关节囊和黄韧带。当这些结构发生病变时，常可压迫脊神经，

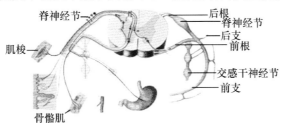

图 10-37　脊神经的组成和分布模式图

导致相应区域的感觉和运动障碍。

脊神经都是混合神经，含有 4 种纤维成分：一是躯体运动纤维，支配骨骼肌的随意运动；二是内脏运动纤维，支配平滑肌和心肌的运动，控制腺体的分泌；三是躯体感觉纤维，将皮肤的浅感觉和骨骼肌、肌腱和关节的深感觉传入中枢；四是内脏感觉纤维，将内脏、心血管和腺体的感觉传入中枢。

脊神经出椎间孔后立即分为脊膜支、交通支、前支和后支。脊神经的后支细而短，经相邻椎骨的横突之间向后走行，分布于项、背、腰、骶部的皮肤及其深层肌肉；脊神经前支较后支粗大，分布于躯干前、外侧及四肢的皮肤、肌肉、关节和骨。脊神经前支只有胸神经在胸、腹部保持明显的节段性分布，其余脊神经前支先相互交织形成神经丛，再由丛发出分支分布到头颈、上肢和下肢。神经丛的形态和分布，已失去明显的节段性。脊神经丛包括：颈丛、臂丛、腰丛和骶丛共 4 对。

（一）颈丛

1. 组成与位置 颈丛由Ⅰ～Ⅳ颈神经前支相互交织构成。该丛较小，位于胸锁乳突肌上部的深面。

2. 主要分支 颈丛的分支有皮支和肌支。

（1）颈丛的皮支（图 10-38） 在胸锁乳突肌深面集中后，从该肌后缘中点附近浅出，然后散行向各方，分布于一侧颈部皮肤。颈丛皮支由深面浅出的部位，是颈部浅层结构浸润麻醉的重要阻滞点，故临床上又将其称为神经点。

（2）膈神经（图 10-39） 膈神经是颈丛发出的最重要的肌支，属混合性神经。发出后的膈神经沿前斜角肌的表面下行，穿锁骨下动脉、静脉之间，经胸廓上口进入胸腔。入胸腔后，越过肺根前方，在纵隔胸膜与心包之间下行至膈。其运动纤维支配膈肌，感觉纤维分布于心包、纵隔胸膜、膈胸膜和膈下中央部腹膜。右膈神经的感觉纤维还分布到肝、胆囊和肝外胆道的腹膜。膈神经受损，同侧半膈肌的功能受影响，表现为腹式呼吸减弱或消失，严重者可有窒息感。膈神经受到刺激时可发生呃逆。

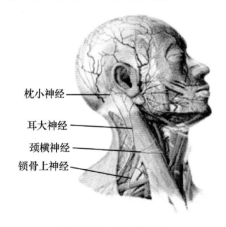

枕小神经
耳大神经
颈横神经
锁骨上神经

图 10-38 颈丛的皮支

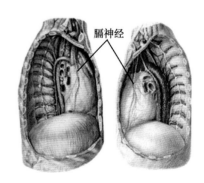

膈神经

图 10-39 膈神经

（二）臂丛

1. 组成与位置 由第 5～8 颈神经前支和第 1 胸神经前支的大部分纤维交织而成（图 10-40）。臂丛经斜角肌间隙穿出，在锁骨中段的后方行向外下进入腋窝，围绕腋动脉排列分支分布。在锁骨中点的后方,臂丛各分支较集中,且位置表浅,是临床上进行臂丛神经阻滞麻醉的部位。

2. 主要分支　臂丛的分支主要分布于上肢的肌肉和皮肤,其主要分支如下(图 10-41)。

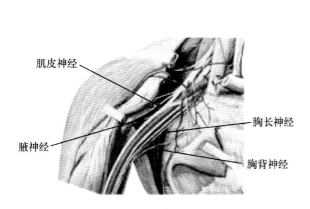

图 10-40　臂丛神经

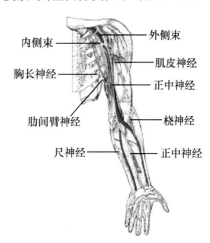

图 10-41　上肢前面的神经

（1）肌皮神经（图 10-41）　自臂丛发出后,向外下斜穿喙肱肌,经肱二头肌和肱肌之间下行,沿途发肌支支配以上三肌。在肘关节稍下方,其终支穿出臂部深筋膜,改名为前臂外侧皮神经,分布于前臂外侧皮肤。

肱骨上中段骨折时可导致肌皮神经的损伤,表现为屈肘无力以及前臂外侧部皮肤感觉的减弱。

（2）正中神经（图 10-41,图 10-42）　自臂丛发出后,沿肱二头肌的内侧,伴肱动脉下行至肘窝,经肘窝向下至前臂,沿前臂正中下行入手掌。

正中神经在臂部无分支,在肘部、前臂和手掌发出肌支,支配除肱桡肌、尺侧腕屈肌和指深屈肌尺侧半以外的所有前臂屈肌。在手掌支配除拇收肌以外的鱼际肌和第 1、2 蚓状肌。其皮支分布于手掌桡侧 2/3 的皮肤、桡侧三个半指的掌面皮肤及其背面中节和远节的皮肤。

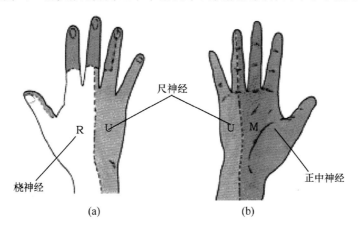

图 10-42　手背、掌面的神经

前臂和腕部外伤时常累及正中神经,出现正中神经分布区域的功能障碍,表现为如下几点:①运动障碍:前臂不能旋前,屈腕能力减弱,拇指、食指和中指不能屈曲,拇指不能做对掌运动。②感觉障碍:皮支分布区域感觉障碍,尤以拇指、食指、中指远节最为明显。③肌肉萎缩:鱼际肌萎缩,手掌变平坦,称为"猿掌"(图10-43)。

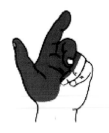 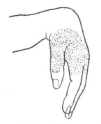 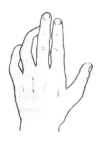 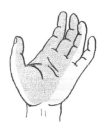

(a) 正中神经损伤　　(b) 桡神经损伤(垂腕症)　　(c) 尺神经损伤(爪形手)　　(d) 正中神经与尺神经损伤(猿掌)

图 10-43　正中神经、尺神经和桡神经损伤的手形

(3)尺神经(图10-41,图10-42)　自臂丛发出后,沿肱二头肌内侧伴肱动脉下行至臂中份,转向后下,经尺神经沟进入前臂,伴尺动脉下行入手掌。尺神经在臂部无分支,在行经尺神经沟时位置表浅,又紧贴骨面,骨折时易受损。在前臂尺神经发出肌支支配尺侧腕屈肌和指深屈肌尺侧半。入手掌后发出肌支支配小鱼际肌、拇收肌、全部骨间肌和第3、4蚓状肌。其皮支分布于手掌尺侧半、尺侧一个半指掌面的皮肤和手背尺侧半及尺侧两个半指背面的皮肤。

尺神经在肱骨内上髁后方、桡腕关节内侧较易发生损伤,表现为如下两点。①运动障碍:屈腕力减弱,拇指不能内收,其他各指不能内收与外展,无名指和小指末节不能屈曲,各掌指关节过伸,表现为"爪形手"(图10-43)。二是感觉障碍:手掌和手背内侧缘皮肤及小指感觉丧失。

(4)桡神经(图10-44,图10-42)　自臂丛发出后,在肱三头肌深面,紧贴肱骨后面的桡神经沟行向外下肱骨外上髁的前方至前臂,沿前臂后面下行入手背。在臂部,桡神经发支支配肱三头肌。在前臂发支支配肱桡肌和前臂后群肌。其皮支支配臂及前臂后面的皮肤,手背桡侧半及桡侧两个半指背面的皮肤。

桡神经在肱骨中段紧贴桡神经沟骨面走行,肱骨中段或中、下1/3交界处骨折时易伤及桡神经,表现为如下两点。一是运动障碍:前臂伸肌瘫痪,不能伸腕和伸指,拇指不能外展,抬前臂时呈"垂腕"状态,即"垂腕症"(图10-43)。二是感觉障碍:前臂后面皮肤及手背桡侧半皮肤感觉迟钝,"虎口"区皮肤感觉丧失。

(5)腋神经(图10-44)　自臂丛发出后,绕肱骨外科颈至三角肌深面。其肌支支配三角肌和小圆肌;皮支分布于肩部及臂部上1/3外侧面皮肤。

肱骨外科颈骨折、肩关节脱位等可引起腋神经损伤,表现为如下几点。一是运动障碍:肩关节外展幅度减小。二是感觉障碍:三角肌区皮肤感觉障碍。三是三角肌萎缩:肩部失去圆隆外形,肩峰突出,形成"方形肩"。

(三)胸神经前支

胸神经前支共12对。第1~11对行于第1~11肋间隙中,称为肋间神经;第12对行于第12肋下方,称为肋下神经。肋间神经和肋下神经的肌支支配肋间肌和腹前外侧群肌;皮支分布于胸、腹壁的皮肤以及胸、腹膜壁层(图10-45)。

胸神经前支在胸、腹壁的皮肤呈环带状分布,节段性明显,自上而下按神经顺序依次排列为:胸骨角平面(相当于T_2);乳头平面(相当于T_4);剑突平面(相当于T_6);肋弓最低点平面(相当于T_8);脐平面(相当于T_{10});脐与耻骨联合连线中点平面(相当于T_{12})。临床上常以节

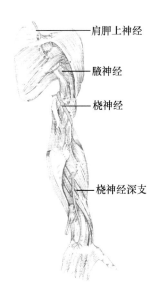

图 10-44　上肢后面的神经

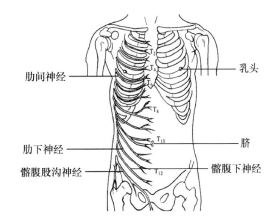

图 10-45　胸神经前支的节段性分布

段性分布区皮肤的感觉障碍,来测定麻醉平面的高低或推断脊髓损伤平面。

（四）腰丛

1. 组成和位置　由第 12 胸神经前支的一部分、第 1～3 腰神经前支和第 4 腰神经前支的一部分交织而成(图 10-46),位于腰大肌的深面。

2. 主要分支　腰丛发出的分支分布于腹股沟区和大腿的前、内侧部,还发出分支支配腰方肌和髂腰肌。

（1）髂腹下神经和髂腹股沟神经　二者并行,分布于腹股沟区的肌肉和皮肤,其中髂腹股沟神经还分布于阴囊(或大阴唇)的皮肤。

（2）股神经(图 10-47)　经腹股沟韧带的深面进入大腿,行于股三角内,发出肌支支配缝

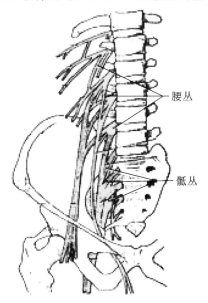

图 10-46　腰丛、骶丛神经

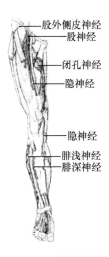

图 10-47　下肢前面的神经

匠肌和股四头肌;其皮支除分布于大腿前面皮肤外,还发出一长支,称为隐神经,伴大隐静脉下行至足内侧缘,分布于小腿内侧面和足内侧缘皮肤。

股神经损伤后表现如下。①运动障碍:大腿前群肌瘫痪,行走时抬腿困难,不能伸小腿。②感觉障碍:大腿前面和小腿内侧面皮肤感觉障碍。③股四头肌萎缩,髌骨突出。④膝反射消失。

(3)闭孔神经(图 10-47)　发出后沿盆腔侧壁下行,穿闭孔到大腿内侧部,分布于髋关节、大腿内侧肌群和大腿内侧面皮肤。

闭孔神经受损时表现为大腿内收力减弱,仰卧时患肢不能置于健侧大腿之上,大腿内侧皮肤感觉障碍。

(五)骶丛

1. 组成与位置　由第 4 腰神经前支的一部分、第 5 腰神经前支及全部骶、尾神经的前支相互交织而成,是全身最大的脊神经丛。位于盆腔内,骶骨和梨状肌的前方。

2. 主要分支　骶丛的分支分布于盆壁、会阴、臀部、大腿后面、小腿和足(图 10-48)。

1)臀上神经　发出后,经梨状肌上孔出盆腔至臀部,支配臀中肌和臀小肌。

2)臀下神经　发出后,经梨状肌下孔出盆腔至臀部,支配臀大肌。

3)阴部神经　发出后,经梨状肌下孔出盆腔,进入会阴部,分布于会阴部、肛门和外生殖器的肌肉和皮肤。

4)坐骨神经　是全身最粗大的神经。发出后,经梨状肌下孔出盆腔,进入臀大肌的深面,经股骨大转子和坐骨结节之间下行至大腿后面,沿大腿后群肌的深面下行,进入腘窝,分为胫神经和腓总神经。沿途发支支配大腿后群肌。

(1)胫神经　是坐骨神经本干的直接延续,在腘窝伴腘动脉下行至小腿后面,沿小腿后群肌的深面下行,经内踝后方进入足底,分为足底内侧神经和足底外侧神经。其肌支支配小腿后群肌和足底肌;皮支分布于小腿后面、足底和足背外侧缘的皮肤。

当胫神经受损时,表现为如下几点。①运动障碍:足不能跖屈,不能屈趾,不能足内翻。②感觉障碍:小腿后面和足底皮肤感觉迟钝或消失。③足畸形:因小腿前、外侧肌群的牵拉,使足呈背屈外翻状态,形成"钩状足"(图 10-49)。

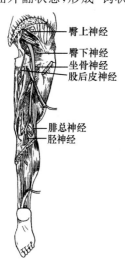

图 10-48　下肢后面的神经

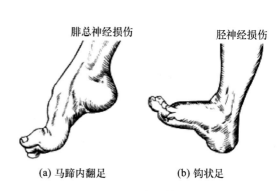

(a) 马蹄内翻足　　(b) 钩状足

图 10-49　病理性足形

（2）腓总神经 自坐骨神经分出后，沿腘窝外侧缘下行，绕腓骨颈至小腿前外侧，分为腓浅神经和腓深神经。腓浅神经沿小腿外侧肌群之间下行，其肌支支配小腿外侧肌群，皮支分布于小腿外侧、足背和第 2～5 趾背的皮肤。腓深神经沿小腿前群肌肉之间下行至足背，其肌支支配小腿前群肌和足背肌，皮支分布于第 1、2 趾的皮肤。

腓总神经在绕经腓骨颈时，位置表浅易受损伤。损伤后表现为如下几点。①运动障碍：足不能背屈和外翻，不能伸趾，行走时呈"跨阈步态"。②感觉障碍：小腿外侧、足背和趾背皮肤感觉迟钝或消失。③足畸形：足下垂，略有内翻，形成"马蹄内翻足"（图 10-49）。

二、脑神经

脑神经是连于脑的神经，共 12 对，按其与脑相连的顺序编码，用罗马字母表示，依次为Ⅰ嗅神经、Ⅱ视神经、Ⅲ动眼神经、Ⅳ滑车神经、Ⅴ三叉神经、Ⅵ外展神经、Ⅶ面神经、Ⅷ前庭蜗神经、Ⅸ舌咽神经、Ⅹ迷走神经、Ⅺ副神经、Ⅻ舌下神经（图 10-50）。

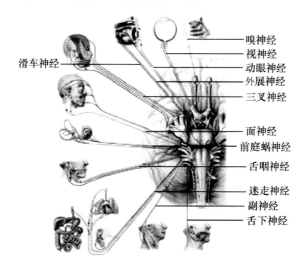

滑车神经

嗅神经
视神经
动眼神经
外展神经
三叉神经
面神经
前庭蜗神经
舌咽神经
迷走神经
副神经
舌下神经

图 10-50 脑神经概况

每对脑神经所含的纤维成分不尽相同，少则一二种，多则三四种。所有脑神经中的纤维成分按性质不同概况为四种。①躯体运动纤维：支配头颈肌、咽喉肌、眼球外肌和舌肌的运动。②躯体感觉纤维：将头面部的深、浅感觉传入脑干。③内脏运动纤维：支配头、颈、胸、腹部内脏平滑肌、心肌和腺体的运动。④内脏感觉纤维：将头、颈、胸、腹部内脏以及味蕾的感觉冲动传入脑干。

根据脑神经所含纤维性质的不同，可将脑神经分为三类。感觉性神经：包括第Ⅰ、Ⅱ、Ⅷ对脑神经。运动性脑神经：包括第Ⅲ、Ⅳ、Ⅵ、Ⅺ、Ⅻ对脑神经。混合性脑神经：包括第Ⅴ、Ⅶ、Ⅸ、Ⅹ对脑神经。

（一）嗅神经

嗅神经为感觉性神经。起自鼻腔嗅区黏膜中的嗅细胞，嗅细胞为双极神经元，其周围突分布于嗅黏膜上皮，中枢突集成 15～20 条嗅丝，向上穿筛孔如颅腔。止于嗅球，传导嗅觉冲动（图 10-50）。

（二）视神经

视神经为感觉性神经（图 10-50）。由视网膜节细胞的轴突汇集而成，穿视神经管入颅腔，左、右视神经发生交叉，形成视交叉，交叉后形成视束，止于外侧膝状体，传导视觉冲动。

（三）动眼神经

动眼神经为运动性神经，由动眼神经核发出的躯体运动纤维和动眼神经副核发出的内脏运动纤维两种纤维成分构成（图 10-50）。动眼神经自中脑脚间窝出脑，沿海绵窦外侧壁前行，出海绵窦经眶上裂入眶。躯体运动纤维支配上睑提肌、上直肌、下直肌、内直肌和下斜肌；内脏运动纤维（副交感纤维）支配瞳孔括约肌和睫状肌，完成瞳孔对光反射和晶状体调节反射。

一侧动眼神经受损时，出现患眼除外直肌和上斜肌又以外的全部眼外肌的瘫痪，表现为上睑下垂、眼外斜视，瞳孔散大和患眼瞳孔对光反射消失。

（四）滑车神经

滑车神经为运动性神经（图 10-50）。起自中脑的滑车神经核，经下丘下方出脑，绕大脑脚外侧前行，穿海绵窦，经眶上裂入眶，支配上斜肌。

（五）三叉神经

三叉神经为混合性神经，是最粗大的脑神经，含躯体运动纤维和躯体感觉纤维两种纤维成分。躯体运动纤维起自脑桥内的三叉神经运动核，支配咀嚼肌；躯体感觉纤维的胞体位于三叉神经节内。三叉神经节内假单极神经元的中枢突组成粗大的三叉神经感觉根，入脑后止于三叉神经感觉核，其周围突组成了三叉神经的三大分支眼神经、上颌神经和下颌神经，分布于面部皮肤、眼球、口腔、鼻腔、鼻窦、牙齿和脑膜等，传导痛、温、触、压等感觉。

1. 眼神经 感觉性神经，自三叉神经节发出后，进入海绵窦，沿海绵窦外侧壁前行，经眶上裂入眶，分支分布于眼球、结膜、泪腺以及鼻背和睑裂以上的皮肤（图 10-51，图 10-52）。

2. 上颌神经 感觉性神经，自三叉神经节发出后，进入海绵窦，沿海绵窦外侧壁前行，经圆孔出颅，向前经眶下裂入眶，延续为眶下神经。上颌神经分支分布于睑裂与口裂之间的面部皮肤，上颌牙齿与牙龈、上颌窦、鼻腔、口腔腭部和鼻咽部黏膜等（图 10-51，图 10-52）。

3. 下颌神经 混合性神经，是三叉神经三大分支中最粗大的一支，自三叉神经节发出后，经卵圆孔出颅至颞下窝，运动纤维支配咀嚼肌；感觉纤维分布于硬脑膜、下颌牙齿与牙龈、舌前 2/3 和口腔底的黏膜、耳颞区及口裂以下的皮肤等（图 10-51，图 10-52）。

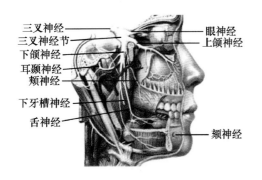

图 10-51　三叉神经的主要分支

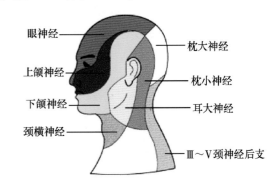

图 10-52　三叉神经皮支的分布范围

一侧三叉神经损伤时，出现患侧头面部皮肤及眼、鼻腔和口腔黏膜的一般感觉丧失；角膜反射消失；患侧咀嚼肌瘫痪，张口时下颌偏向患侧。

临床上三叉神经痛可发生在三叉神经的任何一支，疼痛范围与该支在面部的分布区相一致，当压迫眶上孔、眶下孔或颏孔时，可加剧或诱发疼痛。

（六）外展神经

外展神经为运动性神经。起自脑桥内的展神经核，经延髓脑桥沟出脑进入海绵窦，沿海绵窦内侧壁前行，出海绵窦后经眶上裂入眶，支配外直肌（图10-50）。

（七）面神经

面神经为混合性神经，含躯体运动、内脏运动和内脏感觉三种纤维成分，其中大部分为躯体运动纤维。面神经从延髓脑桥沟出脑后，经内耳门、内耳道进入面神经管。在管内，来自上泌涎核的内脏运动纤维分出，支配泪腺、舌下腺、下颌下腺和鼻、腭黏膜腺的分泌；内脏感觉纤维也从管内分出，分布于舌前2/3的味蕾，传导舌前2/3的味觉到延髓孤束核。躯体运动纤维沿面神经管继续走行，出茎乳孔后进入腮腺，在腮腺内分支交织成丛状，从丛上放射状发出颞支、颧支、颊支、下颌缘支和颈支（图10-53），支配面部表情肌和颈阔肌。

面神经行程较长，损害部位不同，可致不同的两侧表现。①面神经管外损伤：患侧表情肌瘫痪，表现为额纹消失、不能闭眼、不能皱眉、角膜反射消失、鼻唇沟变浅、口角歪向健侧、不能鼓腮、说话时唾液从口角流出。②面神经管内损伤：除表情肌瘫痪外，还可出现患侧舌前2/3的味觉障碍以及泪腺、舌下腺、下颌下腺分泌障碍等症状。

（八）前庭蜗神经

前庭蜗神经为感觉性神经，由前庭神经和蜗神经组成。前庭神经传导来自内耳壶腹嵴、椭圆囊斑和球囊斑的平衡觉（头部的位置觉和运动觉）冲动；蜗神经冲动来自内耳的听觉冲动。前庭神经和蜗神经伴行，经内耳门入颅腔，分别终于脑桥内的前庭神经核和蜗神经核（图10-50）。

前庭蜗神经损伤后表现为伤侧耳聋和平衡觉功能障碍，并伴有恶心、呕吐等症状。

（九）舌咽神经

舌咽神经为混合性神经，含躯体运动纤维、内脏运动纤维、躯体感觉纤维和内脏感觉纤维四种纤维成分。舌咽神经自延髓发出后，经颈静脉孔出颅，沿颈内动、静脉之间下行，然后呈弓形入舌（图10-54）。其中，躯体运动纤维发自延髓内的疑核，支配咽肌；内脏运动纤维发自延髓内的下泌涎核，支配腮腺的分泌；躯体感觉纤维分布于软腭、腭扁桃体，咽峡，舌后1/3黏膜和咽黏膜，传导一般感觉；内脏感觉纤维分布于舌后1/3黏膜的味蕾以及颈动脉窦和颈动脉小球，传导舌后1/3黏膜的味觉，调节血压和呼吸。

舌咽神经受损时，可出现患侧舌后1/3味觉丧失，舌根和咽峡区痛觉障碍，患侧咽肌肌力

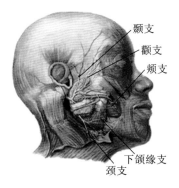

图10-53　面神经在面部的分支

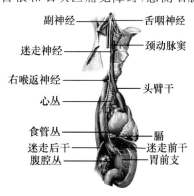

图10-54　舌咽神经、迷走神经、
副神经和舌下神经

减弱等。

（十）迷走神经

迷走神经为混合性神经，是脑神经中行程最长、分布范围最广的神经，含躯体运动纤维、内脏运动纤维、躯体感觉纤维和内脏感觉纤维四种纤维成分。其中，躯体运动纤维发自延髓内的疑核，支配咽肌和喉肌；躯体感觉纤维传导硬脑膜、耳廓和外耳道皮肤的一般感觉到延髓的三叉神经脊束核；内脏运动纤维和内脏感觉纤维是迷走神经的主要纤维成分，内脏运动纤维起自延髓内的迷走神经背核，分布于颈、胸和腹部的器官，支配相应的平滑肌、心肌和腺体的活动；内脏感觉纤维与内脏运动纤维伴行，传导颈、胸和腹部的器官的感觉到延髓孤束核。迷走神经自延髓发出后，经颈静脉孔出颅，沿颈内静脉和颈内动脉、颈总动脉的后方下行，经胸廓上口入胸腔，伴食管下行，穿膈肌的食管裂孔进入腹腔，分支分布于肝、胰、脾、肾以及结肠左曲以上的消化管（图10-54）。

迷走神经的主要分支如下。

1. 喉上神经　在颈静脉孔的下方由迷走神经发出，沿颈内动脉内侧下行，分内、外两支：内支伴喉上动脉穿甲状舌骨膜入喉，分布于声门裂以上的喉黏膜以及会厌和舌根等处；外支支配环甲肌（图10-55）。

2. 喉返神经　迷走神经在胸部的主要分支。左喉返神经发自左迷走神经，勾绕主动脉弓后返回颈部；右喉返神经发自右迷走神经，勾绕右锁骨下动脉后返回颈部。在颈部，左、右喉返神经沿气管食管旁沟上行至甲状腺侧叶深面、环甲关节的后方进入喉内。其感觉纤维分布于声门裂以下的喉黏膜，运动纤维支配除环甲肌以外的全部喉肌（图10-55）。

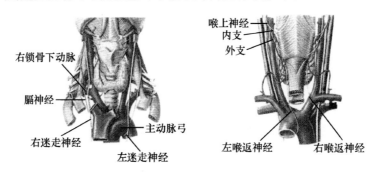

图 10-55　迷走神经的分支

喉返神经是喉肌的重要运动神经，在其入喉前与甲状腺下动脉及其分支互相交错，关系复杂。在甲状腺手术钳夹或结扎甲状腺下动脉时，要避免损伤此神经，否则可导致声音嘶哑；若两侧喉返神经同时损伤，可引起呼吸困难，甚至窒息。

知识链接

甲状腺大部切除术后第2天，患者出现声音嘶哑，考虑由下列哪种原因引起的？

A. 损伤了喉上神经

B. 损伤了喉返神经

C. 误切了甲状旁腺

D. 既损伤了喉返神经，又误切了甲状旁腺

E. 既损伤了喉上神经，又误切了甲状旁腺

（十一）副神经

副神经为运动性神经,起自延髓,经颈静脉孔出颅,支配胸锁乳突肌和斜方肌(图10-54)。

一侧副神经受损,同侧胸锁乳突肌和斜方肌瘫痪,出现头不能向患侧屈、面不能转向健侧、患侧不能耸肩等症状。

（十二）舌下神经

舌下神经为运动性神经,起自延髓内的舌下神经核,从延髓前外侧沟出脑,经舌下神经管出颅,支配舌肌(图10-54)。

一侧舌下神经受损,患侧舌肌瘫痪,萎缩,伸舌时,舌尖偏向患侧。

三、内脏神经

内脏神经主要分布于内脏、心血管和腺体,按性质可分为内脏运动神经和内脏感觉神经。内脏运动神经调节内脏、心血管的活动和腺体的分泌,通常不受人的意志控制,是不随意的,故又称之为自主神经系统;又因为它的主要功能是控制和调节动、植物共有的物质代谢活动,并不支配动物特有的骨骼肌的运动,所以也称为植物神经系统。自主神经系统和植物神经系统都是指内脏运动神经,并不包括内脏感觉神经。内脏感觉神经将内脏、心血管的感觉冲动传入中枢,经中枢整合后,通过内脏运动神经调节相应器官的活动,从而维持机体内、外环境的动态平衡和机体正常的生命活动。

（一）内脏运动神经

1. 内脏运动神经和躯体运动神经的区别　内脏运动神经和躯体运动神经在结构和功能上存在较大差别,主要表现为如下几点。

（1）支配器官不同　躯体运动神经支配骨骼肌并受意志支配;内脏运动神经支配内脏、心血管和腺体,不受意志直接控制。

（2）纤维成分不同　躯体运动神经只有一种纤维,即躯体运动纤维;内脏运动神经有交感和副交感两种纤维,且多数内脏器官同时接受交感和副交感纤维的双重支配。

（3）中枢部位和神经元数目不同　躯体运动神经从脊髓前角和脑干躯体运动核发出,直接支配骨骼肌;内脏运动神经由节前神经元(包括脊髓侧角、骶副交感核和脑干内脏运动核)发出其节前纤维,到节后神经元(位于内脏神经节内)更换神经元,由此发出了节后纤维,支配内脏、心血管和腺体。

2. 内脏运动神经的分类　根据形态、功能和药理学特点,内脏运动神经分为交感神经和副交感神经两部分。

1）交感神经　包括中枢部和周围部。

中枢部:交感神经的低级中枢位于脊髓胸1至腰3节段侧角内的交感神经元,是交感神经的节前神经元,由此发出了交感神经的节前纤维。

周围部包括:交感神经节、交感干、交感神经节的分支及交感神经丛(图10-56,图10-57)。

（1）交感神经节　据位置不同分为椎旁神经节和椎神经前节,节内为交感神经的节后神经元,由此发出了交感神经的节后纤维。

椎旁神经节:位于脊柱的两侧,每侧19～24个神经节,大小不等、形态不规则。

椎前神经节:位于脊柱前方,包括腹腔神经节、主动脉肾神经节、肠系膜上神经节、肠系膜

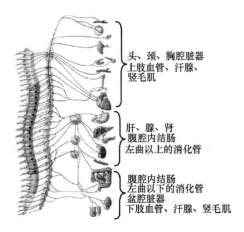

图 10-56　交感神经纤维走行模式图

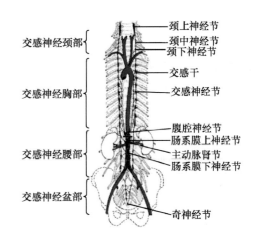

图 10-57　交感干和交感神经节

下神经节,分别位于同名动脉根部附近(图 10-57)。

(2)交感干(图 10-57)　位于脊柱两侧,有椎旁神经节借节间支连接而成,呈串珠状,左、右各一。交感干上至颅底,下至尾骨,左、右两干在尾骨前方汇合于单一的奇神经节。

(3)交感神经的分布

①来自脊髓第 1～5 胸段侧角交感神经元的节前纤维,更换神经元后,其节后纤维分布于头、颈、胸腔器官和上肢的血管、汗腺和竖毛肌。

②来自脊髓第 6～12 胸段侧角交感神经元的节前纤维,更换神经元后,其节后纤维分布于肝、脾、肾等实质性脏器和结肠左曲以上的消化管。

③来自脊髓第 1～3 腰段侧角交感神经元的节前纤维,更换神经元后,其节后纤维分布于结肠左曲以下的消化管、盆腔脏器和下肢的血管、汗腺和竖毛肌。

2)副交感神经　包括中枢部和周围部。

(1)中枢部　副交感神经的低级中枢位于脊髓骶 2～骶 4 节段的骶副交感核和脑干的内脏运动核,为副交感神经的节前神经元,由此发出了副交感神经的节前纤维。

(2)周围部　包括副交感神经节和进、出此节的节前、节后纤维。副交感神经节位于所支配器官的壁内或附近,按位置分别称为器官内节和器官旁节,节内为副交感神经的节后神经元,由此发出了副交感神经的节后纤维(图 10-56)。

(3)副交感神经的分布

①颅部副交感神经:由中脑动眼神经副核发出的纤维支配瞳孔括约肌和睫状肌的运动;由脑桥上泌涎核发出的纤维支配泪腺、舌下腺和下颌下腺的分泌;由延髓下泌涎核发出的纤维支配腮腺的分泌;由延髓迷走神经背核发出的纤维支配胸、腹腔器官(降结肠、乙状结肠和盆腔器官除外)。

②骶部副交感神经:由骶副交感核发出的纤维支配结肠左曲以下的消化管和盆腔器官的活动。

3)交感神经和副交感神经的区别　见表 10-1。

表 10-1　交感神经和副交感神经的区别

项目	交 感 神 经	副交感神经
低级中枢位置	脊髓胸 1 至腰 3 节段侧角	脊髓骶 2 至骶 4 节段的骶副交感核和脑干的内脏运动核

项目	交 感 神 经	副交感神经
神经节位置	椎旁神经节和椎前神经节	器官内节和器官旁节
节前、后纤维		节前纤维长,节后纤维短
分布范围	广泛,分布于全身血管、汗腺、竖毛肌,内脏平滑肌、心肌、腺体和瞳孔开大肌	分布于内脏平滑肌、心肌、腺体和瞳孔括约肌。大部分血管、汗腺、竖毛肌、肾上腺髓质无副交感神经分布

(二)内脏感觉神经

内脏器官除有交感神经和副交感神经支配外,还有内脏感觉神经分布。内脏感觉神经通过内脏感受器将内脏、心血管等处的感觉冲动传入中枢。内脏感觉神经有如下特点:①痛阈较高,一般强度的刺激不引起主观感觉,只有当器官活动比较强烈时,方可产生内脏感觉,如内脏受到过度牵拉、膨胀和痉挛时,可刺激神经末梢产生内脏痛;②内脏感觉的传入途径较分散,内脏感觉模糊,内脏痛弥散,定位不准确。

第四节 神经传导通路

神经传导通路包括感觉传导通路和运动传导通路。感受器感受机体内、外环境的各种刺激,转换为神经冲动,传至大脑皮质的神经通路为感觉传导通路(又名上行传导通路);把大脑皮质的信息传至效应器(骨骼肌)的神经通路为运动传导通路(又名下行传导通路)。

一、感觉传导通路

(一)躯干、四肢本体感觉和精细触觉传导通路

该传导通路由三级神经元组成(图10-58),具体如下。

(1)第1级神经元 为脊神经节细胞,其周围突髓脊神经分布于躯干、四肢的肌、腱、关节的本体感觉感受器和皮肤的精细触觉感受器,中枢突经脊神经后根进入脊髓后索。其中来自第5胸髓以下的纤维形成薄束,来自第4胸髓以上的纤维组成楔束,薄束和楔束沿脊髓后索上行至延髓,分别终于薄束核和楔束核。

(2)第2级神经元 胞体位于薄束核和楔束核内。两侧薄束核和楔束核发出的纤维,左、右发生交叉,形成内侧丘系交叉,交叉后上行的纤维束称为内侧丘系,向上终于丘脑腹后外侧核。

(3)第3级神经元 胞体位于丘脑腹后外侧核,发出的纤维组成丘脑中央辐射,经内囊后肢投射至大脑皮质中央后回的中、上部和中央旁小叶后部。

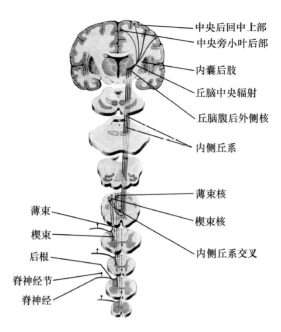

图 10-58 躯干、四肢本体感觉和精细触觉传导通路

（二）躯干、四肢痛温觉、粗略触觉和压觉传导通路

该传导通路由三级神经元组成（图 10-59），具体如下。

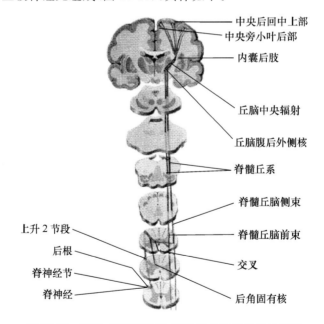

图 10-59 躯干、四肢痛温觉、粗略触觉和压觉传导通路

（1）第 1 级神经元 为脊神经节细胞，其周围突髓脊神经分布于躯干、四肢皮肤内的感受器，中枢突经脊神经后根进入脊髓，终于脊髓后角细胞。

（2）第 2 级神经元 胞体位于脊髓灰质后角内，发出的纤维上升 1～2 脊髓节段后交叉至对侧，组成上行的脊髓丘脑束，沿脊髓、脑干上行，终于丘脑腹后外侧核。

（3）第 3 级神经元 胞体位于丘脑腹后外侧核，发出的纤维加入丘脑中央辐射，经内囊后肢投射至大脑皮质中央后回的中、上部和中央旁小叶后部。

（三）头面部痛温觉、粗略触觉和压觉传导通路

该传导通路由三级神经元组成（图 10-60），具体如下。

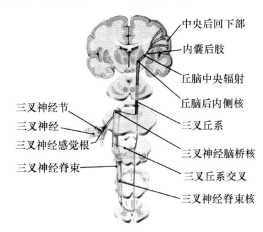

图 10-60　头面部痛温觉、粗略触觉和压觉传导通路

（1）第 1 级神经元　为三叉神经节细胞，其周围突组成三叉神经的三大分支分布于头面部皮肤、口腔和鼻腔黏膜感受器；中枢突组成三叉神经感觉根进入脑桥，其中传导触压觉的纤维，止于三叉神经脑桥核；而传导痛温觉的纤维则下降形成三叉神经脊束，止于三叉神经脊束核。

（2）第 2 级神经元　胞体位于三叉神经脊束核和三叉神经脑桥核，两核发出的纤维交叉至对侧，组成上行的三叉丘系，终于丘脑腹后内侧核。

（3）第 3 级神经元　胞体位于丘脑腹后内侧核，发出的纤维加入丘脑中央辐射，经内囊后肢投射至大脑皮质中央后回的下部。

（四）视觉传导通路

视觉传导通路由三级神经元组成（图 10-61），具体如下。

（1）第 1 级神经元　为视网膜内的双极细胞，其周围突与视锥细胞和视杆细胞形成突触；中枢突与节细胞形成突触。

（2）第 2 级神经元　为视网膜节细胞，其轴突在视神经盘处集合成视神经，经视神经管进

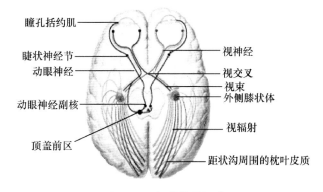

图 10-61　视觉传导通路

入颅腔后，左、右视神经发生交叉，形成视交叉，交叉后延为左、右视束，向后绕大脑脚终于外侧膝状体。视交叉为不完全性纤维交叉，来自两眼视网膜鼻侧半的纤维左、右发生交叉，而来自两眼视网膜颞侧半的纤维则不交叉。所以，一侧视束由同侧视网膜颞侧半的纤维和对侧视网膜鼻侧半的纤维所组成。

（3）第 3 级神经元　胞体位于外侧膝状体内，发出的纤维组成视辐射，经内囊后肢投射至大脑皮质视区。

二、运动传导通路

运动传导通路包括锥体系和锥体外系两部分。

（一）锥体系

锥体系主要支配骨骼肌的随意运动，由上运动神经元和下运动神经元两级神经元组成。上运动神经元为锥体细胞，胞体位于大脑皮质中央前回和中央旁小叶的前部，其轴突组成下行的锥体束，其中。止于脑干脑神经运动核的纤维称为皮质核束；止于脊髓前角运动神经元的纤维称为皮质脊髓束。下运动神经元为脑神经运动核和脊髓前角运动神经元。

1. 皮质核束（图 10-62）　皮质核束由中央前回下部皮质中锥体细胞的轴突聚集而成，经内囊膝下行至脑干后，陆续发出纤维，大部分终止于双侧脑神经运动核（包括动眼神经核、滑车神经核、三叉神经运动核、外展神经核、面神经核上半部、疑核和副神经核），小部分纤维终止于对侧的脑神经运动核（包括面神经核下半部和舌下神经核）。由脑神经运动核发出的脑神经中的躯体运动纤维，分布于眼球外肌、面肌、咀嚼肌、咽喉肌、胸锁乳突肌和斜方肌。

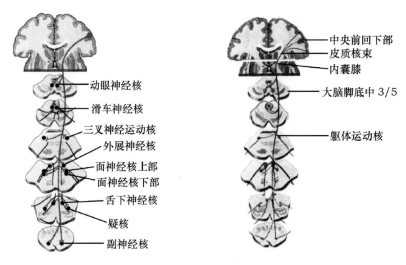

左图标注（自上而下）：动眼神经核、滑车神经核、三叉神经运动核、外展神经核、面神经核上部、面神经核下部、舌下神经核、疑核、副神经核

右图标注（自上而下）：中央前回下部、皮质核束、内囊膝、大脑脚底中 3/5、躯体运动核

图 10-62　皮质核束

2. 皮质脊髓束（图 10-63）　皮质脊髓束由中央前回中、上部和中央旁小叶前部皮质中锥体细胞的轴突聚集而成，经内囊后肢、大脑脚、脑桥基底部下行至延髓锥体，在锥体下端，绝大部分纤维（70%～90%）左、右发生交叉，形成锥体交叉。交叉后的纤维沿对侧脊髓外侧索下行，形成皮质脊髓侧束，该纤维在下行过程中逐节止于同侧前角运动细胞，支配四肢肌。在锥体下端未交叉的纤维则沿同侧脊髓前索下行，形成皮质脊髓前束，该束纤维较短，只到达脊髓胸部。皮质脊髓前束在下行过程中，一部分纤维交叉至对侧，止于对侧前角运动细胞，支配躯干肌和四肢肌；一部分纤维始终未发生交叉，止于同侧前角运动细胞，支配躯干肌。由此可见，

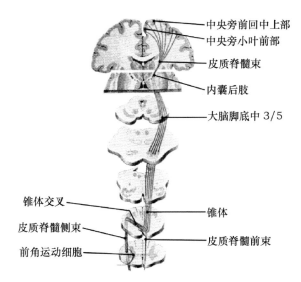

图 10-63　皮质脊髓束

躯干肌接受双侧大脑皮质的支配,而四肢肌接受对侧大脑皮质的支配。

（二）锥体外系

锥体外系是锥体系以外的影响和控制躯体运动的下行传导通路。锥体外系的结构较锥体系复杂,参与结构多,包括大脑皮质、纹状体、背侧丘脑、底丘脑、中脑顶盖、红核、黑质、脑桥核、前庭神经核、小脑和脑干内的网状结构及其相关的纤维束等。锥体外系的功能主要是调节肌紧张、维持姿势和协调随意运动。

直通执考

一、单项选择题

1. 脊髓前角的神经元是（　　）。

A. 感觉神经元　　　　B. 运动神经元　　　　C. 联络神经元　　　　D. 交感神经元

2. 关于脊髓节段的描述,错误的是（　　）。

A. 共有 31 个节段　　B. 7 个颈节　　　　　C. 12 个胸节　　　　　D. 5 个腰节

3. "生命中枢"位于（　　）。

A. 脊髓　　　　　　　B. 延髓　　　　　　　C. 脑桥　　　　　　　D. 中脑

4. 唯一自脑干背面出脑的脑神经是（　　）。

A. 滑车神经　　　　　B. 外展神经　　　　　C. 三叉神经　　　　　D. 舌下神经

5. 传导浅感觉的是（　　）。

A. 内侧丘系　　　　　B. 皮质核束　　　　　C. 皮质脊髓束　　　　D. 脊髓丘系

6. 下丘脑的组成不包括（　　）。

A. 视交叉　　　　　　B. 乳头体　　　　　　C. 内侧膝状体　　　　D. 灰结节

7. 在大脑半球表面看不到的脑叶是（　　）。

A. 岛叶　　　　　　　B. 额叶　　　　　　　C. 颞叶　　　　　　　D. 顶叶

8. 视区位于（　　）。

A. 距状沟两侧　　　B. 颞中回　　　　　C. 颞横回　　　　　D. 角回

9. 运动性语言中枢(说话中枢)位于(　　)。

A. 额中回后部　　　B. 额下回后部　　　C. 颞横回　　　　　D. 颞上回后部

10. 基底核中无(　　)。

A. 尾状核　　　　　B. 豆状核　　　　　C. 底丘脑　　　　　D. 杏仁体

11. 有"出血动脉"之称的是(　　)。

A. 颈内动脉　　　　B. 大脑前动脉　　　C. 大脑中动脉　　　D. 大脑后动脉

12. 躯十、四肢本体感觉传导通路第 2 级神经元的胞体位于(　　)。

A. 脊神经节　　　　　　　　　　　　B. 脊髓灰质后角

C. 薄束核和楔束核　　　　　　　　　D. 丘脑腹后内侧核

13. 肱骨外科颈骨折最易损伤的神经是(　　)。

A. 腋神经　　　　　B. 桡神经　　　　　C. 肌皮神经　　　　D. 正中神经

14. 脐平面分布的神经是(　　)。

A. 第 2 胸神经前支　　　　　　　　　B. 第 4 胸神经前支

C. 第 6 胸神经前支　　　　　　　　　D. 第 10 胸神经前支

15. 管理腮腺分泌的神经是(　　)。

A. 三叉神经　　　　　　　B. 舌咽神经　　　　　　　C. 面神经

D. 迷走神经　　　　　　　E. 舌下神经

二、名词解释

1. 灰质　2. 白质　3. 神经核　4. 纹状体　5. 内囊　6. 硬膜外隙　7. 蛛网膜下隙

8. 内脏神经

三、简答题

1. 简述大脑动脉环的组成及意义。

2. 大脑半球分哪几叶?

3. 大脑皮质有哪些重要中枢? 各位于何处?

4. 简述内囊的位置、分部、各部通过的主要纤维束及损伤后的临床表现。

5. 何谓小脑扁桃体? 为什么小脑扁桃体疝会危及生命?

6. 简述 12 对脑神经的名称。

7. 脑脊液的产生部位及循环途径如何?

(曹学萍)

第十一章　内分泌系统

内分泌系统与神经系统相辅相成，共同维持着机体内环境的平衡与稳定，它具有调节人体的新陈代谢、生长发育和生理功能等。

内分泌系统由内分泌腺和内分泌组织组成。内分泌腺无导管，其分泌物称为激素。激素直接进入血液循环，随血液循环运送至全身各部位。内分泌腺包括松果体、垂体、甲状腺、甲状旁腺、胸腺、肾上腺和性腺等（图 11-1）。内分泌组织是指分散在器官组织中的内分泌细胞团，如胰腺内的胰岛、卵巢内的卵泡和黄体、睾丸内的间质细胞。

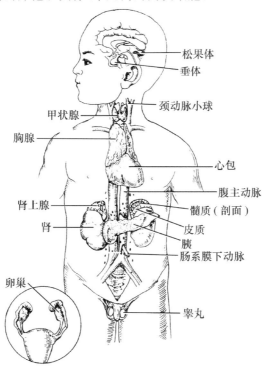

图 11-1　内分泌腺

第一节　松　果　体

一、松果体的形态和位置

松果体为一椭圆形小体,颜色灰暗,位于背侧丘脑的后上方,以柄附于第三脑室的后部(图11-2)。松果体在儿童期间相对比较发达,一般在 7 岁以后开始逐渐萎缩。

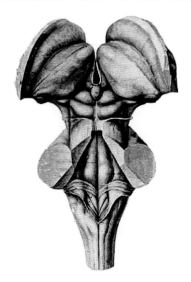

图 11-2　松果体

二、松果体的主要功能

松果体能分泌和合成褪黑素。褪黑素通过抑制腺垂体分泌促性腺激素,间接抑制生殖腺的发育。在儿童期间,当松果体功能不全时,可出现生殖器官过度发育或早熟现象。

第二节　垂　体

一、垂体的形态和位置

垂体是机体内最重要的内分泌腺,呈椭圆形,色泽灰暗,成年男性的垂体重量为 0.30～

0.75 g,女性的重量为 0.40～0.90 g。位于颅底蝶鞍垂体窝内,上端通过漏斗与下丘脑连接(图 11-3)。

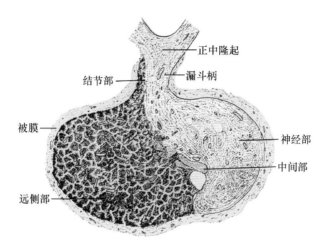

正中隆起

漏斗柄

结节部

被膜

神经部

中间部

远侧部

图 11-3　垂体

二、垂体的分布

根据发生与结构特征,垂体分为腺垂体和神经垂体。腺垂体分为远侧部、结节部和中间部。神经垂体分为神经部和漏斗。临床上将远侧部与结节部称为垂体前叶,中间部与神经部称为垂体后叶。

三、垂体的主要功能

(一)腺垂体

腺垂体能分泌生长激素、促甲状腺激素、促肾上腺皮质激素、促性腺激素。

(1)生长激素能促进骨、肌肉和内脏的生长以及各种代谢。幼年时,如果生长激素分泌不足,会引起侏儒症;如果生长激素分泌过多,则会引起巨人症。成年时,如果生长激素分泌过多,会引起肢端肥大症。

知识链接

肢端肥大症是因腺垂体嗜酸性细胞分泌生长激素(GH)过多所致。儿童时期与青春期患病时 GH 增多可导致骨骺闭合延迟,长骨生长加速而发生巨人症。成年期 GH 增多,骨骺板已愈合,只能促进骨的宽度增加,临床上表现为肢端肥大症,多伴有骨刺、外生性骨疣,椎体变形增大增厚,骨质疏松,钙磷变异,软组织和内脏增生肥厚,以及糖代谢与内分泌代谢紊乱等变化。

(2)促甲状腺激素能促进甲状腺素的合成和释放活动。

(3)促肾上腺皮质激素能促进肾上腺皮质分泌糖皮质激素。

(4)促性腺激素主要包括卵泡雌激素和黄体生成素。卵泡雌激素:在女性中,促进卵泡的发育,在男性中,促进精子的生成。黄体生成素:在女性中,促进黄体的生成,在男性中,促进雄激素的分泌。

（二）神经垂体

神经垂体能分泌抗利尿素（加压素）和催产素。

（1）抗利尿素作用于肾脏，能促进水分的重吸收，可减少体内水分经尿液排出。

（2）妊娠期的女性，催产素可促进子宫平滑肌的收缩；催产素还具有促进乳腺泌乳的功能。

第三节 甲 状 腺

一、甲状腺的形态和位置

甲状腺呈深红色，近似"H"形，分为左、右两个侧叶，中间有甲状腺峡连接，位于颈前部，甲状腺侧叶上连甲状腺软骨，下至第 6 气管软骨环，后方平行于第 5～7 颈椎高度，甲状腺峡平行于第 2～4 气管环（图 11-4）。

甲状腺由两层被膜包裹，内层称为纤维囊，包被甲状腺的表面，随血管伸入腺实质，将腺体分为若干个大小不等的小叶；外层称为甲状腺鞘。甲状腺侧叶借韧带与甲状软骨、环状软骨相连接，在吞咽时，甲状腺会随喉上下移动。

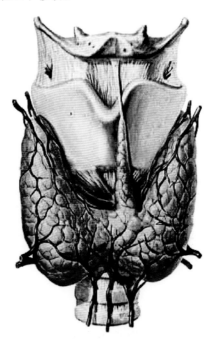

图 11-4　甲状腺

二、甲状腺的主要功能

甲状腺能分泌甲状腺激素和降钙素。

（1）甲状腺激素调节机体的代谢并影响生长和发育，也具有调节神经系统的兴奋性。甲状腺激素分泌不足时：在婴幼儿时期，会导致呆小症；在成年人期间，会导致黏液性水肿。甲状腺激素分泌过多时，会表现出消瘦、乏力等症状，称为甲状腺功能亢进（临床上简称为甲亢）。

（2）降钙素能影响钙离子和磷酸盐的代谢过程，有利于钙盐沉积于骨质，并降低血钙浓度。

第四节 甲状旁腺

一、甲状旁腺的形态和位置

甲状旁腺为扁椭圆形，棕黄色，黄豆大小（图11-5）。分为上、下两对，位于甲状腺侧叶背面的纤维囊外面，也可埋入腺实质内或在鞘外面。

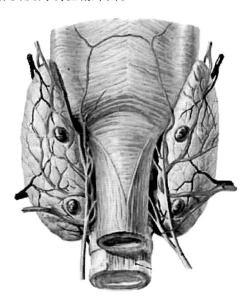

图11-5　甲状旁腺

二、甲状旁腺的主要功能

甲状旁腺能分泌甲状旁腺素。甲状旁腺素能增强破骨细胞的活性，同时促进肾小管对钙离子的重吸收，进而提高血钙浓度。

第五节 胸　　腺

一、胸腺的形态和位置

胸腺呈扁平椭圆形,灰赤色,由左、右不对称的 2 叶组成,两叶借结缔组织连接在一起(图 11-6)。位于胸骨柄后面,上纵隔前方。幼儿时的胸腺相对较大,青春期后逐渐萎缩,被结缔组织代替。

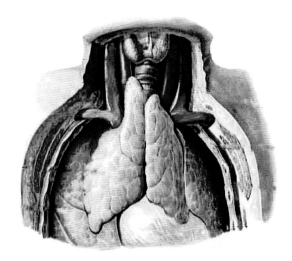

图 11-6　胸腺

二、胸腺的主要功能

胸腺属于免疫器官,产生 T 淋巴细胞;也具有内分泌的功能,分泌胸腺素。胸腺素能增强免疫细胞的功能,提高机体抵抗疾病的能力。

第六节 肾　上　腺

一、肾上腺的位置和形态

肾上腺呈浅黄色,位于肾的上方,左右各一,包裹于肾筋膜内(图 11-7)。左侧肾上腺似半月形,右侧肾上腺似三角形。

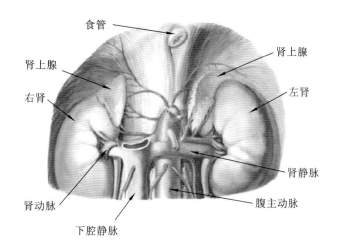

图 11-7　肾上腺

二、肾上腺的主要功能

(一) 皮质

肾上腺皮质细胞能分泌盐皮质激素、糖皮质激素和性激素。

(1)盐皮质激素是一种类固醇激素,具有维持人体内电介质和水平衡的作用。

(2)糖皮质激素是一类甾体激素,具有调节糖类代谢的活性。

(二) 髓质

肾上腺髓质细胞能分泌肾上腺素和去甲肾上腺素。

(1)肾上腺素能使心肌收缩力增加,亦可使皮肤、黏膜的血管收缩。

(2)去甲肾上腺素具有升压的作用。

第七节　胰　　岛

胰岛是胰的内分泌部,是许多大小不等、形态各一的细胞团,分散在胰各部位,以胰尾居多。胰岛能分泌胰岛素和胰高血糖素,可控制糖类的合成,进而调节血糖浓度。如果胰岛素分泌不足,就会引发糖尿病。

第八节　生　殖　腺

生殖腺包括睾丸和卵巢。睾丸是男性的生殖腺,产生雄性激素和精子。雄性激素与维持男性第二性征、生理功能和性功能密切相关。卵巢为女性的生殖器官,能产生卵泡和类固醇激素。卵泡的发育,影响黄体的功能。黄体可产生孕激素和雌激素,并作用于子宫内膜和维持第二性征。

直通执考

一、单项选择题

1. 不属于肾上腺皮质细胞分泌的激素是(　　　)。

A. 糖皮质激素　　　　B. 盐皮质激素　　　　C. 肾上腺素　　　　D. 性激素

2. 不属于腺垂体分泌的激素是(　　　)。

A. 生长激素　　　　B. 促甲状腺激素　　　　C. 肾上腺素　　　　D. 促性腺激素

3. 不属于神经垂体分泌的激素是(　　　)。

A. 抗利尿素　　　　B. 加压素　　　　C. 催产素　　　　D. 促性腺激素

二、名词解释

1. 内分泌系统　　2. 激素

三、简答题

试述垂体的位置,以及分泌腺体的主要功能。

(房俊楠)

第十二章　人体胚胎学

学习目标

1. 掌握:受精的过程、条件和意义;胚泡植入过程、部位和条件;胎盘的功能。
2. 熟悉:卵裂、卵泡的植入;三胚层的形成与分化;胎膜和胎盘的功能。
3. 了解:双胎、多胎和连胎的形成原因。

人体胚胎学是研究人体的胚胎发生、发育机制及其演变过程的科学。研究内容涉及生殖细胞的发生、受精、卵裂、胚泡形成与植入、胚层形成与分化、胎膜和胎盘形成等。胚胎发育异常所引起的胎儿先天性畸形也是人体胎盘学研究的内容,对孕期保健具有重要的指导价值。

人体胚胎发育从受精卵开始,在子宫内发育经历 38 周(266 天),分为三个时期。①胚前期:胚胎发育期前 2 周。②胚期:胚胎发育第 3～8 周。③胎期:胚胎发育第 9～38 周,或第 9 周至胎儿出生。

第一节　配子和受精

一、配子

配子称生殖细胞,是指具有受精能力的生殖细胞,包括精子和卵子(图 12-1)。配子为单倍体细胞,包括 23 条染色单体。其中,常染色体有 22 条,性染色体有 1 条。

(一) 精子的获能

精子是指男性配子,在睾丸生精小管内发育,经两次减数分裂后,染色体为 23,X 和 23,Y(图 12-2)。精子在附睾内成熟,虽然具有运动能力,但无法穿越放射冠和透明带,不具备使卵子受精的能力,只有经过获能之后,才具备受精的能力。精子获能是指精子在女性输卵管和子宫运转过程中,精子顶体表面的糖蛋白被女性生殖管道分泌物降解,最终具有穿透能力,这是精子受精前必须经历的一个过程。精子在女性生殖管道内只能维持 24 h 左右的受精能力。

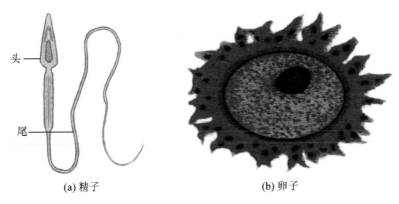

(a) 精子　　　　　　　　　(b) 卵子

图 12-1　精子和卵子

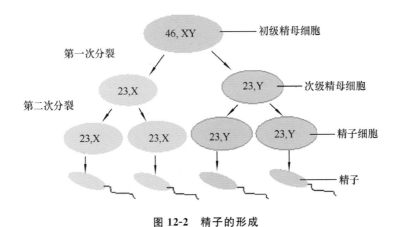

图 12-2　精子的形成

(二) 卵子的成熟

卵子是指女性配子,初级卵母细胞经过两次减数分裂,生成一个卵子,卵子的染色体为23,X(图 12-3)。卵子排入输卵管壶腹部,在此处与精子结合受精。如卵子未受精,则在 12~24 h 内退化,最终随月经排出体外。

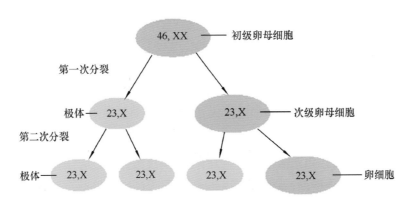

图 12-3　卵子的形成

二、受精

受精是指精子和卵子结合，形成受精卵的过程(图 12-4)。

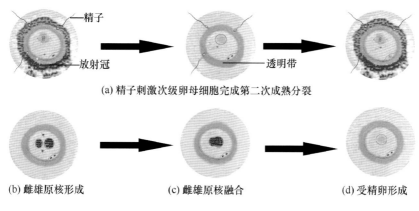

(a) 精子刺激次级卵母细胞完成第二次成熟分裂

(b) 雌雄原核形成　　　　(c) 雌雄原核融合　　　　(d) 受精卵形成

图 12-4　受精

(一) 受精的条件

受精的条件如下。①男、女生殖管道必须通畅，粘连、狭窄、炎症、子宫位置后倾等会影响受精过程。②足够的精子数量：每毫升精液内精子的数量不能少于 500 万/个。③精子的质量：精子形态正常，具有一定的活性，且具备获能的能力。④卵子发育正常，且能在 24 h 内受精。⑤女性卵巢分泌功能无异常，保持体内雌激素、孕激素水平正常且稳定。

> **知识链接**
>
> ### 试管婴儿
>
> 　　试管婴儿是体外受精-胚胎移植技术的俗称，是分别将卵子和精子取出后，置于培养液内使其受精，再将胚胎移植回母体子宫内发育成胎儿的过程。"试管婴儿"并不是真正在试管里长大的婴儿，而是从卵巢内取出几个卵子，在实验室里让它们与男方的精子结合，形成胚胎，然后转移胚胎到子宫内，使之在妈妈的子宫内着床，妊娠。世界上第一个"试管婴儿"路易丝·布朗是伴随着体外授精技术发展而来的。罗伯特·爱德华兹因此获得 2010 年诺贝尔生理学或医学奖。

(二) 受精的意义

(1) 精子与卵细胞结合形成受精卵，这是新生命开始的起点。

(2) 受精卵染色体一半来自于父亲，一半来自于母亲，所以新个体会继承双亲的特征。

(3) 受精决定新个体的性别：染色体为 XX 时，新个体为女性；染色体为 XY 时，则新个体为男性。

第二节 卵裂、胚泡形成与植入

一、卵裂

卵裂是指受精卵的有丝分裂。卵裂发生在 24 h,卵裂所形成的子细胞称卵裂球。经多次卵裂后,卵裂球数目不断增加,但细胞体积不断变小。在受精后 3 天形成 16 个卵裂球,卵裂球聚集在一起,形成一个实心细胞团,因形似桑葚,故称桑葚胚(图 12-5)。

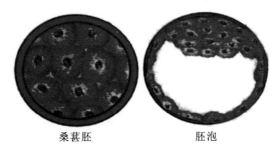

桑葚胚　　　　　　胚泡

图 12-5　卵裂

二、胚泡形成

桑葚胚细胞增殖、分裂,当卵裂球数目达到 100 多时,细胞间出现的小腔隙逐渐融合成一个大腔,称胚胎腔。实心的桑葚胚变成中空的泡状结构,称胚泡。胚泡壁由单层扁平细胞组成,称滋养层。滋养层围成的腔,称胚泡腔,内含有胚泡液。胚泡腔内一侧的细胞群,称内群细胞,是人类胚胎发育的基原。内细胞群外面的滋养层,称极端滋养层(图 12-6)。胚泡增大时,其外面的透明带会逐渐变薄,最后消失。

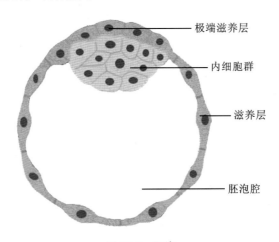

极端滋养层

内细胞群

滋养层

胚泡腔

图 12-6　胚泡

三、植入

胚泡埋入子宫内膜的过程,称植入,又称着床。植入发生于受精后第 5～6 天,结束于第 11～12 天。

1. 植入过程　胚泡极端滋养层与子宫内膜接触时,同时分泌蛋白酶,溶解子宫内膜组织,使子宫内膜出现缺口,胚泡会沿缺口侵入子宫内膜的功能层。当胚泡完全侵入后,缺口会逐渐修复,完成植入。

2. 植入部位　通常植入部位在子宫体部和子宫底部。胚泡植入不宜过深,否则易引起分娩大出血。若植入部位发生于子宫以外部位,则称宫外孕。大多数宫外孕发生于输卵管。

3. 植入条件　正常植入必须同时具备以下四个条件:①母体孕激素分泌正常;②胚泡发育良好;③子宫内环境正常;④胚泡进入子宫腔时,透明带及时溶解消失。

第三节　三胚层的形成和分化

一、二胚层的形成

胚泡植入后,内细胞群开始分裂增殖,并于受精的第 2 周分化成两层:向胚泡腔侧分裂、增生,形成呈低立方形的细胞层,称下胚层;下胚层上方的细胞重组排列,形成高柱状的细胞层,称上胚层。两个胚层紧密相贴,中间间隔有一层基膜,形状似圆盘,称胚盘。胚盘是胎儿发生的基原。

上胚层细胞不断增生,在细胞间出现了一个充满液体的腔隙,随腔隙的不断扩大,上胚层分成了两层细胞:①与上胚层紧密相贴的细胞层,仍为上胚层;②被推进滋养层内面的细胞层,形成羊膜。这两层细胞围成的腔,称为羊膜腔,腔内的液体,称为羊水。

在胚泡植入过程中,子宫内膜处的滋养层细胞增殖迅速,将滋养层分化成两层细胞。外层细胞融合,细胞间的界限消失,称为合体滋养层;内层细胞为单层柱状细胞,界限清楚,称为细胞滋养层。细胞滋养层具有较强的分裂增生能力,产生的新细胞不断向胚泡腔内迁移,形成胚外中胚层。

二、三胚层的形成

受精后第 3 周,上胚层细胞不断增生,在胚盘内从两侧向尾部中轴线移动,形成一条纵行的细胞柱,称原条。增生的上胚层细胞向原条方向迁移,并下陷至下胚层,当下胚层完全被来自上胚层细胞置换时,改称为内胚层。原条细胞不断分裂增殖,两侧隆起,中央凹陷形成沟,沟内细胞在上、下胚层之间形成一层新的细胞层,称为中胚层。当内胚层和中胚层形成之后,上胚层改称为外胚层。故内、中、外三个胚层均来自上胚层(图 12-7)。

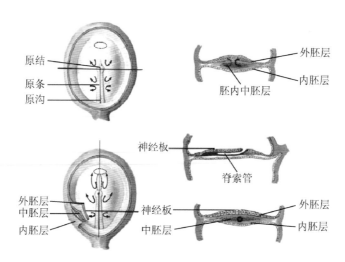

图 12-7　三胚层的形成

三、三胚层的分化

(一)外胚层的分化

在头突和脊索突的诱导下,外胚层细胞不断增厚,呈板状,称神经板。神经板的上皮属于假复层柱状,称神经外胚层。神经板沿长轴下陷,形成神经沟。神经沟的两侧隆起,称神经褶(图 12-8)。两侧神经褶靠拢、闭合,形成神经管。神经管是中枢神经系统的基原,将演化为脑和脊髓。神经管还分化为松果体、神经垂体和视网膜等结构。表面的外胚层分化为表皮及其附属结构、口腔和鼻腔的上皮、牙釉质、晶状体、角膜上皮、内耳迷路及腺垂体等。

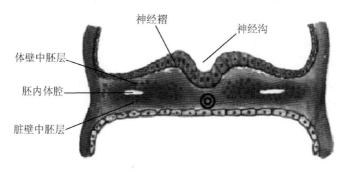

图 12-8　外胚层的分化

(二)中胚层的分化

受精第 16 天左右,中轴线两侧的中胚层细胞逐渐增生,形成轴旁中胚层、间介中胚层、间充质及侧中胚层。

1. 轴旁中胚层　将分化为中轴骨骼、骨骼肌、真皮以及皮下组织等。

2. 间介中胚层　将分化为生殖、分泌系统的主要器官和结构。

3. 间充质　将分化为心血管、结缔组织等。

4. 侧中胚层　脏层将分化为内脏平滑肌、血管、结缔组织等;原始体腔将分化为心包膜、胸膜腔、腹膜腔;壁层将分化为体壁骨骼、肌肉、血管、结缔组织等。

（三）内胚层的分化

内胚层构成卵黄囊的顶，胚盘向腹侧卷褶变化，内胚层卷成管状结构，称原肠，即原始消化管。原肠从头端到尾部，依次分为前、中、后肠三段（图 12-9）。

1. 前肠 将分化为食管、胃、肝、胆、胰。

2. 中肠 将分化为十二指肠后 2/3 至横结肠前 1/2 以前部分。

3. 后肠 将分化为横结肠后 1/2 以后部分。

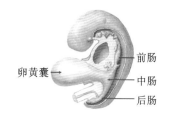

图 12-9 内胚层的分化

第四节 胎膜和胎盘

胎膜和胎盘是胎儿发育过程中的附属结构，对胎儿起营养、保护、内分泌和屏障等功能。胎儿娩出母体后，胎膜和胎盘会一并排出母体，总称为衣胞。

一、胎膜

胎膜是受精卵发育时所形成的临时性器官，主要包括绒毛膜、卵黄膜、尿囊、羊膜、脐带（图 12-10）。

（一）绒毛膜

绒毛膜由滋养层细胞分化而成，早期绒毛分布均匀，胚胎 6 周后，位于基蜕膜部位的绒毛发育良好，称为丛密绒毛膜，其余部位的绒毛退化形成平滑绒毛膜。如果滋养层过度增生，间质变性水肿，血管消失，绒毛呈水泡状或葡萄状，造成胎儿死亡，整个胎块犹如一串串葡萄，称葡萄胎（图 12-11）；如果滋养层细胞癌变，可侵及周围组织，称绒癌。

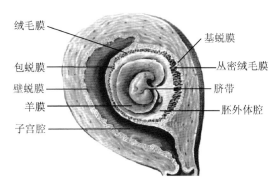

图 12-10 胎膜

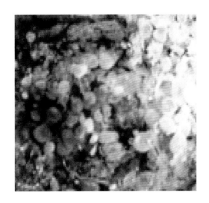

图 12-11 葡萄胎

（二）卵黄囊

人类的卵黄囊并不发达，内无卵黄，但其顶部的内胚层参与形成原肠。正常情况下，卵黄管于胚胎发育第 5～6 周时闭锁，卵黄囊也逐渐消退。如果卵黄管远端闭合，但与回肠相连的根部却未闭锁，形成一个盲囊，称梅克尔憩室。人体的造血干细胞和原始生殖细胞分别起源于卵黄囊的胚外中胚层和其尾部的内胚层。

（三）尿囊

尿囊为一盲管，属于遗迹性器官，其壁上的胚外中胚层分化形成尿囊动脉和尿囊静脉，将来分别演化为脐动脉和脐静脉。

（四）羊膜

羊膜是一层半透膜，早期附着于胎盘后缘，后来附着于脐带基部，羊膜内有胎儿的分泌物和脱落细胞。羊膜能分泌羊水，羊水呈淡黄色，碱性。羊水对胎儿起保护作用，能缓冲外力对胎儿的震动，可防止胎儿与周围组织粘连；分娩时，羊水还具有促进扩张宫颈和冲洗产道的作用。足月时，正常羊水量约为 1000 mL，少于 500 mL 为羊水过少，多于 2000 mL 为羊水过多。

（五）脐带

脐带为一条索状结构，一端连于胎盘，一端连于胎儿脐环，由羊膜包绕体蒂、尿囊及卵黄囊等结构构成，其内仅有两条脐动脉和一条脐静脉。妊娠末期，脐带长 40～60 cm，平均为 55 cm，直径平均为 1.5 cm。脐带过短，可引起胚盘早期剥离等异常；脐带过长，可引起脐带绕颈或打结等异常。

二、胎盘

（一）结构

足月胎儿的胎盘由丛密绒毛膜和基蜕膜组成，重约 500 g。胎盘的胎儿面光滑，连接着脐带；胎盘的母体面粗糙，可见 15～20 个胎盘小叶。胎儿血与母体血进行物质交换时所通过的结构，称胎盘屏障。胎盘屏障由合体滋养层、细胞滋养层及基膜、绒毛膜内结缔组织、毛细血管内皮等结缔组织构成。

（二）功能

1. 物质交换　选择性物质交换是胎盘的主要功能。胎儿通过胎盘从母血中获得营养物质和氧，同时排出代谢产物和二氧化碳。

2. 分泌激素　分泌绒毛膜促性腺激素、雌激素、孕激素等。其中，绒毛膜促性腺激素在胚胎发育第 3 周时可从母体尿液中查出。

3. 屏障作用　胎盘可阻止大分子物质进入胎盘，但某些病毒和药物却可以通过胎盘屏障，影响胎儿的正常发育。

第五节 多胎、双胎和连胎

一、双胎

双胎又称孪生,分为单卵孪生和双卵孪生,其出现率低,占新生儿的 1/80~1/90。

(一) 单卵孪生

单卵孪生又称真双胎,由一个受精卵发育成两个胚胎,发育出来的两个胎儿性别一样,外形和生理特性相似,且遗传基因完全相同。单卵孪生的发生可能有以下三种情况。

1. 卵裂球分离 受精卵内分裂出两个独立的卵裂球,各自发育成一个胎儿。这种情况下的孪生胎儿有各自的胎盘、绒毛膜、羊膜腔和脐带。

2. 形成两个内细胞群 受精卵在胚泡时期形成两个内细胞群,各自发育成一个胎儿。这种情况下的孪生胎儿共用一个胎盘,但有各自的羊膜腔和脐带。

3. 形成两个原条和脊索 胚盘上有两个原条和脊索,诱导形成两个神经管,发育出两个胎儿。这种情况下的孪生胎儿共用一个胎盘和羊膜腔,但有各自的脐带。

(二) 双卵孪生

双卵孪生又称假双胎,是指卵巢一次排出 2 个卵细胞,在分别受精后,发育出两个胎儿,这类情况占双胎的大多数。胎儿有各自的胎膜和胎盘,性别相同或不相同,外形和生理特性也存在一定的差异性。

二、多胎

多胎是指一次分娩出两个以上的胎儿。多胎形成的原因与双胎相同,可分为单卵多胎、双卵多胎和多卵多胎。多卵的发生率很低,而四胎以上的发生率会极低,且胎儿出生后的死亡率相对偏高。

三、连胎

连胎发生于单卵双胎。当一个胎盘内出现两个内细胞群或两个原条时,若两个胚胎未完全分离,两个胚胎体发生局部连接,称连胎。连胎分为对称型和不对称型两个类型。对称型是指两个胎儿大小相同,可存在颜面胸腹连胎、胸腹连胎或臀部连胎等。不对称型是指两个胎儿大小不相同,小者常发育不全,形成胎中胎或寄生胎。

直通执考

一、单项选择题

1. 精子获能的部位在(　　)。

A. 射精管内　　　　B. 输精管内　　　　C. 生精小管内　　　D. 子宫和输卵管内

2. 足月时正常羊水量为(　　)。

A. 500 mL　　　　B. 约 1000 mL　　　C. 1000～1500 mL　　D. 1500～2000 mL

3. 不是由内胚层分化成的器官是(　　)。

A. 胃　　　　　　B. 食管　　　　　　C. 十二指肠　　　　D. 生殖系统

4. 神经系统起源于(　　)。

A. 中胚层　　　　B. 内胚层　　　　　C. 外胚层　　　　　D. 间充质

二、名词解释

1. 精子获能　2. 卵裂　3. 胚盘

三、简答题

1. 试述受精的条件和意义。

2. 试述胚泡植入的过程、部位和条件。

(房俊楠)

实 验 指 导

实验一　光学显微镜的使用方法和上皮组织

【实验目的】

1. 通过教师示教掌握正确使用光学显微镜的方法。
2. 能在镜下辨认小肠切片和食管横切片中的细胞特点。

【实验材料】

1. 普通光学显微镜。
2. 小肠切片。
3. 食管横切片。

【实验内容】

1. 光学显微镜的构造

普通光学显微镜的结构包括机械部分和光学部分。

（1）机械部分

①镜座及镜柱：镜座为矩形，其一侧有电源开关及亮度调节钮，镜柱直立其上，所有机械装置都直接或间接附于其上，两者共同构成显微镜基座以支持整个镜体。

②镜臂：呈楔形，便于握取。

③载物台：为方形平台，中央有圆形通光孔。台上装有标本移动器，用以固定或移动玻片标本。

④镜筒：上端装有目镜，双目显微镜两镜筒之间的距离可调节，以适应各人的瞳间距，使双眼看到一共同视野。

⑤物镜转换器：是固定物镜并可旋转定位的圆盘，可根据需要选择不同倍数的镜头。

⑥调焦装置：包括粗调节螺旋和细调节螺旋，前者使载物台较大幅度地上升或下降，后者使载物台轻微地上升或下降。使用时，先用粗调节螺旋，待观察到标本图像后用微调节螺旋，可使图像标本更清晰。

（2）光学部分

①集光镜：位于镜座中央，将光线射到显微镜中。

②聚光器:位于载物台下方,使光线更加集中落在通光孔中央,经旋转聚光器可上升或下降,以调节光度。上升光度逐渐增强,下降光度逐渐减弱。

③光圈:由许多重叠的小金属片组成。其框外有一小柄可调节光圈大小,以控制光线强弱。

④物镜:一般有 4 倍、10 倍、20 倍、40 倍和 100 倍等几种,通常将 10 倍镜头称为低倍镜,40 倍镜头称为高倍镜,100 倍镜头称为油浸镜。

⑤目镜:常用的有 10 倍、15 倍等几种,显微镜的放大倍数是目镜与物镜二者放大倍数的乘积。

2. 光学显微镜的使用方法

(1)放置:显微镜置于桌面,距桌缘不得少于 5 cm,观察完毕应移向桌内。

(2)电源:应先将亮度调节钮关至最小,然后打开电源开关,适当调节电压。

(3)对光:转动粗调节螺旋,先将低倍镜对准通光孔(升高聚光器,打开光圈),调节两瞳孔间的距离,从目镜观察整个视野,出现明亮、均匀而无阴影的白光为止。

(4)放置标本:将要观察的标本放在载物台上,盖玻片面朝上(否则使用高倍镜时不但看不到物像,而且容易把标本压碎),用标本移动器固定,并将有组织的部分对准载物台通光孔,之后慢慢移动粗调节螺旋,使载物台上升到最高位。

(5)低倍镜观察:慢慢转动粗调节螺旋,使载物台下降,同时从目镜观察,直到视野内看清图像为止。如果图像不够清晰,可用细调节螺旋调节。

(6)高倍镜观察:在低倍镜清晰观察切片的基础上,将要观察的部位移至视野中央,直接转换高倍镜观察,如果图像不够清晰,可用细调节螺旋调节。

(7)油浸镜观察:在换油浸镜之前,先在标本所要观察的部位滴一滴香柏油,再转换油浸镜,使镜面与油接触,调节细调节螺旋即可找到物像。油浸镜用完后,必须用擦镜纸和清洗剂把镜头和玻片拭净。

(8)使用完毕后的处理:下移载物台,取下标本,以 4 倍物镜镜头对准通光孔,下移载物台,将亮度调节钮关至最小,然后关闭电源开关,将显微镜各部擦拭干净,盖上防尘罩。

3. 观察食管横切片(HE 染色)

(1)低倍镜观察:细胞排列紧密,胞质染成红色,胞核染成蓝色,能分出细胞之间界限。

(2)高倍镜观察:细胞膜不清楚,细胞核内可看到不均匀的染色块,有时可见核仁,细胞器一般看不到。

4. 观察小肠切片(HE 染色)

(1)低倍镜观察

①先用肉眼连同低倍镜观察切片肠黏膜高低不平的一面。

②在此侧表面可见一层排列整齐的细胞即是单层柱状上皮。

③上皮一面朝向肠腔,是游离面,另一面与结缔组织相连,为基底面,挑选结构清楚的部位用高倍镜观察。

(2)高倍镜观察

①上皮由一层柱状细胞紧密排列而成。

②上皮细胞核呈椭圆形靠近基底面,胞质呈粉红色,胞核呈深蓝色。

③柱状细胞之间夹有少量空泡状的细胞,即杯状细胞,其核呈三角形,色深靠近基底端。

④在柱状上皮游离面上可见一条折光性强、均质红线的纹状缘。

【实验考核】

请在下图上填写出标线所指结构。

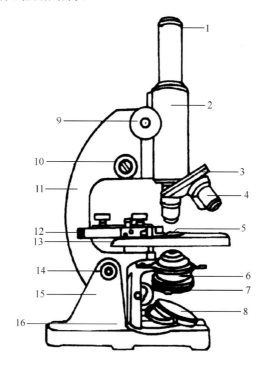

（王　珂）

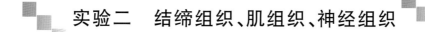

实验二　结缔组织、肌组织、神经组织

【实验目的】

1. 能在光学显微镜下观察并指认疏松结缔组织细胞的形态特点，以及骨骼肌和神经细胞的微细结构。

2. 能在光学显微镜下观察并了解各种血细胞的形态特点。

3. 能在光学显微镜下观察骨骼肌细胞的微细结构。

4. 能在光学显微镜下观察神经细胞的微细结构。

【实验材料】

1. 普通光学显微镜。

2. 疏松结缔组织铺片。

3. 骨骼肌切片。

4. 脊髓横切片。

【实验内容】

1. 疏松结缔组织（大白鼠皮下结缔组织伸展片，台盼蓝染色）

（1）肉眼观察　伸展片呈紫红色，选择较透亮区域观察。

（2）低倍镜观察

①胶原纤维呈淡红色，粗细不等，有分支，数量多。弹性纤维多单根走行，呈细丝状，有分支，常见断端卷曲成波浪形，折光性强，染成紫蓝色，数量少。

②胶原纤维和弹性纤维互相交织成网，网间空隙处即基质，网间述散在着许多结缔组织细胞。

（3）高倍镜观察

①成纤维细胞：数量多，胞体较大呈扁平状，有细长突起，细胞界线不甚清楚。核大呈卵圆形，色浅，胞质内一般没有吞噬染料颗粒。

②巨噬细胞：细胞形态不一，有不规则的突起，核较小而染色深，呈圆或椭圆形，胞质内含有大小不等的蓝色吞噬颗粒。

2. 血细胞（人血涂片 Wright 染色）

（1）低倍镜观察　所见大量红色小点为红细胞，散在于红细胞之间少量紫色小点即白细胞，白细胞在血涂片边缘较多。

（2）高倍镜观察

①红细胞：双凹圆盘状，直径约 7.5 mm，无胞核，胞质橘红，边缘染色深，中央色浅。

②中性粒细胞：数量较多，细胞圆形，核分 2～5 叶，多数为 3 叶，叶间有极细的染色质丝相连。胞质内含有细而均匀的淡紫红颗粒，其间有少量稍粗大，深紫蓝色的嗜天青颗粒。

③嗜酸性粒细胞：细胞圆形较大，核常分二叶，胞质中充满粗大，均匀的鲜红色颗粒。

④嗜碱性粒细胞：数量极少，不易找到，细胞呈圆形，核形态不规则，常被嗜碱性颗粒遮盖而看不清，胞质内含有大小不等、分布不均的紫蓝色颗粒。

⑤淋巴细胞：细胞有大有小，以小淋巴细胞为多，核圆形或卵圆形，染色深，一侧常有凹痕，胞质少，呈天蓝色。

⑥单核细胞：细胞最大，呈圆形，胞核呈肾形或马蹄形，胞质较多呈灰蓝色并可见少量细小的嗜天青颗粒。

⑦血小板：常呈星形或多角形的灰蓝色小体，体积很小，其中可见细小红紫色的血小板颗粒，常三五成群分布于红细胞之间。

3. 骨骼肌（人的骨骼肌纵切面、横切面，HE 染色）

（1）肉眼观察　纵切面，肌纤维呈带状，横切面呈不规则的多边形。

（2）低倍镜观察

①纵切面：肌纤维呈长圆柱形，肌纤维边缘排列着很多长椭圆形细胞核，肌纤维之间可见少量结缔组织。

②横切面：圆形或多边形小块为肌纤维横切面，其间有少量结缔组织和一些毛细血管。

（3）高倍镜观察

①纵切面：肌纤维内纵行排列的细丝是肌原纤维，可见明暗相间的横纹，调暗光线，在明带中可见 Z 线，在暗带上可见略为发亮的 H 带，细胞核呈长椭圆形，沿肌纤维纵轴的边缘排列。

②横切面：肌纤维膜清楚，肌原纤维呈颗粒状，肌纤维边缘上可见圆或椭圆形细胞核。

4. 多极神经元(脊髓横切片,特殊染色)

(1)肉眼观察　标本呈椭圆形,中央蝶形染色较深的部分为灰质,周围染色较浅的部分为白质。灰质腹侧一对较圆钝的膨大突起为前角;背面一对细而长的突起为后角。

(2)低倍镜观察

①先找到灰质前角,可见有胞体较大的多突起细胞,单个或成群排列,为多极运动神经元,有的未切到细胞核,选结构完整的观察。

②其余小而多,仅见紫色胞核的是神经胶质细胞。

(3)高倍镜观察

①胞体:不规则,在胞质中可以看到胞核和尼氏体。胞核大而圆,多位于胞体中央,着色,核仁清楚可见。尼氏体为充满在胞质内的紫蓝色小块状或颗粒状结构。

②突起:多为数个,长短不等。胞质中见有颗粒状尼氏体的胞突为树突,若突起的起始部为圆锥形,染色浅且无尼氏体则为轴突。

【实验考核】

绘制各类血细胞图形;绘制多极神经元。

（王　珂　鲁大康）

实验三　运动系统

一、躯干骨及其连接

【实验目的】

1. 熟悉人体解剖学的标准姿势、轴和切面以及各种方位术语。
2. 熟悉骨的构造。
3. 熟悉脱钙骨和煅烧骨,说出骨的理化性质。
4. 熟悉躯干骨的名称、数目、位置及其主要形态结构。
5. 熟悉椎骨的一般形态及各部椎骨的特点。
6. 熟悉椎间盘的位置和结构,说出脊柱的组成和弯曲。
7. 熟悉胸廓标本和模型,指认胸骨、肋骨、肋软骨、真肋、假肋、浮肋及肋弓。
8. 熟悉骨骼标本,在活体上找到躯干骨重要的骨性体表标志并说出相关的临床应用。

【实验材料】

1. 骨的构造标本、脱钙骨和煅烧骨标本。
2. 躯干骨标本。
3. 全身骨架或模型。
4. 脊柱标本和模型、脊柱水平切面和矢状切面标本和模型。

5. 全身散骨标本和模型。

6. 胸廓标本和模型。

7. 胸外按压视频。

【实验内容】

1. 说出人体解剖学的标准姿势、轴和切面以及各种方位术语。

2. 观察骨的构造。

3. 观察脱钙骨和煅烧骨,说出骨的理化性质。

4. 说出躯干骨的名称、数目、位置及其主要形态结构。

5. 观察并描述椎骨的一般形态及各部椎骨的特点。

6. 简述椎间盘的位置和结构,说出脊柱的组成和弯曲。

7. 观察胸廓标本和模型,指认胸骨、肋骨、肋软骨、真肋、假肋、浮肋及肋弓。

8. 观察骨骼标本,在活体上找到躯干骨重要的骨性体表标志并说出相关的临床应用。

【实验考核】

1. 观察胸廓标本和模型,指认胸骨、肋骨、肋软骨、真肋、假肋、浮肋及肋弓。

2. 观察骨骼标本,在活体上找到躯干骨重要的骨性体表标志并说出相关的临床应用。

二、颅骨及其连接

【实验目的】

1. 熟悉整颅和分离颅骨标本,说出颅骨的名称、数目、位置及其主要形态结构。

2. 熟悉颅骨,指认颅顶冠状缝、矢状缝、人字缝的位置。

3. 熟悉整颅和颅的正中矢状切面和水平切面,指认颅的前面、侧面、颅底内面、外面的重要结构。

4. 熟悉颞下颌关节标本,说出颞下颌关节的组成和结构。

5. 熟悉新生儿颅骨标本,指认前囟、后囟的位置,并说出闭合时间。

6. 熟悉颅骨,指认各鼻旁窦的位置。

7. 熟悉颅骨标本和模型,在活体上找到颅骨的重要体表标志并说出相关的临床应用。

【实验材料】

1. 颅骨的标本和模型(整颅、颅盖、颅底和分离颅标本和模型)。

2. 颅的水平切和矢状切标本和模型。

3. 骨性鼻旁窦标本。

4. 新生儿颅标本。

5. 颞下颌关节标本。

【实验内容】

1. 观察整颅和分离颅骨标本,说出颅骨的名称、数目、位置及其主要形态结构。

2. 观察颅骨,指认颅顶冠状缝、矢状缝、人字缝的位置。

3. 观察整颅和颅的正中矢状切面和水平切面,指认颅的前面、侧面、颅底内面、外面的重要结构。

4. 观察颞下颌关节标本,说出颞下颌关节的组成和结构。

5．观察新生儿颅骨标本，指认前囟、后囟的位置，并说出闭合时间。

6．观察颅骨，指认各鼻旁窦的位置。

7．观察颅骨标本和模型，在活体上找到颅骨的重要体表标志并说出相关的临床应用。

【实验考核】

1．观察颅骨，指认各鼻旁窦的位置。

2．观察颅骨标本和模型，在活体上找到颅骨的重要体表标志并说出相关的临床应用。

三、四肢骨及其连接

【实验目的】

1．熟悉上肢骨的名称、数目、位置及其主要形态结构。

2．熟悉关节的基本结构，观察并描述肩、肘、腕关节的组成、结构和功能。

3．熟悉下肢骨的名称、数目、位置及其主要形态结构。

4．熟悉骨盆的组成、髋关节、膝关节、踝关节关节的组成、结构和功能。

5．熟悉骨骼标本，在活体上摸到四肢骨的重要体表标志并说出相关的临床应用。

【实验材料】

1．人体骨骼标本和模型，上、下肢骨标本和模型。

2．肩、肘、腕关节标本和模型。

3．骨盆标本和模型。

4．髋、膝、踝关节标本和模型。

【实验内容】

1．观察并描述上肢骨的名称、数目、位置及其主要形态结构。

2．说出关节的基本结构，观察并描述肩、肘、腕关节的组成、结构和功能。

3．观察并描述下肢骨的名称、数目、位置及其主要形态结构。

4．观察并描述骨盆的组成、髋关节、膝关节、踝关节关节的组成、结构和功能。

5．观察骨骼标本，在活体上摸到四肢骨的重要体表标志并说出相关的临床应用。

【实验考核】

1．观察并描述骨盆的组成、髋关节、膝关节、踝关节关节的组成、结构和功能。

2．观察骨骼标本，在活体上摸到四肢骨的重要体表标志并说出相关的临床应用。

四、骨骼肌

【实验目的】

1．熟悉全身肌标本，说出肌的构造和肌的辅助装置，指认长肌、短肌、扁肌和轮匝肌、肌腹、肌腱（腱膜）。

2．熟悉头颈部肌肉，指认标本和活体上咬肌、颞肌、胸锁乳突肌。

3．熟悉躯干肌，指认标本和活体上的背阔肌、斜方肌、竖脊肌、胸大肌。

4．熟悉膈的标本和模型，说出膈的位置、裂孔及功能。

5．熟悉四肢肌，指认标本和活体上的三角肌、肱二头肌、肱三头肌、臀大肌、梨状肌、缝匠肌、股四头肌、小腿三头肌。

6. 熟悉全身骨骼肌标本,在活体上找到全身骨骼肌的重要体表标志并说出相关的临床应用。说出重要的肌性标志。

【实验材料】

1. 全身肌肉标本。

2. 头颈部肌肉的标本和模型。

3. 躯干肌标本和模型。

4. 膈标本和模型。

5. 腹壁横切面标本和模型。

6. 整体及游离的四肢肌标本和模型。

【实验内容】

1. 观察全身肌标本,说出肌的构造和肌的辅助装置,指认长肌、短肌、扁肌和轮匝肌、肌腹、肌腱(腱膜)。

2. 观察头颈部肌肉,指认标本和活体上咬肌、颞肌、胸锁乳突肌。

3. 观察躯干肌,指认标本和活体上的背阔肌、斜方肌、竖脊肌、胸大肌。

4. 观察膈的标本和模型,说出膈的位置、裂孔及功能。

5. 观察四肢肌,指认标本和活体上的三角肌、肱二头肌、肱三头肌、臀大肌、梨状肌、缝匠肌、股四头肌、小腿三头肌。

6. 观察全身骨骼肌标本,在活体上找到全身骨骼肌的重要体表标志并说出相关的临床应用,说出重要的肌性标志。

【实验考核】

1. 观察四肢肌,指认标本和活体上的三角肌、肱二头肌、肱三头肌、臀大肌、梨状肌、缝匠肌、股四头肌、小腿三头肌。

2. 观察全身骨骼肌标本,在活体上找到全身骨骼肌的重要体表标志并说出相关的临床应用,说出重要的肌性标志。

（雷根生　黄应勋）

实验四　消化系统

一、消化管

【实验目的】

1. 掌握胸腹部标志线和腹部分区。

2. 掌握消化系统的组成,各段消化管的位置、形态、内部结构和连接关系。

3. 熟悉咽峡的组成,腮腺的位置,腮腺管的开口部位。

4. 了解胃的毗邻和直肠的毗邻。

【实验材料】

1. 消化系统概观标本。

2. 人体头颈部正中矢状面标本和模型。

3. 唾液腺标本和模型。

4. 消化管各段器官(食管、胃、小肠、大肠)离体切开标本和模型。

5. 男性、女性骨盆腔正中矢状面标本和模型。

【实验内容】

1. 整体观察:观察消化系统的组成,消化管各段的连接关系;食管的行程、长度及三个狭窄位置;胃的形态、位置和毗邻;小肠的各段位置、形态;大肠各段的位置、形态结构特征。

2. 口腔

在活体上观察口腔的分布,即口腔前庭和固有口腔。了解口唇、口裂、口角、人中、鼻唇沟、腭扁桃体。

在人体头颈部正中矢状面标本和模型上观察硬腭、软腭、腭垂、腭帆、腭舌弓、腭咽弓、咽峡。

在活体上观察舌,包括黏膜及舌乳头,舌系带,舌下阜,舌下襞。

口腔腺分大唾液腺(腮腺、下颌下腺、舌下腺)和小唾液腺。在唾液腺标本和模型上观察腮腺位置、形态、腮腺导管走行及开口位置。观察下颌下腺、舌下腺位置及开口部位。

3. 咽

在头颈部正中矢状面标本和模型上,观察咽的位置、分部、交通;在鼻咽喉观察咽鼓管咽口、咽隐窝;在口咽部观察扁桃体窝、腭扁桃体;在咽喉部观察梨状隐窝及其与咽的连通关系。

4. 食管

在食管离体标本上观察食管的形态、行程、长度及三个生理性狭窄;在胸腹腔已切开的解剖标本上观察食管的分部。

5. 胃

在人体胸腹部已切开的标本上观察胃的位置和毗邻;在胃的标本和模型上观察胃的形态,即观察胃的"两口""两弯""两壁"。胃的分部包括贲门部、胃底、胃体、幽门部。

6. 小肠

十二指肠:观察十二指肠的形态和分部;辨认十二指肠球、十二指肠大乳头、十二指肠空肠曲的位置。

空肠、回肠:在人体胸腹腔已切开标本上观察回肠的位置,比较管腔的大小、管壁厚薄。在空,回肠切开标本上比较黏膜皱襞形态和疏密变化及孤立淋巴滤泡和集淋巴滤泡的形态、分布。

7. 大肠

在盲肠和结肠的外观上观察三个特征性形态,即结肠带、结肠袋、肠脂垂。

盲肠:观察盲肠、阑尾的位置和形态。在盲肠切开标本上观察回盲瓣的形态。

结肠:观察结肠的分布,位置及各段间形成的弯曲。

直肠:在男、女性骨盆腔正中矢状面标本和模型上观察直肠的位置、毗邻、两个弯曲;在直肠离体标本上观察直肠壶腹、直肠横襞。

8. 肛管

在男性、女性骨盆腔正中矢状面标本、模型和直肠离体标本上观察肛柱、肛瓣、肛窦、齿状线、白线、肛门内括约肌、肛门括约肌。

9. 在活体上做腹部分区,指出胃的位置以及阑尾根部的体表投影。

二、消化腺

【实验目的】

1. 掌握肝的位置、体态和体表投影。

2. 掌握胆囊底的体表投影,肝外胆道的组成及联属。

3. 熟悉胆囊的位置、形态、分部。

4. 熟悉胰的位置、形态、分部。

【实验材料】

1. 肝的离体标本和模型。

2. 胰及十二指肠标本和模型。

3. 腹腔已切开的躯干标本。

【实验内容】

1. 在腹腔已切开的躯干标本上观察肝的位置。在肝的离体标本和模型上观察肝的形态结构。

2. 在肝的离体标本和模型上观察胆囊的形态和肝外胆道的组成。寻找左、右肝管,肝总管、胆囊管、胆总管、胰管、肝胰壶腹,十二指肠乳头。

3. 在胰及十二指肠标本上观察胰的形态、胰管的行程和开口位置。

4. 在活体上指出肝的位置,画出肝的上、下界。

三、消化系统的微细结构

【实验目的】

1. 熟悉消化管的微细结构。

2. 熟悉消化管黏膜的结构特点。

3. 熟悉肝和胰的微细结构。

【实验材料】

1. 食管切片。

2. 胃底切片。

3. 空肠或回肠切片。

4. 肝切片。

5. 胰切片。

【实验内容】

1. 食管切片(HE 染色)

肉眼观察:管腔呈不规则的缝隙状,管壁近腔面染成紫蓝色的部分为黏膜,向外依次为黏膜下层、肌层和外膜。

低倍镜观察:由管腔自内向外依次辨认食管壁的四层结构,即黏膜、黏膜下层、肌层和外膜,注意观察各层结构的特点。

2. 胃底切片(HE 染色)

肉眼观察:表面不光滑并染成紫蓝色的部分为黏膜,黏膜自内向外侧依次为黏膜下层、肌层外膜(不明显)。

低倍镜观察:辨认胃壁的四层结构,重点观察黏膜。

高倍镜观察:仔细观察胃底腺,辨认主细胞和壁细胞的形态结构。

主细胞:多位于胃底腺中、下部,数量较多,细胞呈柱状,细胞核圆形位于基底部,细胞质呈浅蓝色。

壁细胞:多位于胃底腺上、中部,细胞较大,呈圆形或锥体形,细胞核圆形,位于中央细胞质,呈红色。

3. 空肠或回肠切片(HE 染色)

肉眼观察:凹凸不平染成紫红色的部分为黏膜,向外依次黏膜下层、肌层、外膜。

低倍镜观察:辨认肠壁的四层结构,重点观察绒毛。黏膜表面有细小指状突起的为绒毛,绒毛上皮为单层柱状上皮,绒毛中轴由结缔组织构成,内有中央乳糜管、毛细血管和平滑肌纤维,固有层内有肠腺,黏膜肌层分内环、外环两层。

高倍镜观察:选择一个较完整的绒毛,辨认上皮细胞及微绒毛、杯状细胞、中央乳糜管、毛细血管、平滑肌纤维和肠腺等结构。

4. 肝切片(HE 染色)

低倍镜观察:观察肝的被膜和肝小叶,寻找和辨认中央静脉、肝索、肝血窦及肝门管区。

高倍镜观察:选择典型的肝小叶和肝门管区观察。

肝小叶:观察中央静脉,注意其管壁不完整,与肝血窦相通。肝索由肝细胞构成,肝细胞体积较大,呈多边形,细胞核为圆形,1 个或 2 个,位于细胞中央,核仁明显。肝血窦位于肝索之间,窦壁的内皮细胞与细胞相粘连,细胞核扁小,染色较深。

肝门管区:由结缔组织构成,其中小叶间胆管的管腔小,管壁由单层立方上皮构成,细胞核为圆形,染成紫色,小叶间动脉管腔小而圆,管壁厚,有少量染成红色的环形平滑肌,小叶间静脉管腔大而不规则,管壁薄,着色较浅。

5. 胰切片(HE 染色)

肉眼观察:染色较深的部分为外分泌部,其内有染色较浅的散在小区为胰岛。

低倍镜观察:辨认腺泡、腺泡细胞、导管及胰岛结构。

高倍镜观察:腺泡细胞呈锥体形,细胞核为圆形,位于细胞的基底部,导管由单层上皮构成。

【实验考核】

绘制空肠高倍镜下的结构和肝低倍镜下的结构(包括门管区)。

（吴　灏）

实验五　呼吸系统

【实验目的】

1. 熟悉呼吸道各器官的连通关系。
2. 熟悉呼吸道各部(鼻腔、喉、气管和肺)的形态、分部及各自特点。

【实验材料】

1. 呼吸系统整体标本或模型。
2. 头颈部矢状面标本或模型。
3. 喉的标本或模型。
4. 气管及主支气管标本或模型。
5. 左、右肺标本或模型。
6. 胸腔大体标本或模型。
7. 光学显微镜。
8. 肺切片。

【实验内容】

1. 通过教师讲解和模型的组装,学生知道呼吸道各器官的连通关系。

2. 通过观察模型或标本,学生能说出呼吸道各部(鼻腔、喉、气管和肺)的形态分布及各自的特点。具体如下。

鼻:呼吸道的起始部、嗅觉器官、辅助发音。

外鼻:面部中份,骨或者软骨作为支架,外被皮肤,包括鼻根、鼻背、鼻尖、鼻翼、鼻孔。

鼻腔:鼻中隔分为左右两个腔,鼻腔分为如下几个部分。鼻前庭:内衬皮肤,生有鼻。毛固有鼻腔:外侧壁有上、中、下鼻甲与外侧壁形成上、中、下鼻道。鼻中隔易出血区:位于鼻中隔前下方。鼻黏膜:嗅区,呼吸区。

副鼻窦:①额窦:开口于中鼻道。②蝶窦:开口于蝶筛隐窝。③筛窦:前中组开口于中鼻道,后组开口于上鼻道。④上颌窦:开口于中鼻道。

喉:位于颈前正中位置,喉咽部的前方,上通咽,下续气管,成人平颈4～6水平,女性、小儿略高。

喉软骨:甲状软骨、环状软骨、杓状软骨、会厌软骨。

喉腔:包括如下几部分。①喉前庭,后方是喉口。②喉中间腔:最小,两侧延伸为喉室。③声门下腔:上宽下窄。

气管:连接于喉与肺之间,由"C"形软骨环作为支架,内衬黏膜,后面的缺口被平滑肌和结缔组织封闭。

主支气管:左主支气管细长,长4～5 cm,与气管中轴线成40°～50°角,走向水平;右主支气粗短,长2～3 cm,与气管中轴线成25°～30°角,走向陡直,因此气管异物多坠入右主支气管。

肺:位于胸腔内纵隔的两侧,右肺受肝脏的影响,宽而短,左肺受心脏的影响,窄而长,但右肺大于左肺。幼儿的肺呈淡红色,随着年龄增大逐渐由灰暗色变为蓝黑色。

肺的形态、分叶:肺略成锥体形,肺尖成钝圆形,突向颈根部,位于锁骨内侧 1/3 上方 2~2.5 cm。肺底到膈面,位于膈肌上。"两面":肺前面(胸肋面)有肋切迹,内侧面(纵隔面)中份有一椭圆形凹陷,为肺门,内有进出肺的主支气管、肺动脉静脉、淋巴管、淋巴结,它们加上结缔组织形成肺根。"三缘":肺前缘锐利,左肺有心切迹,后缘钝圆,下缘锐利。"分叶":斜裂、水平裂将右肺分上、中、下三叶,左肺只有一个斜裂分上、下两叶。

胸腔:胸廓与膈所围成的腔,内有胸腔脏器。

胸膜:一层浆膜,分脏胸膜与壁胸膜,脏胸膜位于肺的表面。

胸膜腔:脏胸膜与壁胸膜在肺根上下相互移行。

纵隔:两纵隔胸膜之间所有的器官和结构总称。"境界":前为胸骨,后为脊柱胸段,上为胸廓上口,下为膈,两侧为纵隔胸膜。"分部":胸骨角平面 分为上纵隔和下纵隔,下纵隔以心包为界分前、中、后纵隔。

3. 观察肺切片(HE 染色)

肉眼观察:肺组织疏松,大的腔隙为血管和支气管断面。

低倍镜:①肺泡断面,肺泡隔;②支气管和肺血管分支断面。

高倍镜:①细支气管;②呼吸性细支气管;③肺泡管;④肺泡。

【实验考核】

1. 绘呼吸系统各器官及相互位置示意图,注明各部结构特征。

2. 绘制肺低倍镜图形。

(曹苏先)

实验六　泌尿系统

【实验目的】

1. 掌握男、女性泌尿生殖系统概观。

2. 掌握肾的剖面结构。

3. 熟悉腹膜后间隙的器官。

4. 熟悉男、女性骨盆腔正中矢状切面结构。

【实验材料】

1. 男、女性泌尿生殖系统概观标本及模型。

2. 离体肾、肾的剖面结构标本和模型。

3. 腹膜后间隙的器官标本和模型。

4. 肾中部的腹后壁横切面和肾被膜(矢状切面)标本和模型。

5. 男、女骨盆腔正中矢状切面标本和模型。

6. 离体膀胱标本和模型。

7. 肾、输尿管、膀胱结石的 X 线片各一张。

8. 肾结石患者发作时的表现和内脏学视频。

9. 肾切片放入标本和模型。

【实验内容】

1. 观看肾结石患者发作时的表现,特别留意患者的面部表情和疼痛时肢体的姿势,尤其是患者手所按压的部位。在内脏学视频中注意观察肾与毗邻器官的关系。

2. 观察男、女性泌尿生殖系统概观标本及模型:辨认泌尿系统的各器官,说出各器官的连接关系及主要功能。

3. 在离体肾和在腹膜后间隙的器官标本和模型上:观察肾的位置和形态,注意比较左、右肾的位置差异及其与第 12 肋的关系;观察肾门的位置和出入肾门的肾动脉、肾静脉及肾盂与输尿管移行关系。

4. 在肾的剖面结构标本和模型上:分辨肾皮质和肾髓质的构造和特点;观察肾窦及内容物,注意肾乳头、肾小盏、肾大盏和肾盂的连属关系。

5. 在肾中部的腹后壁横切面和肾被膜(矢状切面)标本和模型上,观察肾筋膜、脂肪囊、纤维囊三层被膜的关系和各自包容物。

6. 取男、女性泌尿生殖系统概观标本,结合腹膜后间隙的器官标本,寻找输尿管,并追踪左、右输尿管的行程,注意辨认三个狭窄部位,说出形成狭窄的原因。

7. 取离体膀胱标本和模型并结合男、女性骨盆腔正中矢状切面标本和模型,观察膀胱的形态、位置和毗邻。取切开了膀胱壁的标本,寻找出膀胱三角,说明其构成元素和膀胱三角的黏膜特点及其临床意义。

8. 取女性骨盆腔正中矢状切面标本和模型,观察女性尿道的行程、毗邻、形态特点和尿道外口的位置以及与肛门的关系。

9. 取肾切片放大标本和模型,观察肾小球和肾小囊的各自形态,以及相互之间的关系。辨认近端小管、细段和远端小管,并说出各自的功能。

10. 观看致密斑和球旁细胞的调节功能视频。

11. 观看肾、输尿管、膀胱结石的 X 线片,说出结石停留的原因及排出结石所需经过的途径。

【实验考核】

1. 指出肾的剖面结构。

2. 绘制男、女性骨盆腔正中矢状切面图形。

(雷根生　黄应勋)

实验七　生殖系统

【实验目的】

1. 掌握男生殖器官的位置和形态。
2. 掌握女生殖器官的位置和形态。
3. 熟悉生精小管、卵巢和子宫壁的组织结构。

【实验材料】

1. 男、女性生殖器官概观标本。
2. 男、女性生殖器离体标本和模型。
3. 男、女性盆腔正中矢状面标本和模型。
4. 睾丸、附睾标本及睾丸剖开标本和模型。
5. 显示子宫内腔及输卵管内腔的标本和模型。
6. 乳房标本和模型。
7. 男、女性会阴解剖标本和模型。

【实验内容】

1. 教师讲解男性生殖器的模型和标本,学生指认男性生殖器官的位置和形态。

睾丸和附睾位于阴囊内,在剖面结构上辨认睾丸小叶和生精小管,并指出附睾的头、体、尾三部分。

辨识输精管和精索的形态、行程和分部,输精管全程分四部,其中精索位置表浅。射精管由输精管壶腹末端与精囊的排泄管汇合而成射精管,斜穿前列腺实质,开口于男性尿道前列腺部。

在男性正中矢状面的标本和模型上辨认前列腺、精囊腺和尿道球腺的位置,前列腺位于膀胱下方,后邻直肠。

观察阴茎的海绵体、阴茎包皮及包皮系带。

在男性盆腔正中矢状面的标本或模型上辨认男性尿道的前列腺部、膜部和海绵体部,指出三个狭窄和两个弯曲的位置。

2. 通过教师讲解女性生殖器官的模型和标本,学生指认女性生殖器官的位置和形态。

性成熟后卵巢表面凸凹不平,在女性盆腔正中矢状面的标本或模型上观察卵巢的位置和形态。

在女性盆腔正中矢状面的标本或模型上观察输卵管的位置、形态和分部,并指出输卵管伞。

子宫呈倒置的梨形,分子宫底、子宫体和子宫颈三部分。在女性盆腔正中矢状面的标本或模型上观察子宫的位置。在子宫标本或模型上辨认子宫形态和分部,并指出子宫峡。

在女性盆腔正中矢状面的标本或模型上观察阴道的形态、位置、开口,并注意阴道后穹与直肠子宫陷凹的关系。

在女阴标本或模型上观察外生殖器的组成,指出尿道外口和阴道口,注意两者的位置关系。

在乳房标本或模型上观察乳房的位置、形态和构造,注意输乳管的排列方向。

在会阴模型上指出广义会阴和狭义会阴的范围和分区。

3. 示教

光镜下观察生精小管、卵巢和子宫壁的组织结构。

【实验考核】

绘制男性和女性内生殖器官图各一张,注明相关结构。

(崔文亮)

实验八　脉管系统

一、心血管系统

【实验目的】

1. 熟悉心脏的位置与形态,掌握心脏的结构,了解营养心脏的血管分布。

2. 能在标本或模型上辨认主动脉各段及主要分支。

3. 能在活体上触及面动脉、肱动脉、桡动脉、股动脉的搏动及压迫止血部位。

4. 能在标本或模型上辨认上、下腔静脉干的位置及主要属支。

5. 能在活体上找到上、下肢的浅静脉。

6. 观察肝门静脉系与上下腔静脉系吻合模型。

【实验材料】

1. 胸腔解剖标本,离体心脏标本或模型,显露心脏各腔、心血管的标本或模型。

2. 躯干后壁的动脉标本,头颈部、上肢及胸部、腹部、盆部及下肢动脉及分支标本。

3. 躯干后壁的静脉标本,头颈部及上肢、盆部及下肢静脉标本和模型,肝门静脉系与上下腔静脉系吻合模型。

【实验内容】

1. 心的位置和外形:在胸腔的解剖标本上,观察心的位置,查看心与肺、胸膜、胸骨和肋骨的毗邻关系。

2. 心腔的形态:取心脏的解剖标本,观察右心房、右心室、左心房、左心室的形态结构及各自的流入道与流出道。

3. 心的血管:取心的血管标本,观察左、右冠状动脉及冠状窦。

4. 头颈部的动脉:取头颈部和上肢的动脉标本、躯干的动脉标本,观察左、右颈总动脉的起始、行程和分支。

5. 锁骨下动脉和上肢的动脉：在头颈和上肢的动脉标本上，观察左右锁骨下动脉的起始、行程和分支。

6. 胸部的动脉：取躯干后壁的动脉标本，观察肋间后动脉在肋间隙内的走行部位、分支和分布。

7. 腹部的动脉：在躯干的动脉标本和腹后壁的动脉标本上进行观察。

8. 盆部和下肢的动脉：取盆部和下肢的动脉标本观察。

9. 上腔静脉系：取胸腔的解剖标本观察。在升主动脉的右侧寻找上腔静脉，注意它在纵隔的位置。观察上肢的浅静脉。

10. 下腔静脉系：取躯干后壁的静脉标本，在腹主动脉的右侧寻找下腔静脉，检查其合成、行程和注入部位。观察下肢的浅静脉。

11. 肝门静脉系：观察其合成和注入部位，同时查看肠系膜下静脉的注入部位。在肝门静脉系与上下腔静脉吻合模型上辨认食管静脉丛、直肠静脉丛和脐周静脉网，并由此追查肝门静脉高压时的侧支循环途径。

【实验考核】

1. 在实验报告上绘出心的外形。

2. 活体上找到并触及表浅动脉的搏动，学会压迫止血的方法。

3. 手背静脉注射，药物经什么途径到达阑尾；臀部肌内注射，药物经什么途径到达足底？

4. 标本或模型上辨认下列结构：颈外静脉、面静脉、肘正中静脉、头静脉、贵要静脉、静脉角、肝门静脉、大隐静脉、小隐静脉。

二、淋巴系统

【实验目的】

1. 在标本或模型上辨认胸导管的形态、位置，观察脾的形态、位置。

2. 在标本或模型上辨认全身主要淋巴结群，在活体上触及主要表浅淋巴结群。

【实验材料】

1. 胸导管及右淋巴导管标本。

2. 全身表浅淋巴结标本、模型。

3. 脾及胸腺标本、模型。

【实验内容】

1. 胸导管和右淋巴管：观察胸导管及右淋巴导管标本或模型，指出胸导管和右淋巴管收纳的淋巴范围。

2. 脾和胸腺：指出脾和胸腺的位置、形态。

【实验考核】

1. 在标本或模型上辨认以下结构：胸导管、右淋巴管、下颌下淋巴结、颈外淋巴结、腋淋巴结、腹股沟淋巴结。

2. 绘制脾的形态结构图。

（商　奇　刘　勤）

实验九　感觉器官

【实验目的】

1. 在标本和模型上观察眼球壁的构成,理解其功能。

2. 辨认活体眼睑的形态及内眦、外眦、泪乳头、泪小点、泪湖、泪阜、睑结膜、球结膜、巩膜、角膜、瞳孔和虹膜。

3. 识别晶状体、睫状突、睫状体、睫状小带、虹膜、瞳孔、角膜、巩膜静脉窦、眼前后房、玻璃体、视网膜、视神经盘、脉络膜和巩膜。

4. 观察鼓室的位置、形态及六壁的毗邻,查看前庭窗、蜗窗、面神经管凸,乳突窦、乳突小房、咽鼓管的位置及开口,听小骨的位置及其连接。

5. 辨认内耳在颞骨中的位置及半骨规管、前庭窗和耳蜗的相互位置关系,前、后、外三个半管及其位置关系。

6. 识别骨与膜迷路的关系、膜迷路的分部及各部的相互关系;查看骨壶腹、膜壶腹和椭圆囊、球囊及其连通;蜗轴、骨旋转管、骨螺旋板、前庭阶、鼓阶和蜗管。

【实验材料】

(一)标本

1. 颅。

2. 眼外肌。

3. 眼睑(显示皮肤、皮下组织、眼轮匝肌、睑板和睑结膜)。

4. 眼眶(打开眶上壁和外侧壁,显示泪腺、眼球、视神经、眼外肌、眼动脉和眼静脉)。

5. 泪器(显示泪道)。

6. 新鲜动物眼球。

7. 耳(显示鼓室内侧壁、前庭窗、蜗窗、面神经管凸、乳突小房、咽鼓管和鼓膜)。

8. 听小骨(封装)。

9. 内耳雕刻(封装,示半规管、前庭窗和耳蜗)。

10. 颞骨纵切面。

(二)模型

1. 眼球放大(示眼球壁及内容物)、眼眶放大(示眼球外肌)。

2. 耳(全貌),内耳放大,听小骨放大,颞骨放大。

【实验内容】

1. 观察眼球外形:取眼球模型,可见到眼球近似球形,前部稍凸,后方连视神经。

2. 取水平切的眼球模型的下半部,观察眼球的如下结构。

(1) 观察眼球壁的三层结构,用眼球模型或标本进行观察。

①观察纤维膜(外层)。在模型或标本上辨认前 1/6 圆凸、五色透明的角膜,后 5/6 乳白色

的巩膜。思考角膜与巩膜的功能。

②观察血管膜（中层）。在模型或标本上辨认角膜后方呈圆盘状棕褐色的虹膜，以及虹膜上放射形排列的瞳孔开大肌，虹膜后面可见染成黑色、由色素细胞构成的色素层。虹膜向后环形增厚的部分是睫状体，取眼球标本观察睫状体怎样借睫状小带与晶状体相连。思考睫状肌舒缩对晶状体凸度的调节功能。

③观察视网膜（内层）。在模型上辨认视网膜盲部和视部，以及视部后方的视神经盘、黄斑和中央凹。思考视网膜视部含哪些感光细胞？为什么盲部无感光作用？中央凹对什么感受最敏感？

（2）观察眼球的屈光装置。取眼球标本下半部观察、辨认角膜、前房水、后房水、晶状体和玻璃体。

3. 观察眼的附属结构：相互间或自我（对照镜子）进行活体人眼的附属结构观察。

（1）相互间观察，眼睑与内眦，可见较大的上眼睑和较小的下眼睑。上、下眼睑间的裂隙是睑裂。眼睑的内侧端，上、下眼睑所夹成的角是内眦。眼睑的边缘生有睫毛。

（2）将上、下眼睑翻开观察泪点与结膜，可见到内眦附近的上、下睑缘上有一小突起，中央有一小孔是泪点，即泪小管的开口。衬在眼睑内面的一层光滑的薄膜为睑结膜，移行于巩膜前部的是球结膜。结膜内富有血管。

4. 前庭蜗器

（1）在尸体标本上观察眼副器，如眼睑（皮肤、眼轮匝肌、睑板）、结膜（睑结膜、球结膜、结膜穹）的形态。

（2）利用配套的耳模型，观察外、中、内耳三部的大致形态。可在活体上互相观察耳廓的形态结构。

（3）在切除外耳道前壁并揭开鼓室盖的离体标本上，观察外耳道的弯曲、鼓膜的形态、位置和分部以及听小骨的相互连接；在游离的听小骨标本上，观察锤骨、砧骨、镫骨的形态结构特点；向内继续观察已雕出的三个半规管、前庭、耳蜗的形态特征。

（4）在锯开鼓室并雕出内耳结构的干颞骨标本上，观察鼓室6个壁的结构及毗邻，细致观察鼓窦、乳突小房、咽鼓管的形态，咽鼓管的形态，鼓室上隐窝，内侧壁的岬、前庭窗、蜗窗、面神经管凸等结构的位置。注意观察内耳三个骨半规管、前庭、骨蜗管的位置和相互关系。

（5）在铸形内耳放大模型上，观察骨性与膜性半规管的形态结构特点及其相互关系。前庭中椭圆囊、球囊的位置和形态；耳蜗与蜗管的形态结构及其相互关系。

【实验考核】

1. 在标本和模型辨认：巩膜、角膜、瞳孔和虹膜晶状体、睫状突、睫状体、睫状小带、虹膜、瞳孔、角膜、巩膜静脉窦、眼前后房、玻璃体、视网膜、视神经盘、脉络膜和巩膜。在活体辨认：眼睑的形态及内眦、外眦、泪乳头、泪小点、泪阜、睑结膜、球结膜。在标本和模型辨认：前庭窗、蜗窗、面神经管凸、乳突窦、乳突小房、咽鼓管的位置及开口，听小骨的位置及其连接骨壶腹、膜壶腹和椭圆囊、球囊及其连通、蜗轴、骨旋转管、骨螺旋板、前庭阶、鼓阶和蜗管。

2. 绘制眼球的水平切面图形，并标出巩膜、角膜、瞳孔、虹膜、睫状体、脉络膜、晶状体、玻璃体、视网膜、视神经盘。

（李胜军）

实验十　神经系统

一、中枢神经系统

【实验目的】

1. 掌握脊髓的位置、外形，脑的分部，脑干的组成。
2. 简述大脑动脉环的组成及意义。
3. 掌握 12 对脑神经的连脑部位，大脑半球的分叶和主要沟回，内囊的位置和分部。
4. 熟悉小脑的位置和外形，各脑室的位置及沟通。
5. 了解间脑的位置和分部，背侧丘脑、内、外侧膝状体的位置，下丘脑的位置和组成。

【实验材料】

1. 多媒体电教系统。
2. 脊髓离体标本和模型；整脑标本和模型；脑正中矢状切面、冠状切面、水平切面标本和模型；脑干、间脑标本和模型；电动脑干模型；脑室标本和模型，基底核模型。

【实验内容】

1. 实验示教：利用多媒体电教系统，示教脊髓的位置、外形、内部结构，脑的位置、分部和各部的主要形态结构。
2. 在离体脊髓标本上，观察脊髓的外形、颈膨大、腰骶膨大、脊髓圆锥、终丝；辨认脊髓表面的前正中裂、后正中沟、前外侧沟、后外侧沟及相连的脊神经根；思考马尾形成的原因。
3. 在脊髓横切面标本或模型上，观察脊髓灰、白质的分部及相连的脊神经根、脊神经节，明确中央管的位置。
4. 在整脑标本和脑各种切面标本或模型上，观察脑的六个部分及各部分间的位置关系。
5. 在脑干标本或模型上，确认延髓、脑桥和中脑。分别观察其腹侧面和背侧面的重要结构，辨认连接于脑干各部的脑神经。利用电动脑干模型，观察脑干内的神经核团和上、下行纤维束。
6. 在离体小脑标本或模型上观察小脑半球、小脑蚓、小脑扁桃体。结合小脑与脑干的位置关系，确认第四脑室，并解释小脑扁桃体疝的临床意义。
7. 在脑正中矢状切面标本或模型上，观察间脑的位置、形态，确认第三脑室、背侧丘脑、内侧膝状体和外侧膝状体。由前向后观察下丘脑的各组成部分。
8. 在整脑标本或模型上，观察左、右大脑半球之间的大脑纵裂及纵裂底部的胼胝体，大脑半球和小脑之间的大脑横裂。在脑正中矢状切标本或模型上，辨认其上外侧面、内侧面和下面，确认大脑半球的 3 条沟（外侧沟、中央沟和顶枕沟）和 5 个叶（额叶、顶叶、枕叶、颞叶和岛叶），辨认大脑半球各面的主要沟回（中央前回、中央后回、额上回、额中回、额下回、缘上回、角回、颞上回、颞中回、颞下回、颞横回、距状沟、中央旁小叶等）。

9. 在基底核模型上,观察豆状核、尾状核及杏仁体形态。在大脑水平切面标本或模型上,观察大脑皮质、基底核、侧脑室及内囊的位置和形态。

【实验考核】

1. 绘脑干腹侧面结构模式图,并标注以下结构:延髓、锥体、延髓脑桥沟、脑桥、基底沟、中脑、大脑脚、脚间窝。

2. 结合标本或模型,写出大脑半球的分叶及各面的主要沟和回。

二、周围神经系统、脑和脊髓的被膜、血管、脑脊液循环及传导通路

【实验目的】

1. 掌握脊神经的组成,脊神经丛的位置及其主要分支和分布。
2. 掌握12对脑神经的名称、性质,三叉神经、面神经和迷走神经的主要分支及其分布。
3. 掌握脑脊液的产生部位及其循环途径。
4. 熟悉胸神经前支的分布。
5. 熟悉脑和脊髓的被膜层次及其形成结构。
6. 熟悉躯干、四肢深、浅感觉传导通路的三级神经元的名称和位置。
7. 熟悉脑的动脉供应及大脑动脉环的组成。
8. 了解交感神经、副交感神经低级中枢的部位及交感干。
9. 了解头面部浅感觉传导通路和视觉传导通路路径;了解运动传导通路的上、下神经元的位置。

【实验材料】

1. 多媒体电教系统。
2. 脊神经标本和模型,胸神经标本和模型,腹下壁、腹后壁及腰部神经标本和模型,头颈部神经标本和模型,眶内结构标本和模型,三叉神经标本和模型,上、下肢神经标本和模型,迷走神经和膈神经标本和模型,脑和脊髓的被膜标本和模型,脑血管标本和模型,脑脊液循环电动模型,感觉和运动传导通路模型或电动模型。

【实验内容】

1. 实验示教　利用多媒体电教系统,重点示教:脊神经丛的位置、走行和主要分支;12对脑神经的连脑部位;交感神经、副交感神经低级中枢部位及交感干;脑和脊髓的被膜层次及其形成结构;脑和脊髓的血管;脑脊液的产生部位及其循环途径;感觉和运动传导通路。

2. 在脑标本或模型上,确认12对脑神经的连脑部位,总结脑神经的性质;在眶内结构标本或模型上,辨认视神经、动眼神经、滑车神经及外展神经,观察神经的走行;在三叉神经和颅底标本或模型上,观察眼神经、上颌神经、下颌神经的行程、出颅部位及分布范围;在面部浅层结构标本或模型上,观察面部神经的行程及分布;在颈部深层神经标本或模型上,辨认舌咽神经、舌下神经;在迷走神经标本上观察迷走神经的行程、分布范围。

3. 在脊神经标本或模型上,确认脊神经前、后根,脊神经节和脊神经分出的前、后支。

4. 观察脊神经丛和胸神经前支。

(1)颈丛:取头颈和膈神经标本或模型,在胸锁乳突肌后缘中点寻找颈丛皮支,观察膈神经的行程和分布。

(2)臂丛:利用头颈部和上肢神经标本或模型,在锁骨中点后方寻找臂丛,在腋窝内观察

臂丛的主要分支,即尺神经、正中神经、桡神经、肌皮神经、腋神经,确认各自的走行及分布范围。

(3)胸神经前支:取胸神经标本或模型,辨认肋间神经和肋下神经,并观察其各自的走行。

(4)腰丛:取腹下壁、腰及下肢神经标本或模型,在腰大肌的深面观察腰丛的位置以及闭孔神经、股神经的走行和分布。

(5)骶丛:取腹下壁、腰及下肢的神经标本,在盆腔梨状肌前方观察骶丛的位置及分支;观察坐骨神经的走行、分支和分布。

5. 在胸、腹后壁神经标本上观察交感干的位置和组成,理解交感神经、副交感神经对全身器官的支配。

6. 在包有被膜的整脑和脊髓标本上依次观察脊髓的硬脊膜、硬膜外隙、蛛网膜、蛛网膜下隙以及大脑的硬脑膜窦、蛛网膜下隙。

7. 在脑标本或模型上观察各脑室的位置及沟通;在脑脊液循环电动模型上,观察并掌握脑脊液的产生及循环途径。

8. 在脑血管标本或模型上,确认颈内动脉,大脑前、后、中动脉,椎动脉,基底动脉及大脑动脉环的位置和血管分布。

9. 在本体觉传导通路模型、痛温及触觉传导通路模型、视觉传导通路模型和运动传导通路模型上观察如下内容。

(1)各传导通路的组成及各级神经元胞体的位置。

(2)观察各传导通路纤维交叉部位及与脑和脊髓纤维束的关系。分析不同部位损伤时各会出现什么样的临床表现,分析视觉传导通路不同部位损伤时各会出现什么样的症状,结合所学知识分析锥体系受损后的临床症状。

【实验考核】

1. 列表归纳 12 对脑神经的名称。

2. 列表归纳各脊神经丛的重要分支。

3. 结合标本或模型,总结分布于舌的神经、分布于眼球外肌的神经。

4. 写出脑脊液的产生部位和循环途径。

(曹学萍)

实验十一　内分泌系统

【实验目的】

认识甲状腺的镜下结构。

【实验材料】

低倍显微镜、高倍显微镜。

【实验内容】

甲状腺 HE 染色、肾上腺 HE 染色的镜下观察。

1. 甲状腺 HE 染色

(1) 低倍镜观察：可见许多形状不一的滤泡，滤泡壁由单层立方上皮构成，滤泡腔内填充有均质状红色胶状物。

(2) 高倍镜观察：滤泡上皮细胞的形态随功能状态的不同而发生变化。当功能状态增强时，细胞变高；反之，变矮。滤泡旁细胞体积大，胞质明亮或呈现红色，分布在滤泡或滤泡上皮细胞之间。分布在滤泡上皮细胞之间的滤泡旁细胞，其顶部不能到达滤泡上皮的游离面。注意在滤泡间有大量的细胞团，大多在滤泡壁的切面（即滤泡上皮细胞）。

2. 肾上腺 HE 染色

(1) 肉眼观察：切片中染色深浅不一，周围染色较浅的为皮质，中央染色较深的为髓质。

(2) 低倍镜观察：表面有结缔组织被膜，被膜下即为皮质，皮质从外向内分三条带。①球状带：紧靠被膜，细胞排列成球团状。②束状带：在球状带的深部，细胞呈多边形，排列成束，束间有少量结缔组织。③网状带：在皮质的最深部，交织成网状，它与髓质的界限参差不齐。髓质中各种细胞不易分辨，可见管腔较大、形状不规则的中央静脉，其管壁内可见纵行平滑肌束。在皮质和髓质中可见大量的窦状毛细血管。

(3) 高倍镜观察：进一步观察皮质各带的细胞形态。

【实验考核】

绘制甲状腺低倍镜镜下结构。

（房俊楠）

实验十二　胚　胎　学

【实验目的】

1. 学会观察卵裂和桑葚胚、胚泡、胎盘、胚盘的模型及脐带和胎盘的标本。

2. 了解卵裂的过程，胚泡的结构特点。

【实验材料】

1. 模型：包括卵裂、桑葚胚、胚泡、胚盘、第 2～4 周的胚盘的胚面模型。

2. 幻灯片或录像。

【实验内容】

(一)示教

放映有关胚胎学内容的幻灯片或录像，并进行讲解。

（二）指导观察

指导学生观察各有关模型或标本。

1. 卵裂与桑葚胚　在卵裂及桑葚胚的模型上观察卵裂球的形态、大小及细胞数量的变化，以及桑葚胚的形成。

2. 胚泡的观察　在胚泡的剖面模型上观察胚泡的滋养层、胚泡腔、内细胞层的位置，以及它们之间的位置关系。

3. 蜕膜的观察　在妊娠子宫剖面的模型上观察子宫蜕膜与胚胎的关系。

4. 胎盘的观察　在观察胎盘的模型或标本时要观察注意其形态、直径和厚度，辨别其母体面和胎儿面。母体面粗糙，有 15～20 个胎盘小叶，而胎儿面光滑。

【实验考核】

1. 在卵裂及桑葚胚的模型上说出卵裂球的形态、大小及细胞数量的变化。

2. 在胚泡的剖面模型上说出胚泡的滋养层、胚泡腔、内细胞层的位置，以及它们之间的位置关系。

（房俊楠）

References

[1] 邢贵庆. 解剖学及组织胚胎学[M]. 3版. 北京:人民卫生出版社,2007.

[2] 任晖,袁耀华. 解剖学基础[M]. 3版. 北京:人民卫生出版社,2015.

[3] 刘志勇,武建军,鲍建瑛. 正常人体形态结构[M]. 武汉:华中科技大学出版社,2012.

[4] 邹仲之. 组织学与胚胎学[M]. 6版. 北京:人民卫生出版社,2005.

[5] 刘英林. 正常人体学基础[M]. 北京:人民卫生出版社,2001.

[6] 于晓谟. 解剖学基础[M]. 北京:科学出版社,2016.

[7] 王怀生,李召. 解剖学基础[M]. 2版. 北京:人民卫生出版社,2007.

[8] 柏树令,应大君. 系统解剖学[M]. 8版. 北京:人民卫生出版社,2013.

[9] 刘文庆. 人体解剖学[M]. 北京:人民卫生出版社,2012.

[10] 柏树令,应大君. 人体解剖学和组织胚胎学[M]. 8版. 北京:人民卫生出版社,2013.

本书写作过程中使用了部分图片,在此向这些图片的版权所有人表示诚挚的谢意! 由于客观原因,我们无法联系到您。请相关版权所有人与出版社联系,出版社将按照国家相关规定和行业标准支付稿酬。